Bruce H. Lipton, Ph. D.

Intelligente Zellen

Bruce H. Lipton, Ph.D.

Intelligente Zellen

Wie Erfahrungen
unsere Gene steuern

KOHA

Wichtiger Hinweis

Die im Buch veröffentlichten Empfehlungen wurden von Verfasser und Verlag sorgfältig erarbeitet und geprüft. Eine Garantie kann dennoch nicht übernommen werden. Ebenso ist die Haftung des Verfassers bzw. des Verlages und seiner Beauftragten für Personen-, Sach- und Vermögensschäden ausgeschlossen.

Aus dem Englischen von
Nayoma de Haën

Titel der amerikanischen Originalausgabe:
Biology of Belief.
Unleashing the Power of Consciousness, Matter & Miracles.

English language publication 2015 by Hay House Inc. USA

Deutsche Ausgabe:
3. erweiterte Neuauflage 2017
KOHA-Verlag GmbH Burgrain

Lektorat: Maryam Beck;
Lektorat der Ergänzungen: Traudel Reiss
Covermotiv: Robert Mueller

Layout: Birgit-Inga Weber
Gesamtherstellung: Karin Schnellbach
Druck: CPI Moravia Books
ISBN 978-3-86728-307-6

Inhalt

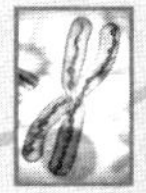

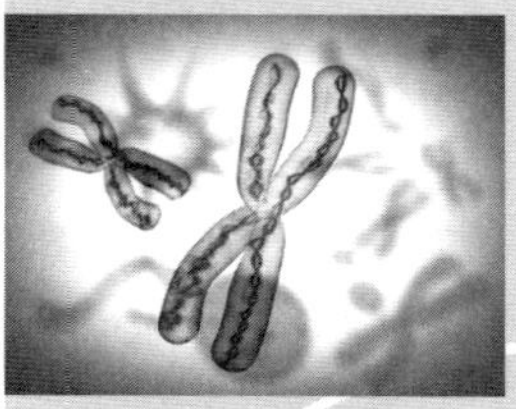

FÜR GAIA ...

... unser aller Mutter –
möge sie uns all unsere Verfehlungen vergeben.

Meiner eigenen Mutter Gladys,
die mich unaufhörlich ermutigt und unterstützt hat
und geduldig die zwanzig Jahre wartete,
die dieses Buch für seine Entstehung brauchte.

Meinen Töchtern Tanya und Jennifer,
diesen wunderbaren Frauen,
die immer, auch in schwierigen Situationen, für mich da waren.

Und vor allem meinem Liebling Margaret Horton,
meiner besten Freundin, meiner Lebenspartnerin, meiner Liebe.
Mögen wir weiter frohgemut danach streben,
bis an unser Lebensende glücklich zu sein!

Prolog

»Wenn du sein könntest, wer du willst – wer möchtest du dann sein?« Über diese Frage habe ich früher unendlich viel nachgedacht. Ich war wie besessen von der Idee, meine Identität verändern zu können, weil ich alles sein wollte – nur nicht ich selbst. Ich hatte als Zellbiologe und Medizinprofessor gut Karriere gemacht, aber mein persönliches Leben war ein Scherbenhaufen. Je mehr ich mich anstrengte, Glück und Zufriedenheit zu finden, desto unglücklicher und unzufriedener wurde ich. In Augenblicken des Nachdenkens neigte ich dazu, mich einfach in mein Unglück zu ergeben. Das Schicksal hatte mir eben schlechte Karten ausgeteilt, und mir blieb nichts anderes übrig, als das Beste daraus zu machen. Ein Opfer des Lebens. Qué será, será.

Meine depressive, fatalistische Haltung änderte sich in einem schicksalhaften Augenblick im Herbst 1985. Ich hatte meine sichere Stelle an der Universität von Wisconsin aufgegeben und lehrte an einer medizinischen Hochschule in der Karibik. Da ich dort von allen gewohnten akademischen Strukturen meilenweit entfernt war, fing ich an, über die rigiden Parameter hinauszudenken, die in der konventionellen Wissenschaft vorherrschen. Weit weg von den Elfenbeintürmen der Universitäten, auf einer einsamen, smaragdgrünen Insel im tiefblauen karibischen Ozean, erfuhr ich eine wissenschaftliche Offenbarung, die alle meine *Überzeugungen* über die Entstehung und Entwicklung des Lebens über den Haufen warf.

Mein lebensverändernder Augenblick trat ein bei der Erforschung der Mechanismen, mit denen Zellen ihre Physiologie und ihr Verhalten steuern. Plötzlich erkannte ich, dass das Leben einer Zelle durch ihre physische und energetische Umgebung bestimmt wird – und nicht etwa durch ihre Gene. Gene sind nichts weiter als die molekulare »Blaupause«, der Entwurf, der dem Aufbau von Zellen, Gewebe und Organen zugrunde liegt. Die Umgebung ist sozusagen der »Bauleiter«, der diesen genetischen Entwurf liest, sich damit auseinandersetzt und letztendlich für die Art und Weise des Lebens dieser Zelle verantwortlich ist. In jeder einzelnen Zelle werden die Mechanismen des Lebens von der »Wahrnehmung« ihrer Umgebung in Gang gesetzt, nicht durch ihre Gene.

Als Zellbiologe wusste ich, dass meine Erkenntnisse weitreichende Auswirkungen auf mein Leben und das Leben aller Menschen haben würden. Mir wurde zum ersten Mal deutlich bewusst, dass jedes menschliche Wesen aus ungefähr fünfzig Billionen Zellen besteht. Ich hatte mein ganzes Berufsleben dem Studium der einzelnen Zellen gewidmet, denn ich wusste schon damals, dass uns ein besseres Verständnis der einzelnen Zellen helfen kann, jene Gemeinschaft von Zellen zu verstehen, aus denen der menschliche Körper besteht. Ich wusste, wenn einzelne Zellen dadurch bestimmt werden, wie sie ihre Umgebung wahrnehmen, dann gilt das auch für uns Menschen als Billionen-Zellen-Wesen. Genauso wie bei der einzelnen Zelle wird unser Leben nicht von unseren Genen bestimmt, sondern durch unsere Reaktion auf die Umweltreize, die das Leben antreiben.

Einerseits war mein neues Verständnis vom Leben ein Schock. Nahezu zwei Jahrzehnte lang hatte ich das zentrale Dogma der Biologie, dass das Leben durch die Gene bestimmt wird, in die Köpfe meiner Studenten eingehämmert. Auf der intuitiven Ebene kam meine Erkenntnis jedoch nicht völlig überraschend. Der genetische Determinismus hatte in mir zwar schon immer leise Zweifel hervorgerufen, und manche dieser Zweifel wurden in meiner achtzehnjährigen Forschung an geklonten Stammzellen bestärkt. Aber ich musste erst die akademischen Hochburgen verlassen, um die Wahrheit ganz zu erkennen. Doch meine Forschungsergebnisse boten unwiderlegbare Beweise dafür, dass der oberste Grundsatz der Biologen, der genetische Determinismus, grundsätzlich nicht stimmig ist.

Mein neues Verständnis vom Wesen des Lebens bestätigte nicht nur meine Forschungsergebnisse, sondern widersprach auch einer anderen *Überzeugung* der allgemeinen Wissenschaft, die ich meinen Studenten lange Zeit vorgebetet hatte: der Überzeugung, dass die allopathische Medizin (Schulmedizin) die einzige Medizin sei, die es verdient, an der Hochschule unterrichtet zu werden. Indem ich der äußeren Umgebung und ihrer energetischen Wirkung auf die Zelle endlich die gebührende Aufmerksamkeit schenkte, schuf ich durch mein neues Verständnis vom Wesen des Lebens ein geistiges Fundament, auf dem einerseits die wissenschaftlichen und philosophischen Konzepte der Komplementärmedizin und die überlieferten spirituellen Weisheiten unserer Vorfahren sowie andererseits auch die allopathische Medizin und die *Überzeugungen* heutiger Zeiten stehen konnten.

Auf der persönlichen Ebene erkannte ich in jenem Augenblick, dass ich mich festgefahren hatte, weil ich fälschlicherweise *glaubte,* ein dramatisch erfolgloses Privatleben sei nun mal mein Schicksal. Zweifellos neigen die Menschen leicht dazu, leidenschaftlich und zäh an falschen *Überzeugungen* festzuhalten, und auch hyperrationale Wissenschaftler sind davor nicht gefeit. Unser von einem großen Gehirn gesteuertes, hoch entwickeltes Nervensystem hat eine etwas komplexere Wahrnehmung als eine einzelne Zelle, und wenn unser einzigartiger menschlicher Verstand sich einschaltet, dann können wir unsere Umgebung aus einer Vielzahl von Perspektiven betrachten, während die Wahrnehmung der einzelnen Zelle eher reflexiv ist.

Ich war begeistert von der Erkenntnis, dass ich mein Leben verändern konnte, indem ich meine *Überzeugungen* änderte. Eine Welle von Energie durchflutete mich, denn mir war klar, dass es einen wissenschaftlich fundierten Weg gab, der mich von meinem Job als Daueropfer zu einer neuen Aufgabe als Mitgestalter meines Schicksals »umschulte«.

Seit dieser magischen Nacht in der Karibik, als ich meine lebensverändernden Momente der Einsicht hatte, sind jetzt dreißig Jahre vergangen – und zehn Jahre seit der Publikation der ersten Auflage von *Intelligente Zellen.* In der Zwischenzeit – vor allem im letzten Jahrzehnt – hat die biologische Forschung meine damaligen Erkenntnisse immer weiter bestätigt. Wir leben in aufregenden Zeiten, denn die Wissenschaft ist dabei, alte Mythen zu zerstören und ein grundlegend neues Verständnis der menschlichen Zivilisation zu entwickeln. Die *Überzeugung,* wir seien störanfällige biochemische Maschinen, die durch unsere Gene gesteuert werden, weicht der Erkenntnis, dass wir machtvolle »Erschaffer« unseres eigenen Lebens und unserer Welt sind.

Fürwahr, die Zeiten ändern sich, weshalb ich mich über diese zehnjährige Jubiläumsausgabe von *Intelligente Zellen* ganz besonders freue! Ich habe sogar darüber nachgedacht, diese Ausgabe statt *The Biology of Belief* (englischer Originaltitel, das heißt *Die Biolo-*

gie der Überzeugungen) The Biology of Belief and Hope (Die Biologie der Überzeugungen und der Hoffnung) zu nennen. Jedoch habe ich es gelassen, weil mir die Alliteration des ursprünglichen englischen Titels gefällt. Dennoch bin ich in diesen Zeiten der Veränderungen trotz der Flut an negativen Schlagzeilen von tiefer Hoffnung erfüllt.

Hoffnung, weil sowohl die Größe als auch die Begeisterung des Publikums bei meinen Vorträgen über das Buch *Intelligente Zellen,* das in 35 Ländern veröffentlicht worden ist, im Laufe der Jahre exponentiell gestiegen sind.

Hoffnung, weil immer mehr Menschen aus der Schulmedizin, die einsehen, dass der medikamentenorientierte Ansatz der Medizin verändert werden muss, zu meinen Vorträgen kommen und die Auseinandersetzung mit mir suchen.

Hoffnung, weil ich so vielen Menschen begegnet bin und begegne, die kapieren, dass es bei meinem Thema nicht nur um individuelle Entwicklung geht und auch ganz sicher nicht nur um mich. Ich hatte die große Ehre, 2009 den Friedenspreis der Goi-Friedensstiftung zu erhalten, und habe mich sehr gefreut, dass der Präsident der Stiftung, Hiroo Saionji, in seiner Ansprache betonte, ich sei zwar der Empfänger der Auszeichnung, der Preis gelte jedoch eigentlich der »neuen Wissenschaft«, die in *Intelligente Zellen* zum Ausdruck kommt: »Diese Forschung … hat zu einem erweiterten Verständnis des Lebens und der wahren Natur der Menschheit beigetragen und es einer größeren Öffentlichkeit ermöglicht, ihr Leben mehr selbst zu bestimmen und zu verantwortungsvollen Mitschöpfern einer harmonischen, planetarischen Zukunft zu werden.«

Ich hoffe auch sehr, alle Leserinnen und Leser von *Intelligente Zellen* erkennen, dass viele ihrer *Überzeugungen* falsch und selbstbegrenzend sind. Wir können unser Leben selbst in die Hand nehmen und uns auf den Weg zu Gesundheit und Zufriedenheit begeben, und wir können uns mit anderen verbünden, die auf demselben Weg sind, sodass sich die Menschheit zu einer neuen Ebene des Verständnisses und des Friedens entwickelt.

Ich bin auf ewig dankbar für jenen Augenblick der Erkenntnis in der Karibik, aus dem ich mir ein ganz neues, wundervolles Leben erschaffen konnte. In den letzten zehn Jahren bin ich mehrfach um die Welt gereist, um die Neue Biologie zu lehren, habe zwei weitere

Bücher geschrieben – *Spontane Evolution* und *Der Honeymoon-Effekt* –, bin dreifacher Großvater und, oh, zu einem Siebziger geworden. Statt mit dem Alter langsamer zu werden, fühle ich mich durch das Leben, das ich mir erschaffen habe, durch all die Verbindungen zu den Menschen, die auch daran mitwirken, diesen Planeten harmonisch zu gestalten, und durch die fortwährenden Flitterwochen, die ich mit Margaret Horton, meiner Partnerin, meiner besten Freundin, meiner Liebe, wie schon in der Widmung der ersten Ausgabe und auch hier wieder erwähnt, genieße, zunehmend energetisiert. Kurz gesagt, ist mein Leben so viel reicher und befriedigender geworden, dass ich mich nicht mehr frage: »Wer wäre ich gerne, wenn ich jeder sein könnte?«, denn die Antwort ist inzwischen sonnenklar: Ich will ich sein!

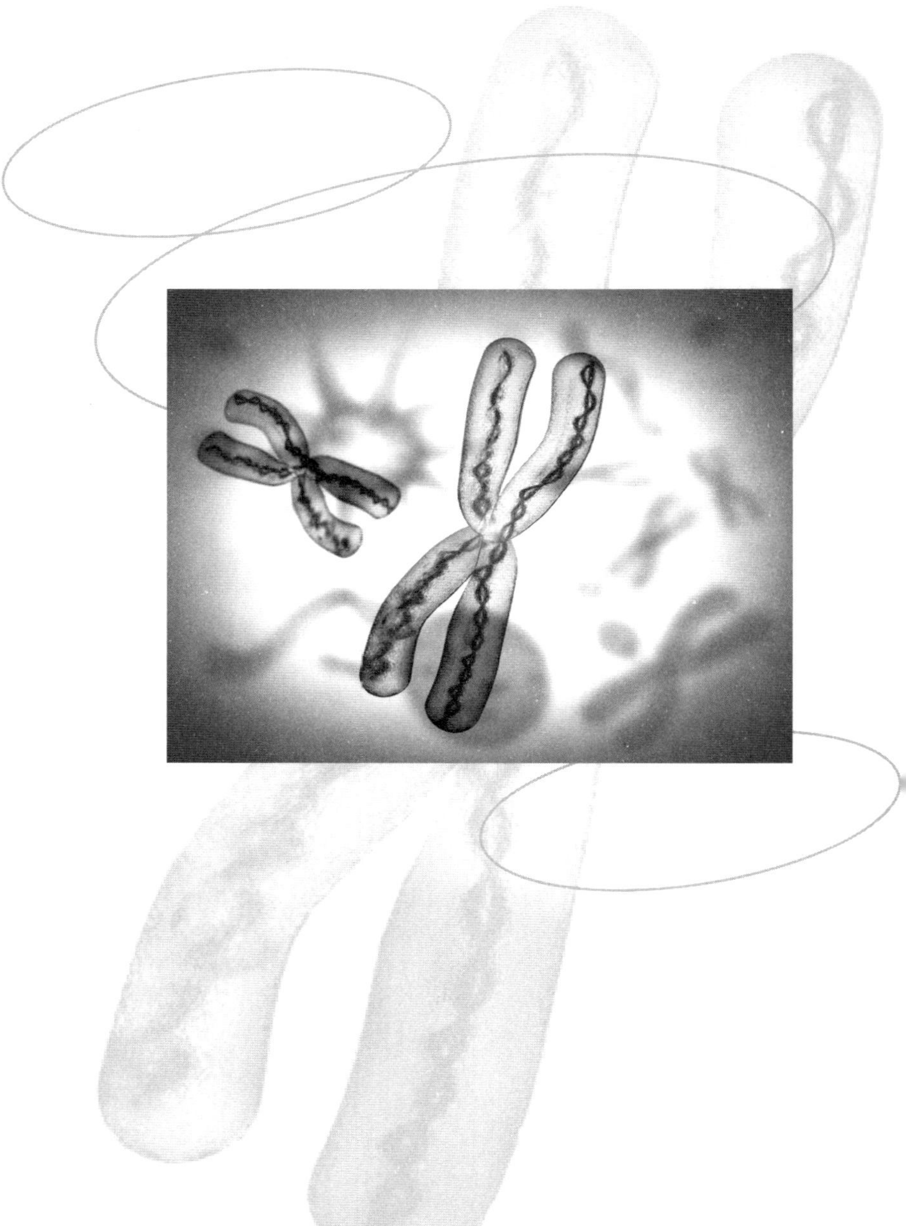

Einführung

Die Magie der Zellen

Ich war sieben Jahre alt und in der zweiten Klasse, als ich bei unserer Lehrerin Frau Novak im Unterricht auf eine Kiste stieg, um durch ein Mikroskop schauen zu können. Zuerst ging ich vor lauter Aufregung zu dicht heran und erkannte nur einen Lichtfleck. Doch schließlich legte sich meine Aufregung so weit, dass ich den Anweisungen der Lehrerin folgen konnte und mich mit dem Auge etwas weiter vom Okular wegbewegte. Und dann geschah etwas, das den Rest meines Lebens bestimmen sollte: Ein Pantoffeltierchen schwamm in mein Blickfeld. Ich war restlos fasziniert. Das lärmende Getöse meiner Mitschüler trat ebenso in den Hintergrund wie der Geruch der frisch gespitzten Bleistifte und der Plastikkistchen mit Buntstiften. Ich war vollkommen gebannt von dieser fremden Welt der Zelle, die mir viel aufregender erschien als die fantastischen Welten heutiger Kinofilme gespickt mit Computeranimationen und Special Effects.

In meinem kindlichen Verständnis sah ich diesen Organismus nicht als Zelle, sondern als mikroskopisch kleine Person, als denkendes, empfindsames Wesen. Dieser winzige einzellige Organismus schien mir nicht planlos im Wasser umherzutreiben, sondern ein Ziel zu haben, das mir jedoch unbekannt war. Ich sah dem Pantoffeltierchen regungslos zu, während es sich geschäftig über ein Algenblatt hermachte. Und wie ich das Pantoffeltierchen so beobachtete, schob sich auch noch das große Scheinfüßchen einer heranfließenden, lang gestreckten Amöbe in mein Blickfeld.

In diesem Augenblick wurde mein Besuch in dieser Lilliput-Welt rüde unterbrochen, weil Glenn, der Klassenstärkste, mich von der Kiste stieß, um als Nächster durch das Mikroskop zu schauen. Ich versuchte, von der Lehrerin noch eine kleine Verlängerung meines Blicks durch das Mikroskop zu erwirken, aber es war kurz vor der Mittagspause, und die anderen Kinder wollten noch drankommen.

Nach der Schule rannte ich nach Hause und erzählte meiner Mutter aufgeregt von meinem Abenteuer. Mit der Überredungskunst eines begeisterten Zweitklässlers bat und bettelte ich so lange, bis mir meine Mutter schließlich ein Mikroskop kaufte. Ich verbrachte Stunden damit, diese fremde Welt zu bestaunen, zu der ich mir durch das Wunder der Optik Zugang verschaffen konnte.

In der Hochschule eröffneten sich mir neue Möglichkeiten mit dem Elektronenmikroskop, das tausendfach stärker ist als ein gewöhnliches Mikroskop. Der Unterschied lässt sich vergleichen mit dem zwischen den Fernrohren an touristischen Aussichtspunkten und dem Hubble-Teleskop, das uns Bilder aus den Tiefen des Weltraums übermittelt.

Der Zutritt zum Elektronenmikroskop-Bereich eines Labors hat für den angehenden Biologen beinahe etwas Rituelles. Man geht durch eine schwarze Drehtür, ähnlich der Tür vor der Dunkelkammer eines Fotolabors. Ich erinnere mich an das erste Mal, als ich diese Drehtür betrat und sie vorwärtsschob. Ich befand mich in der Dunkelheit zwischen zwei Welten – zwischen meinem Leben als Student und meinem zukünftigen Leben als Wissenschaftler. Die Tür öffnete sich in einen großen, dunklen Raum, der von einigen Infrarotlampen spärlich erhellt wurde. Als sich meine Augen an die Dunkelheit gewöhnten, erkannte ich langsam, was vor mir stand. Das rote Licht spiegelte sich auf gespenstische Weise in dem Chrom einer dicken, massiven, mit elektromagnetischen Linsen bestückten Stahlsäule, die sich in der Mitte des Raums bis zur Decke erhob. Ausgehend von der Säule erstreckte sich eine große Steuerungskonsole in den Raum. Sie erinnerte mich an das Instrumentenboard einer Boing 747, voller Hebel, beleuchteter Messgeräte und vielfarbiger Anzeigelämpchen. Wie Tentakel schlängelten sich vom Fuß des Mikroskops dicke Stränge von Elektrokabeln, Wasser- und Vakuumschläuchen in alle Richtungen. Das Ganze ähnelte den knorrigen Wurzeln einer alten Eiche. Im Hintergrund klapperten die Vakuumpumpen und summten die Kühlwassergeräte.

Ich hatte ein Gefühl, als hätte man mich geradewegs an Bord von Raumschiff Enterprise gebeamt. Aber offensichtlich hatte Captain Kirk gerade seinen freien Tag, denn an der Konsole saß einer meiner Professoren und konzentrierte sich darauf, eine Gewebeprobe in die

Vakuumkammer im Zentrum der Stahlsäule einzulegen. Während ich dort ein paar Minuten so wartete, hatte ich ein ähnliches Gefühl wie damals in der zweiten Klasse, als ich zum ersten Mal eine Zelle sah. Endlich erschien ein grün leuchtendes Bild auf dem Monitor. Die dunkel eingefärbten Zellen waren bei der 30-fachen Vergrößerung kaum zu erkennen. Dann wurde die Vergrößerung Schritt um Schritt erhöht, zuerst um das Hundertfache, dann das Tausendfache, dann das Zehntausendfache. Als wir schließlich in den Warp-Antrieb schalteten, waren die Zellen 100.000-fach vergrößert. Es war wirklich wie in *Star Trek,* nur dass wir nicht die Tiefen des Weltalls, des äußeren Raums, erkundeten, sondern in die unbekannten Tiefen des inneren Raums vorstießen, »die nie zuvor ein Mensch betreten hat«. Eben hatte ich noch eine winzige Zelle gesehen, und Sekunden später befand ich mich tief in ihrer molekularen Struktur.

Ich verspürte Ehrfurcht vor diesem Wunder der Wissenschaft und empfand es als große Ehre, als ich zum Kopiloten ernannt wurde. Ich legte meine Hände auf die Instrumente und flog selbst über diese fremde, zelluläre Landschaft. Als mein Reiseführer wies mich mein Professor auf besondere Merkmale hin: »Da ist ein Mitochondrium, da ist der Golgi-Apparat, da drüben ist eine Kernpore, und hier ist ein Kollagen-Molekül. Das hier ist ein Ribosom.«

Ich fühlte mich wie ein Pionier, der bislang unerforschtes Gebiet erkundet. Das Lichtmikroskop hatte mir die Zellen als empfindsame Wesen gezeigt – das Elektronenmikroskop brachte mich in direkten Kontakt mit den Molekülen, den Grundbausteinen des Lebens. Ich wusste, dass tief in der Zytostruktur Hinweise auf das Geheimnis des Lebens lagen.

Für einen kurzen Augenblick wurden die Linsen des Mikroskops zur Kristallkugel – in dem gespenstisch grünen Leuchten des Bildschirms sah ich meine Zukunft. Ich wusste, ich würde Zellbiologe werden, um Einblicke in die Geheimnisse zellulären Lebens zu gewinnen. Im bisherigen Studium war mir schon früh bewusst geworden, dass *Struktur* und *Funktion* von biologischen Organismen eng miteinander verwoben sind. Ich war mir sicher, dass ich Einblick in das Wesen der Natur gewinnen würde, wenn ich die mikroskopische Anatomie der Zelle mit ihrem Verhalten in Verbindung brachte. Und so verbrachte ich während meines ganzen Studiums, meiner Doktorandenzeit und noch in meiner Zeit als Professor an der medizinischen Fakultät viele Stunden mit der Erforschung der molekularen Anatomie der Zelle, denn in der Struktur der Zelle verbergen sich die Geheimnisse ihrer Funktion.

Um die »Geheimnisse des Lebens« zu ergründen, widmete ich mich der Erforschung geklonter Stammzellen in Gewebekulturen. Zehn Jahre nach meiner ersten Begegnung mit einem Elektronenmikroskop lehrte ich an der angesehenen medizinischen Fakultät der Universität von Wisconsin. Meine Forschungen über geklonte Stammzellen waren international anerkannt und meine Seminare gut besucht. Ich arbeitete jetzt mit noch stärkeren Elektronenmikroskopen, mit denen ich dreidimensionale, Computertomografie-ähnliche Fahrten durch Organismen unternehmen konnte, bei denen ich den Molekülen, die die Grundlage des Lebens bilden, von Angesicht zu Angesicht gegenüberstand. Meine Instrumente hatten sich zwar weiterentwickelt, aber meine Haltung blieb unverändert. Ich verlor nie die Überzeugung des Siebenjährigen, dass das Leben der Zellen, die ich untersuchte, einen Sinn hat.

Leider war ich nicht davon überzeugt, dass mein eigenes Leben einen Sinn hatte. Ich glaubte nicht an Gott, obwohl ich zugeben muss, manchmal grübelte ich verzweifelt darüber nach, ob es nicht doch einen Gott gebe, der diese Welt mit einem ausgeprägten Sinn für schwarzen Humor regiert. Schließlich war ich ein traditionell rational und naturwissenschaftlich denkender Biologe, für den die Frage nach Gott überflüssig ist: Das Leben ist eine Konsequenz reinen Zufalls, ein zufällig gemischtes Kartenspiel oder ein genetisches Würfeln. Seit Darwins Zeiten lautet das Motto unserer Zunft: »Gott? Wir brauchen keinen Gott!«

Darwin hat die Existenz Gottes nicht geleugnet. Er meinte lediglich, das Leben auf der Erde sei nicht durch göttliche Intervention, sondern durch den Zufall entstanden. In seinem Buch *Der Ursprung der Arten* von 1859 erklärte Darwin, dass die individuellen Anlagen von den Eltern an die Kinder weitervererbt werden. Seiner Ansicht nach steuern diese »Erbfaktoren« die Eigenschaften unseres individuellen Lebens.

Diese Erkenntnis führte in der Wissenschaft zu intensiver Forschung, die darauf abzielte, das Leben bis in seine molekularen Einzelheiten zu zerlegen, denn in den Strukturen der Zellen vermutete man den Erbmechanismus, der das Leben bestimmt.

Vor rund 60 Jahren fand diese Suche einen bemerkenswerten Abschluss, als James Watson und Francis Crick die Struktur und Funktion der DNA-Doppelhelix beschrieben, aus der die Gene bestehen [DNA=DNS, Desoxyribonukleinsäure]. Endlich hatten die Wissenschaftler das Wesen der »Erbfaktoren« entschlüsselt, über die Darwin im 19. Jahrhundert geschrieben hatte. Die Tagespresse prophezeite eine »schöne neue Welt der genetischen Manipulation« mit Designer-Babys und Wunderheilungen. Ich erinnere mich noch lebhaft an die Schlagzeilen jenes Tages im Jahr 1953: »Das Geheimnis des Lebens ist entdeckt!«

Auch die Biologen sprangen auf diesen Zug auf. Der Mechanismus, mit dem die DNA das biologische Leben steuert, wurde zum zentralen Dogma der Molekularbiologie und in zahllosen Büchern breitgetreten. Der lange Streit »Natur oder Kultur?« (das heißt zwischen Veranlagung oder Konditionierung, zwischen Angeborenem und Erworbenem) schien zugunsten der Natur auszugehen. Zuerst hielt man die DNA nur für die Ursache unserer körperlichen Merkmale, aber dann glaubte man zunehmend, dass die Gene auch unsere Emotionen und unser Verhalten bestimmen. Wurde man also mit einem angeknacksten Glücks-Gen geboren, dann erwartete einen eben ein unglückliches Leben.

Leider glaubte ich, zu den Leuten zu gehören, bei denen das Glücks-Gen vergessen worden oder mutiert war. Ich taumelte unter einem unablässigen Bombardement von Schicksalsschlägen dahin. Mein Vater war gerade nach einem langen, leidvollen Kampf gegen den Krebs gestorben. Die letzten vier Monate hatte ich damit verbracht, alle drei bis vier Tage zwischen meiner Arbeit in Wisconsin und seinem Zuhause in New York hin und her zu fliegen. Wenn ich nicht gerade an seinem Sterbebett saß, dann versuchte ich, mein Forschungsprogramm weiterzuführen, meine Seminare und Vorlesungen zu halten und einen neuen Förderantrag für das National Institute of Health auszuarbeiten. Um mein Stressniveau noch ein wenig zu erhöhen, steckte ich mitten in einem emotional äußerst belastenden und finanziell verheerenden Scheidungsprozess. Die Kosten dafür fraßen meine gesamten finanziellen Ressourcen auf.

Finanziell angeschlagen und ohne festen Wohnsitz fand ich in einem schrecklichen »Garten-Apartmentkomplex« Unterschlupf. Die meisten meiner Nachbarn hofften darauf, einen Platz auf einem Wohnwagenpark zu finden und dadurch ihre Situation zu verbessern. Ich fürchtete mich besonders vor meinen direkten Nachbarn. Bereits in der ersten Woche, in der ich dort lebte, wurde bei mir eingebrochen und meine neue Stereoanlage geklaut. Eine Woche später klopfte ein Hüne von einem Mann mit einer Dose Bier in der Hand an meine Tür, pulte sich mit einem Nagel in den Zähnen und fragte mich nach der Gebrauchsanleitung für das Kassettendeck.

Mein Tiefpunkt war der Tag, an dem ich in meinem Zimmer am Institut das Telefon durch die Tür mit dem Schild »Bruce Lipton, Ph. D., Assistenz-Professor für Anatomie« schleuderte und dabei schrie: »Ich will hier raus!« Meinem Zusammenbruch war ein Telefongespräch mit einem Banker vorausgegangen, der höflich, aber bestimmt meinen Antrag auf eine Hypothek abgelehnt hatte. Es war wie in dieser Szene aus *Zeit der Zärtlichkeit,* in der Debra Winger den Wunsch ihres Mannes nach Grundbesitz und einem eigenen Haus nur mit den düsteren Worten kommentiert: »Wir haben schon jetzt nicht genug Geld, um die Rechnungen zu bezahlen. Eine Hypothek bedeutet nur, dass wir ein Leben lang nicht genug Geld haben werden!«

Die Magie der Zellen: Ein Déjà-vu

Zum Glück fand ich einen Ausweg. Ich begab mich für ein Semester an eine medizinische Hochschule in der Karibik. Mir war bewusst, dass meine Probleme dort nicht verschwinden würden, aber als das Flugzeug die dichte graue Wolkendecke über Chicago durchbrochen hatte, fühlte es sich trotzdem so an. Ich musste mir auf die Lippen beißen, damit mein Grinsen nicht zu einem lauten Lachen wurde, und ich war so glücklich wie damals mit sieben Jahren, als ich die Leidenschaft meines Lebens gefunden hatte.

Meine Stimmung stieg noch weiter, als ich in das sechssitzige kleine Flugzeug stieg, das mich nach Montserrat brachte, einem etwa sechs mal fünfzehn Kilometer großen Eiland – einem Pünktchen inmitten der Karibischen See. Sollte es je einen Garten Eden gegeben haben, dann hat er bestimmt so ähnlich ausgesehen wie mein neues Zuhause auf dieser Insel, die sich wie ein riesiger, herrlich geschliffener Smaragd aus dem glitzernden, aquamarinblauen Meer erhob. Als wir landeten, wurden wir vom Duft der Gardenien begrüßt, der uns über den Asphalt der Landebahn hinweg entgegenwehte.

Es war dort üblich, die Zeit des Sonnenuntergangs in stiller Kontemplation zu verbringen, und ich passte mich dieser Sitte schnell an. Wenn der Tag zur Neige ging, freute ich mich schon auf das himmlische Lichtspektakel. Mein Haus stand auf einer Klippe fünfzehn Meter über dem Meer, genau Richtung Westen. Ein gewundener Pfad führte durch eine farnreiche Grotte hinunter zum Wasser. Durch eine Hecke aus Jasminbüschen betrat ich einen kleinen, geschützten Strand, wo ich das Sonnenuntergangsritual mit ein paar Schwimmrunden im warmen, glasklaren Wasser einleitete. Nach dem Baden formte ich mir aus dem Sand einen bequemen Sitz, lehnte mich zurück und schaute zu, wie die Sonne langsam im Meer versank.

Auf dieser abgelegenen Insel war ich von allem weit genug weg, um die Welt ohne die Scheuklappen der dogmatischen Überzeugungen unserer Zivilisation zu sehen. Am Anfang lief vor meinem inneren Auge ständig das Debakel meines Lebens ab. Doch bald ließen meine ständigen Selbstvorwürfe und schlimmen Erinnerungen an die letzten vierzig Jahre meines Lebens nach, und ich begann wieder mehr im Augenblick und für den Augenblick zu leben. Ich erlebte Empfindungen, wie ich sie zuletzt als sorgloses Kind erlebt hatte – und genoss es einfach, am Leben zu sein.

In diesem Inselparadies wurde ich langsam menschlicher. Ich wurde auch zu einem besseren Zellbiologen. Fast meine gesamte Ausbildung hatte in sterilen, lebensfeindlichen Klassenzimmern, Hörsälen und Laboratorien stattgefunden. Doch nachdem ich in das reichhaltige Ökosystem der Karibik eingetaucht war, konnte ich die Biologie wieder mehr als ein lebendiges, atmendes, integriertes System empfinden, statt sie als eine Ansammlung individueller Arten zu betrachten, die sich ein Stückchen Erde teilen.

Und wenn ich in dem gartenähnlichen Dschungelparadies dieser Insel saß oder durch die wundervollen Korallenriffe schnorchelte, dann sah ich mit tiefer Bewunderung, wie erstaunlich gut die Pflanzen und Tiere dort an ihre natürliche Umgebung angepasst waren. Sie alle leben in einem empfindsamen, dynamischen Gleichgewicht, und zwar sowohl mit den anderen Arten als auch mit ihrer physischen Umgebung. Es war nicht der Überlebenskampf, sondern die Harmonie des Lebens, die zu mir sang, während ich in diesem Garten Eden lebte. Mir fiel auf, dass die moderne Biologie die wichtige Rolle der Kooperation viel zu wenig beachtet, weil sie aufgrund ihrer darwinischen Wurzeln die Konkurrenz so sehr betont.

Bei meiner Rückkehr nach Wisconsin war ich zum Kummer meiner Kollegen wild entschlossen, die heiligen Grundlagen der Biologie zu erschüttern. Ich begann, offen an Charles Darwin und an der Stimmigkeit seiner Evolutionstheorie Kritik zu üben. In den Augen der meisten anderen Biologen entsprach mein Verhalten dem eines Priesters, der in den Vatikan stürmt, um zu verkünden, der Papst sei ein Scharlatan.

Man kann es meinen Kollegen nicht verdenken, dass sie glaubten, mir sei eine Kokosnuss auf den Kopf gefallen, als ich meine feste Stellung aufgab und mir den Traum erfüllte, in einer Rock-'n'-Roll-Band mitzuspielen. Ich entdeckte Yanni, der später sehr berühmt wurde, und produzierte mit ihm eine Lasershow. Mir wurde jedoch bald klar, dass meine Begabungen eher auf dem Gebiet von Lehre und Forschung als in der Produktion von Rock-'n'-Roll-Shows lagen. Ich überwand meine Midlife-Crisis – das werde ich später noch ausführlicher erzählen – und kehrte in die Karibik zurück, um wieder Zellbiologie zu lehren.

Meine letzte Station in der anerkannten Welt der Wissenschaften war die medizinische Fakultät der Stanford University. Zu jener Zeit war ich bereits ein eifriger Verfechter der »Neuen Biologie«. Ich hatte nicht nur Darwins »Hund frisst Hund«-Version der Evolution infrage gestellt, sondern auch das zentrale Dogma der Biologie, dass die Gene unser Leben bestimmen. Diese wissenschaftliche Behauptung hat einen grundlegenden Fehler: Gene können sich nicht selbstständig an- oder abschalten. Wissenschaftlicher ausgedrückt: Gene sind nicht »selbst-emergent«; ihre Aktivität muss durch ihre Umgebung ausgelöst werden. Obwohl diese Tatsache schon länger bekannt war, rückten die konventionellen Wissenschaftler keinen Deut von ihrem genetischen Dogma ab und ignorierten die neuen Erkenntnisse. Meine Kritik an diesem zentralen Dogma der Biologie stempelte mich noch mehr zum wissenschaftlichen Häretiker. Mir drohte nicht nur die Exkommunizierung, mir drohte der Scheiterhaufen!

In meiner Probevorlesung im Rahmen meiner Bewerbung für die Stanford University beschuldigte ich die versammelte Fakultät – darunter viele international anerkannte Genetiker –, sie seien nicht viel besser als religiöse Fundamentalisten, wenn sie sich an ein Dogma klammerten, obwohl es Beweise für das Gegenteil gäbe.

Nach meinen ketzerischen Behauptungen brach das Publikum in lautes Schimpfen aus, und ich dachte, das sei das Ende meiner Bewerbung. Doch meine Erkenntnisse über die Mechanismen der Neuen Biologie waren wohl provokativ und interessant genug, um mir die Stelle zu verschaffen. Einige der ehrenwerten Wissenschaftler von Stanford, darunter besonders der Leiter der Pathologie Dr. Klaus Bensch, unterstützten und ermutigten mich, meine Ideen an geklonten Humanzellen zu überprüfen. Zur allgemeinen Überraschung bestätigten die Experimente genau diese alternative Sicht der Biologie, die ich postuliert hatte. 1991 und 1992 veröffentlichte ich zwei Artikel über meine Forschungsergebnisse und verließ die Universität – diesmal für immer.

Ich ging, weil ich trotz der Unterstützung, die ich in Stanford erhielt, das Gefühl hatte, dass meine Botschaft auf taube Ohren stieß. Seitdem hat die Forschung meine Zweifel an dem zentralen Dogma und dem Primat der Gene immer weiter bestätigt. Die Epigenetik, die Wissenschaft von den molekularen Mechanismen, mit denen die Umgebung die Gen-Aktivität steuert, ist heutzutage einer der aktivsten Bereiche der Forschung. Genau dies, die Rolle der Umgebung bei der Steuerung der Gen-Aktivität, war damals das Thema meiner Zellforschung gewesen, lange bevor das Fachgebiet der Epigenetik begründet wurde.

Nun mag das für mich zwar intellektuell befriedigend sein, doch ich weiß, würde ich heute wieder an einer medizinischen Fakultät lehren, dann würden meine Kollegen noch immer sogleich an die Kokosnuss denken, denn mittlerweile habe ich im Verhältnis zur allgemein anerkannten Wissenschaft noch radikalere Standpunkte entwickelt. Meine Beschäftigung mit der Neuen Biologie ist für mich mehr als intellektuelle Gymnastik. Ich glaube, die Zellen lehren uns nicht nur etwas über die Mechanismen des Lebens, sondern zeigen uns auch, wie wir ein reiches, erfülltes Leben führen können.

Im Elfenbeinturm der Wissenschaft würde ich für diese Denkungsart wahrscheinlich den Dr.-Dolittle-Preis für Anthropomorphismus oder, genauer gesagt, für »Cytomorphismus« bekommen – nämlich dafür, dass ich in der Sprache der Zellen denke –, doch für mich sind diese Erkenntnisse das kleine Einmaleins der Biologie.

Sie halten sich vielleicht für ein Individuum, aber als Zellbiologe kann ich Ihnen versichern, dass Sie eigentlich eine kooperative Gemeinschaft aus ungefähr 50 Billionen einzelligen Mitgliedern bilden. Nahezu alle Zellen Ihres Körpers sind amöbenartige, individuelle Organismen, die für ihr gemeinsames Überleben eine kooperative Strategie entwickelt haben. Wenn man diesen Vergleich auf die Spitze treiben will, könnte man sagen, dass menschliche Wesen einfach das Ergebnis eines »kollektiven Amöben-Bewusstseins« sind. So wie eine Nation den Charakter ihrer Landsleute widerspiegelt, so spiegelt unser Menschsein die grundlegenden Charakteristika der zellulären Gemeinschaft wider.

Was uns die Zellen lehren

Als ich mir dieses Modell genauer betrachtete, das mir die Gemeinschaft der Zellen vor Augen führte, kam ich zu dem Schluss, dass wir nicht die Opfer unserer Gene, sondern die Meister unseres Schicksals sind. Wir können unser Leben so gestalten, dass es voller Frieden, Glück und Liebe ist. Ich überprüfte diese Hypothese an meinem eigenen Leben, nachdem mein Publikum wiederholt nachgefragt hatte, warum denn meine Erkenntnisse mich selbst nicht glücklicher gemacht hätten. Und sie hatten recht: Ich musste meine neuen biologischen Erkenntnisse in mein eigenes Alltagsleben integrieren.

Als mich an einem schönen Sonntagmorgen eine Kellnerin im Big Easy (berühmtes Café in New Orleans; Anm. d. Übers.) mit den Worten ansprach: »Schätzchen, du bist der glücklichste Mensch, den ich je gesehen hab. Sag Mama mal, warum du so glücklich bist?«, da wusste ich, dass ich es geschafft hatte. Ihre Frage überraschte mich, aber meine spontane Antwort war: »Weil ich im Himmel bin!« Die

Kellnerin wiegte den Kopf hin und her und murmelte: »Ach je«, dann nahm sie meine Bestellung auf. Aber es war keine Täuschung, sondern Realität: Ich war glücklich – glücklicher, als ich es je zuvor in meinem Leben gewesen war.

Etliche meiner kritischen Leser stehen meiner Aussage, die Erde sei der Himmel, vielleicht etwas skeptisch gegenüber. Definitionsgemäß ist der Himmel die Wohnstatt Gottes und der Seelen unserer Verstorbenen. Meinte ich also wirklich, New Orleans oder irgendeine andere Großstadt sei Teil des Himmels? In den Hauseingängen dieser Städte kauern zerlumpte, obdachlose Frauen und Kinder, die Luft ist so verschmutzt, dass man nicht sicher sagen kann, ob es noch Sterne gibt, und die Flüsse und Seen sind so vergiftet, dass darin nur noch unvorstellbar gruselige Lebensformen existieren können. Und diese Erde soll der Himmel sein? Hier soll also das Göttliche wohnen? Und ich will diesem Göttlichen hier begegnet sein?

Die Antwort auf diese Zweifel ist ein eindeutiges Ja: Ja, ich bin davon überzeugt. Zugegeben, ich kenne nicht alle Formen des Göttlichen persönlich, denn ich kenne ja auch nicht alle von Ihnen. Schließlich gibt es mehr als sechs Milliarden Individuen auf dieser Erde. Und um noch ehrlicher zu sein: Ich kenne auch nicht alle Mitglieder des Tier- und Pflanzenreichs, obwohl ich glaube, dass auch sie das Göttliche bilden.

Manche werden jetzt denken: Will er damit etwa sagen, dass die Menschen Gott sind? Ja, das will ich damit sagen. Natürlich bin ich nicht der Erste, der das behauptet. Es steht schon im Buch Genesis, dass wir nach dem Bilde Gottes erschaffen wurden. Hilfe, jetzt zitiert dieser einstige Weißkittel und Rationalist sogar noch die Bibel und Jesus, Buddha und Rumi! Ich habe also eine volle Kehrtwendung gemacht, vom reduzierten, rein wissenschaftlichen Ansatz zum spirituellen Blick auf das Leben. Wir wurden nach dem Bilde Gottes erschaffen, und wir müssen unseren Geist wieder in die Gleichung mit einbringen, wenn wir unsere physische und psychische Gesundheit verbessern wollen.

Wir sind keine ohnmächtigen biochemischen Maschinen, und sich jedes Mal, wenn wir mental oder körperlich nicht so gut drauf sind, eine Pille einzuwerfen, ist auch nicht die Lösung. Medikamente und Operationen sind sehr hilfreiche Instrumente, wenn sie angemessen eingesetzt werden, aber die Vorstellung, dass man alles einfach mit ein paar Pillen wieder hinkriegen kann, ist grundsätzlich verkehrt. Jedes Mal, wenn dem Körper ein Medikament zugeführt wird, um eine Funktion A zu korrigieren, gerät Funktion B, C oder D aus dem Gleichgewicht. Nicht die Gen-gesteuerten Hormone und Neurotransmitter kontrollieren unseren Körper und unseren Verstand – unser Glaube und unsere Überzeugungen kontrollieren unseren Körper, unser Denken und damit unser Leben.

Das Licht außerhalb der Schublade

In diesem Buch will ich die sprichwörtliche Grenzlinie ziehen: Auf der einen Seite steht die Welt des Neo-Darwinismus, die das Leben als eine endlose Schlacht zwischen biochemischen Robotern sieht. Und auf der anderen Seite steht die »Neue Biologie«, die das Leben als kooperative Reise starker Einzelwesen betrachtet, die sich darauf programmieren können, freudvolles Leben zu erschaffen. Wenn wir diese Grenze überschreiten und die Neue Biologie wirklich verstehen, dann streiten wir uns nicht mehr um Vererbung versus Konditionierung, um Natur versus Kultur, um »angeboren« oder »erworben«, sondern wir erkennen, dass der voll bewusste Geist beides übertrumpft. Ich glaube, der dadurch bewirkte Paradigmenwechsel wird die Welt ebenso erschüttern wie damals, als einer Zivilisation, die sich auf einer flachen Scheibe wähnte, die Idee von der Erdkugel vorgestellt wurde.

Wer jetzt fürchtet, dass dieses Buch nur aus unverständlichen wissenschaftlichen Ausführungen besteht, der sei beruhigt. Als ich noch in Forschung und Lehre tätig war, litt ich zwar auch unter dem unbequemen Anzug, dem würgenden Schlips und den endlosen Sitzungen, aber ich liebte es, vor meinen Studierenden zu lehren. In meinem postakademischen Leben habe ich meine Lehrerfahrungen erweitert, indem ich überall auf der Welt den Menschen die Prinzipien der Neuen Biologie nahegebracht habe. In diesen Vorträgen habe ich meine wissenschaftlichen Ausführungen immer häufiger in leicht verständliche farbige Schaubilder verpackt, von denen einige in diesem Buch abgedruckt sind, wenn auch »nur« in Schwarz-Weiß.

Im *ersten Kapitel* geht es darum, warum und wie diese »klugen« Zellen uns so viel über unseren Geist und unseren Körper beibringen können.

Im *zweiten Kapitel* erörtere ich die wissenschaftlichen Beweise dafür, dass nicht die Gene die Biologie steuern. Ich stelle darin auch die aufregenden Entdeckungen der Epigenetik vor, einem neuen Bereich der Biologie, der sich damit befasst, wie die Umgebung (also die Natur) das Verhalten von Zellen beeinflusst, ohne deren genetischen Code zu verändern. Die Epigenetik eröffnet ganz neue Zusammenhänge im Bereich der Krankheiten, unter anderem auch von Krebs und Schizophrenie.

Im *dritten Kapitel* geht es um die Zellmembran, die »Haut« der Zelle. Zweifellos haben Sie bisher mehr über den Zellkern mit der DNA gehört als über die Zellmembran, doch die neuesten Erkenntnisse der Wissenschaft offenbaren in immer feineren Details, was mir schon vor dreißig Jahren klar wurde, nämlich dass die Zellmembran das eigentliche Gehirn der Zellfunktionen ist. Und die jüngsten Forschungen legen nahe, dass dieses Wissen eines Tages zu Ehrfurcht gebietenden medizinischen Durchbrüchen führen wird.

Im *vierten Kapitel* befassen wir uns mit den unglaublichen Entdeckungen der Quantenphysik. Deren Erkenntnisse haben tiefgreifende Konsequenzen für unser Verständnis von Krankheiten und deren Behandlung. Die Schulmedizin hat die Quantenphysik jedoch leider noch nicht in ihre Forschung oder die Medizinerausbildung aufgenommen – mit tragischen Folgen. (Nach meinem Publikum zu urteilen, sind jedoch immer mehr Eingeweihte auf neue Modalitäten aus.)

Im *fünften Kapitel* erkläre ich, warum dieses Buch im Original *The Biology of Belief* – frei übersetzt: »Die Biologie gespeicherter Überzeugungen« – heißt. Positive Gedanken haben eine mächtige Wirkung auf das Verhalten und die Gene, aber *nur,* wenn sie mit der jeweiligen unterbewussten Programmierung übereinstimmen. Und negative Gedanken sind ebenso mächtig. Wenn wir uns klarmachen, wie diese positiven und negativen Überzeugungen unsere Lebensprozesse steuern, können wir dieses Wissen nutzen, um uns ein mit Gesundheit und Freude erfülltes Leben zu schaffen.

Im *sechsten Kapitel* wird deutlich, warum Zellen und Menschen wachsen müssen, wie Angst dieses Wachstum behindert und Schutzreaktionen hervorruft und wie Liebe, das Gegenteil der Angst, ein Wachstum fördert.

Das *siebte Kapitel* befasst sich mit bewusster Elternschaft. Als Eltern müssen wir verstehen, welche Rolle wir bei der Programmierung der Überzeugungen unserer Kinder spielen und welche Auswirkungen das auf ihr Leben hat – und insofern auch auf die Evolution der menschlichen Zivilisation. Dieses Kapitel ist wichtig, ganz gleich, ob Sie Kinder haben oder nicht, denn als »ehemaliges« Kind ist dieser Einblick in Ihre eigene Programmierung ebenfalls interessant.

Im *Epilog* geht es darum, wie mir mein Verständnis der Neuen Biologie zu der Erkenntnis verhalf, dass Spiritualität und Wissenschaft integriert werden müssen – ein radikaler Bruch mit meinem Werdegang als agnostischer Wissenschaftler. Inzwischen ist mir die große Ehre widerfahren, dass das von der ältesten esoterischen Buchhandlung Londons herausgegebene Magazin *Watkins Mind Body Spirit* mich seit 2011 jährlich in seiner Liste der 100 spirituell einflussreichsten lebenden Personen führt. Auf dieser Liste befinde ich mich in der Gesellschaft solcher Menschen wie dem Dalai Lama, Desmond Tutu, Wayne Dyer, Thich Nhat Hanh, Deepak Chopra, Gregg Braden und meiner Verlegerin Louise Hay, um nur ein paar zu nennen. Welch unglaubliche Ehre für jemanden, der lediglich die mechanistische, materielle Welt studierte!

Sind Sie bereit, Ihren bewussten Verstand einzusetzen, um sich ein Leben voller Gesundheit, Freude und Liebe »zu erschaffen«, ohne dafür Gentechniker oder Drogen und Medikamente zu brauchen? Sind Sie bereit, sich eine alternative Wirklichkeit vorzustellen, die den Körper nicht mehr nur als eine biochemische Maschine sieht? Ich will Ihnen nichts verkaufen, und Sie brauchen nichts zu unterschreiben. Es geht nur darum, althergebrachte Überzeugungen, die Ihnen die Wissenschaften und Medien vermittelt haben, einen Augenblick lang hintanzustellen und sich für eine aufregend neue Wahrnehmung zu öffnen.

1

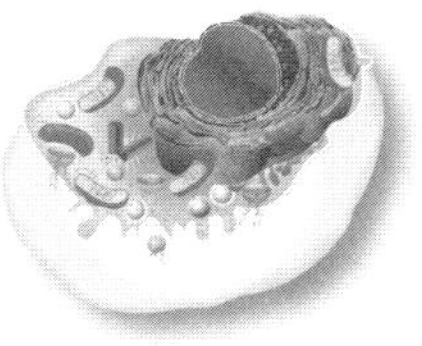

Lektionen aus der Petrischale: Ein Loblied auf kluge Zellen und kluge Studierende

An meinem zweiten Tag in der Karibik stand ich vor über hundert offensichtlich erwartungsvollen Studierenden, und mir wurde klar, dass diese Insel nicht für jeden ein wunderbarer Ort zum Entspannen ist. Für diese nervösen Studenten war Montserrat kein Ferienparadies, sondern ihre letzte Chance, ihren Traum vom Arztberuf zu verwirklichen. Mein Kurs bestand zum größten Teil aus Ostküsten-Amerikanern aller Rassen und Altersgruppen, bis hin zu einem siebenundsechzig Jahre alten Rentner, der mehr aus seinem Leben machen wollte. Auch der persönliche Hintergrund war breit gestreut; es gab frühere Lehrer, Buchhalter, Musiker, eine Nonne und sogar einen Drogenschmuggler. Trotz all ihrer Unterschiedlichkeit waren ihnen zwei Dinge gemeinsam: Zum einen waren sie in dem beinharten Konkurrenzkampf auf der Strecke geblieben, mit dem die begrenzten Ausbildungsplätze an den medizinischen Fakultäten der Vereinigten Staaten vergeben werden. Zum anderen waren sie »Streber« in dem Sinne, dass sie wild entschlossen waren, ihre Qualifikation unter Beweis zu stellen. Die meisten hatten für diese Ausbildung ihre gesamten Ersparnisse hingelegt oder sich hoch verschuldet. Viele waren zum ersten Mal in ihrem Leben völlig allein, ohne Familie und Freunde. Sie lebten auf dem Campus unter höchst spartanischen Bedingungen. Doch trotz all der Schwierigkeiten und Hindernisse ließen sie sich nicht davon abbringen, sich um ihren medizinischen Abschluss zu bemühen.

Nun, das galt zumindest bis zu unserer ersten Kursstunde. Vor meiner Ankunft hatten die Studierenden bereits drei verschiedene Professoren für Histologie genossen. Der erste Dozent hatte sie nach drei Wochen wegen einer persönlichen Angelegenheit Knall auf Fall verlassen. Die Schule fand schnell einen angemessenen Ersatz, der jedoch ebenfalls drei Wochen später ausschied, weil er krank wurde. In den vorangegangenen Wochen hatte ein Mitglied eines anderen Fachbereichs der Fakultät den Studierenden aus einem Lehrbuch vorgelesen. Das hatte sie natürlich zu Tode gelangweilt, aber damit erfüllte die Schule zumindest die Vorgabe, eine bestimmte Anzahl von Stunden pro Thema anzubieten.

Jetzt stand also zum vierten Mal in diesem Semester ein neuer Professor vor diesen Studierenden. Ich sprach kurz über meinen Hintergrund und meine Erwartungen an diesen Kurs. Ich stellte klar, dass ich von ihnen das Gleiche erwarte wie von meinen Studenten in Wisconsin und dass das gut für sie sei, immerhin müssten sie ja die gleiche Prüfung bestehen. Dann zog ich einen Stapel Fragebogen hervor und teilte den Studierenden mit, dass wir nun eine kleine Überprüfung ihres Wissenstands durchführen würden. Schließlich war schon das halbe Semester herum, und ich erwartete, dass ihnen die Hälfte des Stoffs für diesen Kurs vertraut sei.

Der Test bestand aus zwanzig Fragen, die in Wisconsin bei den Halbsemester-Prüfungen gestellt werden. Die ersten zehn Minuten der Prüfung herrschte Grabesstille. Dann fing einer nach dem anderen an, nervös herumzurutschen. Nachdem die angesetzten zwanzig Minuten herum waren, herrschte allgemeine Panik. Als ich »Stopp« sagte, brach die nervöse Anspannung in hundert aufgeregte Gespräche aus.

Ich beruhigte die Studierenden wieder und begann, die Antworten vorzulesen. Die ersten fünf bis sechs Antworten riefen unterdrückte Seufzer hervor. Nach der zehnten Antwort kam noch gequältes Stöhnen. Der beste Student hatte zehn der zwanzig Fragen richtig beantwortet, ein paar weitere hatten sieben richtig, und die meisten hatten sich durchgeraten, aber zumindest ein oder zwei Antworten richtig.

Als ich von den Fragebogen wieder aufsah, blickten mir schreckensstarre Gesichter entgegen. Die »Streber« fühlten sich auf verlorenem Posten. Das halbe Semester war vorbei, und sie mussten offensichtlich mit dem Stoff ganz von vorne anfangen.

Sie verfielen in Trübsinn, denn die meisten hatten ohnehin schon große Mühe mit ihren anderen anspruchsvollen Kursen. Dieser Trübsinn steigerte sich rasch zur reinen Verzweiflung. Es wurde totenstill, ich sah die Studierenden an und sie mich. Ihre aussichtslose Lage versetzte mir einen Stich – die Studenten vor mir erinnerten mich an die Greenpeace-Bilder von jungen Seehunden mit großen Kulleraugen, die gleich darauf von brutalen Pelzhändlern mit Knüppeln erschlagen werden.

Ihre Not ging mir zu Herzen. Und vielleicht machten mich auch die salzige Luft und die herrlichen Blumendüfte großmütiger. Jedenfalls versicherte ich ihnen, ich würde mich persönlich dafür einsetzen, dass jeder von ihnen die Abschlussprüfung schaffen würde, vorausgesetzt, sie setzten sich ebenfalls entsprechend ein. Als sie erkannten, dass mir ihr Erfolg wirklich am Herzen lag, fingen ihre schreckgeweiteten Augen wieder an zu funkeln. Plötzlich fühlte ich mich wie ein kampfbereiter Mannschaftstrainer, der sein Team auf ein großes Spiel vorbereitet. Ich erklärte ihnen, sie seien meiner Meinung nach genauso intelligent wie meine Studenten in den Staaten. Jene seien nur ein bisschen geschickter im Auswendiglernen und hätten es deswegen bei den Aufnahmeprüfungen leichter. Ich versuchte sie auch davon zu überzeugen, dass Histologie und Zellbiologie keine intellektuell schwierigen Fächer sind, da sich die Natur in ihrer ganzen wundervollen Harmonie an sehr einfache Muster hält. Mir gehe es nicht so sehr darum, dass sie Fakten auswendig lernten, sondern ich wolle ihnen durch einfache Prinzipien ein echtes Verständnis für die Zellen vermitteln. Außerdem bot ich ihnen zusätzliche Abendvorträge an, die ihre Ausdauer nach den langen Seminar- und Labortagen auf die Probe stellen würden. Nach meiner zehnminütigen Ansprache waren alle wieder hellwach. Als die Vorlesung beendet war, stürmten sie mit Feuereifer aus dem Saal, wild entschlossen, sich von diesem System nicht unterkriegen zu lassen.

Nachdem die Studierenden draußen waren, dämmerte mir, worauf ich mich eingelassen hatte, und mir kamen ernste Zweifel. Ich wusste, dass eine gewisse Anzahl dieser Studenten keine wirkliche Eignung für ein Medizinstudium mitbrachte. Andere waren zwar gute Studierende, aber ihr persönlicher Werdegang hatte sie nicht auf diese Herausforderung vorbereitet. Ich fürchtete, meine Inselidylle könnte zu einer hektischen, zeitaufwendigen akademischen Hauruck-Aktion werden, die sowohl für die Studierenden als auch für mich in einer Niederlage enden könnte. Ich dachte an meine Arbeit in Wisconsin zurück, die mir auf einmal einfach erschien. Dort gab ich nur acht von den rund fünfzig Vorlesungen unseres Fachbereichs. Wir teilten uns die Arbeit in der Anatomie-Abteilung unter fünf Kollegen auf. Natürlich musste ich mit dem gesamten Stoff vertraut sein, um die Studierenden in ihren Laborstunden fachlich begleiten und alle Fragen beantworten zu können, aber den Stoff zu kennen und ihn in Vorlesungen zu präsentieren, sind immer noch zwei verschiedene Dinge.

Ich hatte ein drei Tage langes Wochenende, um mit der Situation fertig zu werden, in die ich mich gebracht hatte. Zu Hause hätte mich solch eine Situation wahrscheinlich fix und fertig gemacht. Doch als ich hier am Pool saß und dem karibischen Sonnenuntergang zusah, verwandelte sich meine potenzielle Angst und Nervosität in die angespannte Erwartung vor einem Abenteuer. Ich konnte mich immer mehr dafür begeistern, dass ich zum ersten Mal in meiner Karriere als Lehrer die Gelegenheit hatte, einen solchen gesamten Kurs ganz allein zu gestalten, ohne dabei auf andere Kollegen Rücksicht nehmen zu müssen.

Die Zellen als Mini-Menschen

Dieser Histologiekurs entpuppte sich als die aufregendste und intellektuell am meisten inspirierende Periode meiner akademischen Karriere. Da ich frei wählen konnte, wie ich diesen Kurs lehren wollte, ließ ich mich auf einen Ansatz ein, den ich schon ein paar Jahre lang im Sinn hatte. Mich faszinierte die Idee, dass es einfacher sei, die Physiologie und das Verhalten von Zellen zu verstehen, wenn man sie als »Mini-Menschen« betrachtet. Während ich mir eine neue Strukturierung des Stoffs für den Kurs überlegte, packte mich zunehmend

Begeisterung. Die Idee, Zellbiologie und Humanbiologie miteinander zu verknüpfen, inspirierte mich wieder so sehr für die Wissenschaft wie damals als Kind. Auch in meiner Laborforschung hatte ich diese Begeisterung empfunden, allerdings verließ sie mich sofort, sobald ich mich mit dem Verwaltungskram einer akademischen Fakultät herumplagen musste und mich in endlosen Sitzungen oder auf den für mich quälenden Fakultätspartys langweilte.

Der Gedanke, mir Zellen als Mini-Menschen vorzustellen, hatte sich aus meiner jahrelangen Tätigkeit hinter Mikroskopen, in der ich immer wieder von der Komplexität und Kraft dieser unscheinbaren beweglichen Teilchen beeindruckt war, ergeben. In der Schule lernt man zwar die grundlegenden Komponenten der Zelle kennen: den Zellkern mit dem genetischen Material, die energieproduzierenden Mitochondrien, das Zytoplasma dazwischen und die schützende Membran als Außenhaut. Aber in diesen anatomisch simpel anmutenden Zellen liegt eine komplexe Welt verborgen. Die Zellen, intelligent und klug wie sie sind, haben Technologien entwickelt, von denen unsere Ingenieure nur träumen können. Die meisten Biologen würden meine Betrachtungsweise von Zellen als Mini-Menschen für »unwissenschaftlich« halten. Wenn jemand etwas Nicht-Menschliches aus der Natur durch etwas aus dem menschlichen Bereich erklärt, nennt man das »Anthropomorphismus«. »Echte« Wissenschaftler halten Anthropomorphismus für eine Art Todsünde und verachten Kollegen, die so einen Aspekt wissentlich in ihre Arbeit einbringen.

Ich glaubte jedoch, aus gutem Grund diese unorthodoxen Wege zu gehen. Die Biologen versuchen, durch Beobachtungen der Natur und die Entwicklung von Hypothesen zu einem wissenschaftlichen Verständnis darüber zu kommen, wie die Dinge funktionieren. Dann führen sie Experimente durch, um ihre Ideen zu überprüfen. Dabei erfordert die Entwicklung der Hypothese und die Gestaltung von Experimenten notwendigerweise, dass der Wissenschaftler eine Vorstellung davon hat, wie eine Zelle oder ein anderer Organismus das eigene Leben »bewältigt«.

Für diese von Menschen erdachten Lösungen oder diesen menschlichen Blick auf die biologischen Rätsel müssten auch diese Wissenschaftler des Anthropomorphismus bezichtigt werden. Man kann es drehen und wenden, wie man will: Die biologische Wissenschaft beruht immer zu einem gewissen Teil auf einer vermenschlichten Sicht der Dinge. Ohnehin halte ich das ungeschriebene Verbot des Anthropomorphismus für ein unnötiges Überbleibsel aus mittelalterlichen Zeiten, in denen die religiösen Autoritäten jede direkte Verwandtschaft zwischen dem Menschen und anderen Geschöpfen leugneten. Dieser Ansatz erscheint mir nur sinnvoll, wenn jemand versucht, eine Glühbirne oder ein Taschenmesser zu »vermenschlichen«, doch wenn es um lebendige Organismen geht, halte ich diese Kritik für nicht gerechtfertigt. Menschen sind multizelluläre Wesen – folglich gibt es mit Sicherheit grundlegende Verhaltensmuster, die wir mit unseren Zellen gemeinsam haben.

Es ist mir jedoch durchaus bewusst, dass diese Sicht einen gewissen Perspektivwechsel erfordert. Unser jüdisch-christlich geprägter Glaube hat uns die längste Zeit weismachen wollen, wir seien intelligente Geschöpfe, die ganz anders erschaffen wurden als alle Pflanzen und Tiere. Diese Sichtweise hat uns gegenüber nicht intelligenten Geschöpfen hochnäsig werden lassen, vor allem gegenüber Organismen auf den unteren evolutionären Stufen des Lebens.

Doch nichts liegt ferner von der Wahrheit. Wenn wir andere Menschen als Individuen oder uns selbst als individuellen Organismus im Spiegel betrachten, dann haben wir in gewisser Hinsicht recht, jedenfalls von unserer menschlichen Beobachtungsebene aus. Doch wenn Sie Ihren Körper aus der Perspektive einer einzelnen Zelle sehen könnten, so wäre Ihre Sicht auf die Welt eine ganz andere. Aus dieser Perspektive würden Sie sich selbst nicht als Einzelwesen sehen, sondern als eine äußerst geschäftige und effizient organisierte Gemeinschaft aus über 50 Billionen Einzelzellen.

Während ich für meinen Histologiekurs mit diesen Ideen herumspielte, kam mir immer wieder ein Bild aus einer Enzyklopädie in den Sinn, die ich als Kind verwendet hatte. Dort gab es eine Abbildung des menschlichen Körpers, die aus sieben transparenten Blättern bestand. Auf der ersten Seite war das Bild eines nackten Menschen zu sehen, auf der nächsten Seite war die Haut weggelassen und man sah die gesamte Muskulatur, und jedes weitere Blatt enthüllte mehr vom Innenleben des Körpers. So lernte man das Skelett kennen, das Nervensystem mit dem Gehirn, die Blutgefäße und die Organe.

Für meinen Kurs in der Karibik fertigte ich ebensolche Transparente für die einzelnen Zellstrukturen an. Die meisten dieser Zellstrukturen werden »Organellen« genannt, weil sie wie »Mini-Organe« in dem gallertartigen Zytoplasma angesiedelt sind. Organellen entsprechen in ihrer Funktion dem Gewebe und den Organen unseres menschlichen Körpers. Zu ihnen gehört der Nukleus als größte Organelle, die Mitochondrien, der Golgi-Apparat und die Vakuolen. Beim herkömmlichen Medizinstudium wird dieser Kurs so gelehrt, dass man zunächst diese Zellstrukturen vorstellt und anschließend zu den Geweben und Organen des menschlichen Körpers übergeht. Ich vermischte jedoch beides, um die Überlappungen zwischen dem menschlichen Körper und den einzelnen Zellen sichtbar zu machen.

Ich lehrte meine Studierenden, dass die biochemischen Mechanismen einer Zell-Organelle im Wesentlichen die gleichen sind wie die unserer menschlichen Organe. Obwohl der Mensch aus Billionen von Zellen besteht, gibt es in unserem Körper keine einzige Funktion, die nicht bereits in der Einzelzelle angelegt ist. Jede Eukaryote (Zelle mit Zellkern) besitzt ein funktionales Äquivalent zu unserem Nervensystem, Verdauungssystem, Atmungssystem, Ausscheidungssystem, Drüsensystem, Muskel- und Skelettsystem, Kreislauf- und Fortpflanzungssystem, sogar ein primitives Immunsystem, in dem antikörperartige Ubiquitin-Proteine eingesetzt werden.

Ich erklärte den Studierenden auch, dass jede Zelle ein intelligentes Wesen ist, das allein überleben kann – wie uns die Wissenschaftler ständig demonstrieren, indem sie einzelne Zellen aus dem Körper entfernen und in Kulturen vermehren. Wie ich als Kind bereits ahnte, sind diese klugen Zellen ganz durchdrungen von ihrem Sinn und Zweck. Sie streben aktiv nach einer Umgebung, die ihr Überleben fördert, und meiden giftige oder lebensfeindliche Situationen. Wie die Menschen registrieren auch einzelne Zellen Tausende von Reizen aus ihrer Umgebung. Nach einer Analyse dieser Daten wählt die Zelle angemessene Verhaltensreaktionen, um ihr Überleben zu sichern.

Einzelne Zellen sind auch in der Lage, durch die Erfahrungen mit ihrer Umgebung zu lernen, zelluläre Erinnerungen zu speichern und diese an ihre Nachkommen weiterzugeben. Wenn sich zum Beispiel ein Kind mit dem Masernvirus ansteckt, dann muss eine unreife Immunzelle einen schützenden Protein-Antikörper gegen dieses Virus entwickeln. Dazu muss diese Zelle ein neues Gen bilden, das ihr anschließend als Vorlage dazu dient, das Masern-Antikörper-Protein zu erzeugen.

Der erste Schritt dazu erfolgt im Zellkern der unreifen Immunzellen. Unter ihren Genen gibt es viele DNA-Segmente, die besonders geformte Abschnitte von Proteinen enthalten. Indem die Immunzellen diese DNA-Segmente zufällig kombinieren und zusammenfügen, erzeugen sie eine enorme Anzahl verschiedener Gene, und jedes davon bildet ein einzigartiges Antikörper-Protein. Erzeugt dann also eine dieser unreifen Immunzellen ein Antikörper-Protein, das dem angreifenden Masernvirus ungefähr entspricht, so wird diese Zelle aktiviert.

Aktivierte Zellen besitzen einen erstaunlichen Mechanismus namens *affinity maturation* (übersetzt etwa: Ähnlichkeits-Reifung), mit dessen Hilfe die Zellen ihr Antikörper-Protein so verfeinern können, dass daraus ein perfektes Gegenstück zu dem Masernvirus wird [Li et al., 2003; Adams et al., 2003]. Durch einen Prozess namens *somatische Hypermutation* kann die Zelle dann ihr ursprüngliches Antikörper-Gen x-hundertfach kopieren. Doch jede neue Version des Gens weist eine geringfügige Mutation auf, sodass ein leicht abgewandeltes Antikörper-Gen gebildet wird. Die Zelle sucht dann daraus den am besten passenden Antikörper aus. Diese ausgewählte Version des Gens durchläuft wiederum mehrere Runden der somatischen Hypermutation, um den Antikörper gegen das Masernvirus immer weiter zu vervollkommnen [Wu et al., 2003; Blanden und Steele 1998; Diaz und Casali 2002; Gearhart 2002].

Der so ausgebildete Antikörper dockt dann an dem Virus an, inaktiviert den Angreifer und markiert ihn für die Zerstörung. So wird der Körper des Kindes vor der ungehinderten Vermehrung der Masernviren geschützt. Die Zellen bewahren die genetische »Erinnerung« an diesen Antikörper, sodass sie, sollte dieser Mensch noch einmal dem Masernvirus begegnen, sofort die schützende Immunabwehr einleiten können. Die neuen Antikörper-Gene können auch an alle Nachkommen dieser Zelle weitergegeben werden. Auf diese Weise hat die Zelle nicht nur etwas über das Masernvirus »gelernt«, sondern auch eine »Erinnerung« daran entwickelt, die sich weitervererbt. Diese erstaunliche genetische Fähigkeit ist höchst bedeutsam, denn sie offenbart einen den Zellen innewohnenden »intelligenten« Mechanismus [Steele et al., 1998].

Die Ursprünge des Lebens: Kluge Zellen werden klüger

Es sollte uns nicht überraschen, dass Zellen so klug sind. Schließlich waren die ersten Lebensformen auf unserem Planeten Einzeller. Durch Fossilien wissen wir, dass sie 600 Millionen Jahre nach dem Entstehen der Erde auftraten. Während der nachfolgenden 2,75 Milliarden Jahre bevölkerten nur frei bewegliche, einzellige Organismen – Bakterien, Algen und amöbenartige Protozäen – die Welt.

Vor etwa 750 Millionen Jahren fanden diese klugen Zellen heraus, wie sie noch klüger werden konnten. Die ersten Mehrzeller – Pflanzen und Tiere – entstanden. Mehrzeller waren zunächst lose Zellverbände oder »Zellkolonien« von zehn bis ein paar Hundert Einzellern. Doch der evolutionäre Vorteil des Lebens in Gemeinschaft führte schnell zu Verbänden von Millionen, Milliarden und Billionen von sozial interaktiven Zellen. Jede einzelne Zelle ist zwar mikroskopisch klein, doch die Größe der Mehrzeller-Verbände kann vom kaum Sichtbaren bis zum Gigantischen reichen. Die Biologen haben diese organisierten Gemeinschaften nach den Strukturen klassifiziert, die sich mit dem menschlichen Auge wahrnehmen lassen. Doch auch wenn sie dem bloßen Auge als Einzelwesen erscheinen mögen – eine Maus, ein Hund, ein Mensch –, sind sie alle tatsächlich hoch organisierte Verbände von Milliarden und Billionen von Zellen.

Der evolutionäre Druck, immer größere Gemeinschaften zu bilden, spiegelt den biologischen Imperativ des Überlebens wider: Je besser ein Organismus seine Umgebung wahrnimmt, desto größer sind seine Überlebenschancen. Wenn sich Zellen zusammenschließen, erhöht sich ihre Wahrnehmung exponentiell. Wenn wir also jeder Zelle einen willkürlich gewählten Wahrnehmungsfaktor X zuordnen, dann hat jeder Zellverband eine potenzielle Wahrnehmung von mindestens x-mal der Anzahl ihrer Zellen.

Um in solchen großen Zusammenballungen zu überleben, entwickelten die Zellverbände strukturierte Umgebungen – Gemeinschaften, in denen sie die anfallenden Aufgaben effektiver und exakter verteilen konnten, als es das Organigramm eines Großbetriebs je vermag. Es bewährte sich, einzelnen Zellen bestimmte Aufgaben zuzuordnen. In der Entwicklung von Tieren und Pflanzen beginnt diese zytologische Spezialisierung bereits beim Embryo und ermöglicht damit den Zellen, bestimmte Gewebe und Organe zu bilden. Im Laufe der Zeit wurde diese hoch differenzierte Arbeitsteilung in die Gene jeder Zelle einprogrammiert, was die Effizienz und Überlebensfähigkeit des Organismus erheblich verbesserte.

In größeren Organismen befasst sich zum Beispiel nur noch ein kleiner Anteil der Zellen damit, die Umgebung wahrzunehmen und auf sie zu reagieren. Diese Aufgabe hat eine Gruppe von Zellen übernommen, welche die Gewebe und Organe des Nervensystems bilden. Das Nervensystem dient dazu, die Umgebung wahrzunehmen und das Verhalten der anderen Zellen in der riesigen Gemeinschaft zu koordinieren.

Die Arbeitsteilung verlieh der Zellgemeinschaft noch einen weiteren Vorteil. Ihre Effizienz ermöglichte es, dass mehr Zellen von weniger leben konnten. Man kann das mit dem Unterschied zwischen den Baukosten für ein kleines Haus mit einem Schlafzimmer und den anteiligen Kosten für eine Wohnung mit einem Schlafzimmer in einem zehnstöckigen Mietshaus vergleichen. Um zu überleben, muss jede Zelle einen gewissen Anteil von Energie einsetzen. Die durch die Gemeinschaft eingesparte Energie verbessert die Überlebenschancen und die Lebensqualität.

Im amerikanischen Kapitalismus erkannte Henry Ford den Vorteil einer differenzierten Gemeinschaftsarbeit und wandte ihn auf seine Fahrzeugproduktion an. Vor Fords Idee brauchte eine kleine Gruppe von sehr vielseitigen Mechanikern ein bis zwei Wochen, um ein Auto zusammenzubauen. Ford organisierte seinen Betrieb so, dass jeder Arbeiter nur noch eine ganz bestimmte Aufgabe hatte. Er stellte viele dieser spezialisierten Kräfte in einer Reihe hintereinander auf und schuf damit die Fließbandarbeit. Jeder Monteur gab das zukünftige Auto nach Erledigung seiner Handgriffe und Aufgaben an den nächsten weiter. Durch diese Spezialisierung konnte Ford ein Auto in 90 Minuten zusammenbauen lassen statt in ein bis zwei Wochen.

Leider haben wir bequemerweise die für die Evolution notwendige Kooperation vergessen, als Charles Darwin seine radikale Theorie über die Entstehung des Lebens vorbrachte. Vor 150 Jahren erklärte er, lebende Organismen befänden sich in einem ständigen »Kampf ums Überleben«. Für Darwin waren Kampf und Gewalt nicht einfach nur Teil der tierischen (menschlichen) Natur, sondern die dem evolutionären Fortschritt zugrunde liegenden Kräfte. Im Schlusskapitel seines Hauptwerkes *Der Ursprung der Arten* schrieb Darwin von einem unausweichlichen »Kampf ums Überleben« und dass die Evolution durch den »Kampf der Natur gegen Hunger und Tod« vorangetrieben werde. Zusammen mit seiner Annahme, die Evolution werde durch den Zufall bestimmt, ergibt das eine Welt, der Alfred Lord Tennyson in poetischer Manier »blutige Zähne und Klauen« zuschrieb – das Leben als eine endlose Abfolge sinnloser, grausamer Schlachten ums Überleben.

Evolution ohne »blutige Klauen«

Obwohl Darwin der bei Weitem berühmteste Evolutionstheoretiker ist, gebührt dem französischen Biologen Jean-Baptiste de Lamarck die Ehre, als Erster die Evolution als wissenschaftliche Tatsache eingeführt zu haben [Lamarck 1809, 1914, 1963]. Selbst Ernst Mayr, der führende Vertreter des »Neo-Darwinismus«, einer modernen Version von Darwins Theorie, die auch die Molekulargenetik des 20. Jahrhunderts mit einbezieht, hält Lamarck für den eigentlichen Pionier. In seinem Klassiker *Evolution and the Diversity of Life* [Mayr 1976] schrieb er: »Es scheint so, als habe Lamarck sehr viel mehr Anrecht darauf, als Begründer der Evolutionstheorie bezeichnet zu werden, wie es auch einige französische Historiker bereits getan haben [...]. Er war der erste Autor, welcher der Präsentation einer Theorie der organischen Evolution ein ganzes Buch gewidmet hat. Er war der Erste, der das ganze Tierreich als ein Ergebnis der Evolution darstellte.«

Lamarck hat seine Theorie nicht nur fünfzig Jahre vor Darwin veröffentlicht, sondern auch Mechanismen der Evolution aufgezeigt, die keineswegs derart unerbittlich und hart waren. Seine Theorie ging davon aus, dass die Evolution auf einer »instruktiven«, kooperativen Interaktion zwischen Organismen und ihrer Umgebung beruht, die es den Lebensformen ermöglicht, zu überleben und sich in einer dynamischen Welt zu entwickeln. Er ahnte, dass Organismen Formen der Anpassung hervorbringen und weitergeben und dass diese dann das Überleben dieser Organismen in einer sich verändernden Umgebung sichern. Interessanterweise passen Lamarcks Hypothesen zu den neuen Erkenntnissen der modernen Zellbiologie darüber, wie Immunsysteme sich an ihre Umgebung anpassen.

Die Kirche nahm Lamarcks Theorie von Anfang an unter Beschuss. Die Annahme, der Mensch habe sich aus niederen Lebensformen entwickelt, galt als Gotteslästerung. Auch von seinen Fachkollegen, die noch unerschütterlich vom Kreationismus überzeugt waren, wurde Lamarck ausgelacht. Ein deutscher Entwicklungsbiologe namens August Weismann versuchte Lamarck lächerlich zu machen, indem er seine Theorie, dass Organismen überlebensorientierte, erworbene Eigenschaften weitervererben, durch Experimente überprüfte. In einem seiner Experimente schnitt er männlichen und weiblichen Mäusen die Schwänze ab und ließ sie sich fortpflanzen. Weismann meinte, wenn Lamarcks Theorie zuträfe, müssten die Eltern ihre Schwanzlosigkeit an ihre Kinder weitergeben. Die erste Generation von Mäusen wurde mit Schwänzen geboren. Weismann wiederholte das Experiment 21 Generationen lang, ohne dass eine schwanzlose Maus geboren wurde. Daraus schloss Weismann, dass Lamarcks Annahme falsch sei.

Doch Weismanns Experiment war kein echter Test für Lamarcks Theorie. Lamarck setzte für solche Prozesse »sehr lange Zeitperioden« voraus, wie sein Biograf L. J. Jordanova zitiert. 1984 schrieb Jordanova, Lamarcks Theorie gehe von einer Anzahl von Vorbedingungen aus, darunter: »… die Gesetze der Lebewesen haben im Laufe sehr langer Zeitperioden immer komplexere Formen herausgebildet« [Jordanova 1984, Seite 71]. Weismanns fünfjähriges Experiment dauerte eindeutig nicht lange genug, um die Theorie zu prüfen.

Ein noch grundsätzlicherer Fehler bei Weismanns Experiment bestand darin, dass Lamarck nie behauptet hatte, jede Veränderung an einem Organismus würde sich erblich festsetzen. Lamarck meinte, dass Organismen an Merkmalen (wie zum Beispiel Schwänzen) festhalten, wenn sie für ihr Überleben notwendig sind. Vielleicht hielt Weismann die Schwänze der Mäuse nicht für überlebensnotwendig, aber hat jemand mal die Mäuse gefragt?

Trotz all dieser Schwächen reichte die Studie über die schwanzlosen Mäuse aus, um Lamarcks wissenschaftliche Reputation zu untergraben. Und tatsächlich wurden Lamarcks Theorien seither ignoriert und verunglimpft. C.H. Waddington, Evolutions-Wissenschaftler an der Cornell University, schrieb in *The Evolution of an Evolutionist* [Waddington 1975, Seite 38]: »Lamarck ist die einzige bedeutende Persönlichkeit der Geschichte der Biologie, deren Namen mit Absicht in den Schmutz gezogen wurde. Die Beiträge der meisten Wissenschaftler waren irgendwann durch die neuere Forschung einfach überholt, aber nur wenige Werke werden noch zwei Jahrhunderte später mit solcher Vehemenz zurückgewiesen, dass man geneigt ist, zu vermuten, dahinter verberge sich ein schlechtes Gewissen. Tatsächlich bin ich der Meinung, dass Lamarck unrecht getan wurde.«

Diese weitsichtigen Worte schrieb Waddington vor vierzig Jahren. Heutzutage werden Lamarcks Theorien wieder in Betracht gezogen, denn vor dem Hintergrund neuer wissenschaftlicher Erkenntnisse scheint es so, als hätte der oft geschmähte Biologe nicht ganz unrecht und der hochgelobte Darwin nicht ganz recht gehabt. Der Titel eines Artikels in dem angesehenen Magazin *Science* aus dem Jahr 2000 deutet auf eine gewisse Rehabilitierung hin: »Was Lamarck Just a Little Bit Right?« [Balter 2000]

Ein Grund, weshalb sich manche Wissenschaftler wieder mit Lamarck befassen, ist, dass die Evolutionsforscher uns an die unschätzbare Bedeutung erinnern, die Kooperation bei der Erhaltung des Lebens in der Biosphäre spielt. Schon seit Langem haben die Wissenschaftler in der Natur symbiotische Beziehungen entdeckt. In seinem Buch *Darwins Blind Spot* [Ryan 2002, Seite 16] zählt der britische Arzt Frank Ryan eine Reihe solcher Beziehungen auf, darunter eine Krabbe, die Nahrung sammelt, während ihr Partner, der Gobi-Fisch, sie vor Feinden schützt. Ein Einsiedlerkrebs trägt auf seinem Rücken eine rosa Seeanemone. »Fische und Tintenfische fressen gerne Einsiedlerkrebse, doch wenn sie sich dieser Art nähern, schießt die Seeanemone aus ihren bunt gefärbten Tentakeln mikroskopisch kleine giftige Pfeile ab, die den Räuber stechen und dazu veranlassen, sich woanders nach Nahrung umzusehen.« Die kriegerische Seeanemone hat natürlich auch etwas von dieser Beziehung: Sie ernährt sich von den Überresten der Beute des Einsiedlerkrebses.

Das heutige Verständnis von Kooperation in der Natur geht jedoch weit über diese offensichtlichen Beispiele hinaus. »Die Biologen erkennen immer mehr, dass sich die Tiere gemeinsam entwickelt haben und weiterhin gemeinsam mit diversen Zusammenschlüssen von Mikroorganismen existieren, die sie für eine normale Gesundheit und Entwicklung brauchen«, berichtet ein Artikel in *Science* mit dem Titel »We Get By With A Little Help From Our (Little) Friends« [Ruby et al., 2004]. Die Untersuchung dieser Beziehungen ist das Thema eines rasch wachsenden Forschungsgebiets namens »Systembiologie«.

Leider wurde uns in der Vergangenheit beigebracht, gegen die Mikroorganismen mit allem Möglichen von antibakterieller Seife bis hin zu Antibiotika zu Felde zu ziehen. Dabei wird jedoch völlig außer Acht gelassen, dass wir zur Aufrechterhaltung unserer Gesundheit viele Bakterien brauchen. Das klassische Beispiel dafür sind die Bakterien in unserem Verdauungssystem, die für uns überlebensnotwendig sind. Sie helfen uns, die Nahrung in unserem Magen und Darm zu verdauen und lebenswichtige Vitamine aufzunehmen. Diese Zusammenarbeit zwischen Mensch und Mikrobe wird durch den übertriebenen Einsatz von Antibiotika zerstört. Antibiotika sind Killer ohne Unterscheidungsvermögen: Sie töten unsere überlebenswichtigen Bakterien genauso effektiv wie die schädlichen.

Die neuen Fortschritte in der Genforschung haben einen weiteren Kooperationsmechanismus zwischen den Arten aufgezeigt. Lebende Organismen scheinen ihre Zellverbände dadurch zu integrieren, dass sie ihre Gene austauschen. Man dachte lange, Gene könnten nur an die direkten Nachkommen eines Organismus weitergegeben werden. Jetzt erkennen die Wissenschaftler, dass das nicht nur bei Mitgliedern der gleichen Art, sondern auch mit Mitgliedern anderer Arten der Fall ist. Der Austausch von genetischen Informationen durch Gentransfer beschleunigt die Evolution, da die Organismen auf diese Weise »erlernte« Erfahrungen von anderen übernehmen können [Nitz et al., 2004; Pennisi 2004; Boucher et al., 2003; Dutta et al., 2002; Gogarten 2003]. Vor dem Hintergrund dieses Gen-Austauschs können Organismen nicht mehr als völlig voneinander getrennte Wesen betrachtet werden; die Arten sind nicht durch unsichtbare Wände voneinander getrennt. Daniel Drell, Leiter des mikrobiellen Genomprogramms im US-Energieministerium, stellte im Jahr 2001 in *Science* fest: »... wir können nicht mehr mit Sicherheit behaupten, was eine Art ist.« [Pennisi 2001]

Dieser Austausch von Informationen ist kein Zufall, sondern eine Methode der Natur, das Überleben der Biosphäre zu sichern. Wie bereits erwähnt, sind die Gene die physische Erinnerung an das, was ein Organismus einmal gelernt hat. Der kürzlich entdeckte Austausch von Genen unter Einzelwesen verbreitet diese Erinnerungen und beeinflusst damit das Überleben aller Organismen. Jetzt, da uns dieser Gentransfer zwischen den Arten bewusst ist, werden die Gefahren der Gentechnologie noch offensichtlicher. Das Herumspielen an den Genen einer Tomatensorte hört nicht unbedingt bei der Tomate auf, sondern kann die ganze Biosphäre auf eine Weise verändern, die wir gar nicht abschätzen können. Es gibt bereits eine Studie am Menschen, die zeigt, dass die Gene von gentechnisch veränderter Nahrung durch den Verdauungsprozess in die nützlichen Darmbakterien geraten und sie verändern [Heritage 2004; Netherwood et al., 2004]. Auf die gleiche Weise hat der Gen-Austausch zwischen genetisch veränderten Ackerfrüchten und natürlichen Arten der Umgebung zur Entwicklung von hochresistenten, sogenannten Super-Unkräutern geführt [Milius 2003; Haygood et al., 2003; Desplanque et al., 2002; Spencer und Snow 2001]. Gentechniker haben den Gen-Austausch nie wirklich in Betracht gezogen, als sie ihre gentechnisch veränderten Produkte in die Umwelt entließen. Jetzt fangen wir an, die harten Konsequenzen dieser Unachtsamkeit zu spüren, denn die veränderten Gene verbreiten sich und verändern unsere Umwelt [Watrud et al., 2004; Biello 2010].

Evolutionsforscher warnen vor den drohenden Gefahren für die Menschheit, wenn wir nicht begreifen, dass wir ein gemeinsames genetisches Schicksal haben und wie wichtig die Kooperation aller Lebewesen untereinander ist. Wir müssen über Darwins Theorien mit ihrer Betonung des Individuums hinausdenken und die Bedeutung der Gemeinschaft stärker berücksichtigen.

Der britische Wissenschaftler Timothy Lenton hat Beweise dafür erbracht, dass die Evolution stärker vom Zusammenwirken der Arten untereinander abhängt als vom Zusammenwirken der Individuen innerhalb einer Art. Die Evolution wird damit eher zu einer Frage des Überlebens der stärksten Gruppen als dem der stärksten Individuen. 1998 schreibt Lenton in einem Artikel in *Nature:* »Wir müssen die Gesamtheit der Organismen und ihre materielle Umgebung berücksichtigen, um ganz zu verstehen, welche Eigenschaften überdauern und dominieren werden.« [Lenton 1998]

Lenton hält sich an James Lovelocks Gaia-Hypothese, die davon ausgeht, dass die Erde und alle ihre Arten einen gemeinsamen, interaktiven, lebendigen Organismus bilden. Die Anhänger dieser Hypothese argumentieren, dass jede Einmischung in das Gleichgewicht dieses Superorganismus namens Gaia – sei es durch die Zerstörung des Regenwaldes, die Schwächung der Ozonschicht oder die genetische Veränderung von Organismen – sein Überleben und damit das unsrige gefährdet.

Jüngste Untersuchungen des britischen Natural Environment Research Council unterstützen diese Bedenken [Thomas et al., 2004; Stevens et al., 2004]. Wir wissen von fünf massiven Katastrophen der Vernichtung von Arten auf unserem Planeten. Sie alle wurden durch außerirdische Einflüsse ausgelöst, zum Beispiel indem ein Komet auf die Erde stürzte. Eine neue Studie kommt zu dem Ergebnis, dass »die Natur derzeit die sechste große Artenvernichtung ihrer Geschichte durchlebt« [Lovell 2004]. Diesmal ist die Ursache allerdings nicht außerirdischer Herkunft. Jeremy Thomas, einer der Autoren der Studie, meint: »Soweit wir das beurteilen können, ist dieses Mal ein einziger Tierorganismus dafür verantwortlich: der Mensch.«

Die Umsetzung der Lehre der Zellen

In den Jahren, die ich an medizinischen Hochschulen gelehrt habe, machte ich die Erfahrung, dass Medizinstudenten untereinander mehr konkurrieren und bissiger sind als eine ganze Wagenladung Anwälte. Sie leben einen geradezu darwinistischen Überlebenskampf aus, um nach vier zermürbenden Jahren unter den Stärksten und Besten zu sein, die sich zur Abschlussprüfung schleppen. Das zielstrebige Erringen von Auszeichnungen ohne Rücksicht auf die Umgebung entspricht zweifellos dem darwinistischen Modell – für angehende mitfühlende Heiler erschien mir dieses Konzept allerdings schon immer etwas merkwürdig.

Doch während meines Inselaufenthalts in der Karibik musste ich meine Vorbehalte gegenüber Medizinstudenten fallen lassen. Nachdem ich sie aufgerüttelt hatte, hörte meine Truppe von Außenseitern auf, sich wie »normale« Medizinstudenten zu verhalten. Sie gaben ihren individuellen Überlebenskampf auf und verschmolzen zu einem Team, das dieses Semester gemeinsam überleben wollte. Die stärkeren Studenten halfen den schwächeren, und dadurch wurden alle stärker. Ihre Harmonie kam für mich überraschend und war berührend zu beobachten.

Und am Ende gab es auch noch ein Happy End. Ich setzte den Studierenden genau das gleiche Abschlussexamen vor, das meine Studenten in Wisconsin absolvieren mussten, und dennoch bestand im Ergebnis praktisch kein Unterschied zwischen diesen zu einem normalen Studium nicht zugelassenen, »untauglichen« Studenten und ihren privilegierten Kolleginnen und Kollegen in den Staaten. Später erfuhr ich, dass viele von ihnen bei ihrer Heimkehr mit anderen Medizinstudenten von amerikanischen Universitäten zusammentrafen und stolz feststellten, dass sie selbst ein tieferes Verständnis vom Leben der Zellen und Organismen besaßen als die anderen.

Ich war natürlich stolz darauf, dass meine Studenten ein akademisches Wunder bewerkstelligt hatten, aber erst Jahre später begriff ich, wie sie das geschafft hatten. Damals hielt ich noch den Zuschnitt des Kurses für den entscheidenden Punkt, und ich glaube noch immer, dass sich die entsprechenden Inhalte besser präsentieren lassen, wenn man Zell- und Humanbiologie zueinander in Beziehung setzt. Doch nachdem ich mich inzwischen schon so weit in ein Terrain vorgewagt habe, das manche, wie schon gesagt, für Dr.-Dolittle-Land halten, führe ich einen Teil des Erfolgs meiner Studenten darauf zurück, dass sie sich nicht wie normale amerikanische Medizinstudenten, das heißt wie Einzelkämpfer verhielten, sondern sich am Verhalten der intelligenten Zellen orientierten, die sich zusammenschließen, um noch intelligenter zu werden. Und es ist keineswegs so, dass ich meinen Studenten etwa dazu geraten hätte, denn ich selbst war damals dem herkömmlichen wissenschaftlichen Denken noch zu tief verhaftet. Ich glaube eher, dass sie diese Richtung ganz intuitiv einschlugen, nachdem sie gehört hatten, mit welcher Bewunderung ich von den Zellen sprach, die sich kooperativ zusammenschließen, um komplexere und damit erfolgreichere Organismen zu bilden.

Heute meine ich noch einen weiteren Grund für den Erfolg meiner Studenten zu kennen. Ich hörte damals mit meinem Lobpreis nicht bei den Zellen auf – ich pries auch die Studierenden. Sie mussten hören, dass ich sie für erstklassige Studenten hielt, um selbst glauben zu können, dass sie tatsächlich die Leistungen von erstklassigen Studenten erbringen konnten.

Wie ich in den folgenden Kapiteln zeigen werde, führen viele von uns ihr eingeschränktes Leben nicht aufgrund eines Mangels an Möglichkeiten, sondern weil sie meinen, das müsse so sein. Aber ich will nicht vorgreifen. An dieser Stelle genügt es, festzuhalten, dass ich mich nach meinen vier Monaten im Paradies, in denen ich meinen Kurs in Zellbiologie so lehrte, dass ich mir dabei gleichzeitig über meine neue Sicht auf die Zellen und auf die daraus folgenden Lehren für die Menschen klar wurde, auf dem besten Weg zum Verständnis der Neuen Biologie befand. Denn diese lässt sowohl die fatalistische Auffassung von der genetischen und elterlichen Programmierung hinter sich als auch Darwins These vom Überleben des Stärkeren.

Als ich dieses Kapitel seinerzeit schrieb, war es gar nicht so einfach, erste Hinweise darauf zu finden, dass der viel geschmähte Jean-Baptiste Lamarck endlich die ihm gebührende Anerkennung für seine Erkenntnisse über die Evolution erhalten würde. Doch als der unerschütterliche Optimist, der ich bin, habe ich zumindest auf den Artikel unter der oben erwähnten zaghaften Überschrift »Was Lamarck Just a Little Bit Right?« verwiesen. Ich freue mich, berichten zu können, dass mein Optimismus berechtigt war. Ein Jahrzehnt später sind viel mehr Menschen der Ansicht, dass Lamarck nicht nur »ein bisschen recht« hatte, sondern ein Visionär war!

Knapp 200 Jahre nach seinem Tod bestätigt die epigenetische Forschung – eines der heißesten Forschungsfelder der heutigen Wissenschaft – wieder und wieder Lamarcks oft belächelte These, dass sich Organismen an ihre Umgebung anpassen und diese Anpassungen an zukünftige Generationen weitergeben können. Wie zum Beispiel in dieser Überschrift eines Artikels, auf den ich bei meinen Nachforschungen für diese Jubiläumsausgabe stieß: »Die Wiedergeburt des Lamarckismus (Der Aufstieg der Epigenetik)« [Rogers 2009]. Ohne Fragezeichen!

Natürlich konnte sich Lamarck nicht die molekulare Struktur der Gene und ihre Wirkung auf die organismische Struktur anschauen (Darwin übrigens auch nicht), deshalb können wir ihn nicht als Epigenetiker bezeichnen. Erst die Hightech-Laboratorien unserer Zeit konnten die subtilen chemischen Veränderungen der DNA und der DNA-bezogenen Proteine sichtbar machen, mit deren Hilfe sich die Organismen an ihre Umgebung anpassen und diese Anpassungen an ihre Nachkommen weitergeben, ohne die Struktur ihrer DNA-Moleküle zu verändern. Lamarcks Theorie der Erblichkeit erworbener Merkmale, einer seiner Hauptkritikpunkte, erwies sich doch als zutreffend [Morris 2012]. Die neuesten Forschungen tragen nicht nur zur Rehabilitation von Lamarcks Ruf bei, sie untergraben auch den in unserer Kultur verbreiteten Glauben an den genetischen Determinismus. Wie Sie inzwischen vermutlich wissen, ist eines der Hauptanliegen dieses Buches, zu erklären, dass die von unseren Eltern ererbten Gene nicht schicksalhaft unser Leben bestimmen!

Ich will die Öffnung der Wissenschaft für den Lamarckismus jedoch auch nicht überbewerten. Es wird immer noch heftig darüber diskutiert, wie Evolution denn nun funktioniert. Als zum Beispiel der akademischen Öffentlichkeit in den 1980ern von Dr. John Cairns die Theorie der »adaptiven Mutation« (das heißt dass Mutationen als Reaktion auf bestimmte Stressoren entstehen) vorgestellt wurde, schimpfte man ihn einen Häretiker, und diese Theorie ist bis heute sehr umstritten [Cairns et al., 1988]. Die adaptive Mutation passt nicht zum neo-darwinistischen Fokus auf zufällige Veränderungen des Erbguts, die durch »natürliche Auslese« zustande kommen. Darwin hatte diesen Prozess als »struggle for life most severe« (»der heftigste Kampf ums Dasein«) bezeichnet. Im Laufe der Zeit wurde daraus »survival of the fittest« (im Deutschen bekannt als »das Überleben des Stärkeren«). (»Survival of the fittest« ist zwar ein leicht eingängiger Spruch, aber er enthält eigentlich eine Tautologie, eine offensichtliche Wahrheit, die jedoch nicht die treibenden Kräfte der Evolution erfasst. »Fittest« bedeutet definitionsgemäß »am überlebenstüchtigsten«. Der Satz ließe sich also auch ausdrücken durch »das Überleben der Überlebenstüchtigsten«. Das ist sicher nicht zu bestreiten!)

Dem Neo-Darwinismus zufolge entstehen Mutationen durch zufällige Kopierfehler bei der Vervielfältigung der Gene: Wenn der genetische Fehler die Überlebenschancen des Organismus erhöht, wird die Mutation durch Fortpflanzung weitergegeben. Das würde bedeuten, dass die Richtung der evolutionären Entwicklung zufällig und unvorhersehbar wäre – eine beeindruckende Tautologie! Die Antwort der neo-darwinistischen Theorie auf die ewigen Fragen »Woher kommen wir?« und »Warum sind wir hier?« will uns weismachen, dass wir aus ein paar Milliarden Jahren »glücklicher genetischer Zufälle« hervorgegangen sind. Die Lamarck'sche Theorie hingegen geht davon aus, dass die der Evolution zugrunde liegenden Mutationen aus der Notwendigkeit der Organismen hervorgingen, sich an lebensbedrohliche Umweltsituationen anzupassen. Demnach sind sie also nicht zufällig, sondern in erheblichem Umfang aus der Umwelt ableitbar.

Diese wissenschaftliche Grundsatzdiskussion ist bedeutsam, weil adaptive Mutationen eine Zweckorientierung der biologischen Evolution implizieren – dass sie nämlich dazu dienen, sich an die jeweils herrschenden Umweltbedingungen anzupassen, zu denen auch alle anderen Lebensformen gehören. Ich bin überzeugt, die Theorie der adaptiven Mutationen wird sich durchsetzen und damit die Ansicht weiter unterstützen, dass der Prozess der Evolution und die gesamte Schöpfung das Ergebnis einer höchst organisierten, symbiotischen Zusammenarbeit aller lebendigen Organismen sind.

Die faszinierenden Forschungsergebnisse des Biologen und Mathematikers Martin A. Nowak, Leiter des Programms für evolutionäre Dynamik der Harvard Universität, bestätigt bereits die entscheidende Rolle der Kooperation in der Evolution. Mithilfe von mathematischen und Computer-Simulationen teilte Nowak Populationen in »Kooperierende«, die andere unterstützen, und »Defektoren«, die andere nicht unterstützen, auch wenn sie selbst gerade von anderen Hilfe angenommen haben. Nowak stellte fest, dass sich in den Tausenden wissenschaftlichen Artikeln darüber, wie sich »Kooperierende« in der Evolution durchsetzen – von Bakterien bis zu Menschen – fünf Szenarien unterscheiden lassen [Nowak 2012].

Eine Kategorie ist beispielsweise die »räumliche Selektion«, bei der Kooperierende und Defektoren ungleichmäßig in einer Population verteilt sind. In diesem Szenario neigen hilfsbereite Individuen dazu, sich zusammenzuschließen und sich gegen die Defektoren durchzusetzen. Eine andere Kategorie nennt Nowak »Ich kraule dir den Rücken, und jemand anderes wird mir den Rücken kraulen«. Dabei kooperieren Individuen, weil der Bedürftige einen höheren Status hat. Er verwendet das Beispiel der japanischen Makaken: Rangniedrigere Affen kraulen ranghöhere, weil es ihren eigenen Rang verbessert (und ihnen damit mehr Kraulen einbringt), wenn sie mit einem ranghöheren Affen gesehen werden.

Nowak zufolge wirkt diese Kooperation-Defektor-Dynamik auf verschiedenen Ebenen. Ein Individuum kann also gleichzeitig Kooperierender und Defektor sein. Als Beispiel beschreibt Nowak eine Gruppe Angestellter eines Unternehmens, die gegeneinander rücksichtslos um Beförderungen konkurrieren, aber nach außen miteinander kooperieren, um sicherzustellen, dass ihr Unternehmen andere Konkurrenten aussticht.

Diese Erkenntnisse über die komplexen Muster von Kooperation und Egoismus passen zu den Prinzipien der Systembiologie – ein weiteres wissenschaftliches Feld, welches im letzten Jahrzehnt Furore machte, weil klar wurde, dass sich biologische Erkenntnisse leichter aus der Dynamik zwischen miteinander agierenden Systemen gewinnen lassen als nur durch den Fokus auf ein einziges System. Zum Beispiel versuchte die Medizin früher, Herzkrankheiten zu verstehen, indem sie die Funktionen und die Struktur des Herzens untersuchte. Die bahnbrechenden Erkenntnisse kamen jedoch, als der Einfluss anderer Systeme wie Nervensystem, neuroendokrines System, Immunsystem und Verdauungssystem einbezogen wurde.

Nowaks Modelle bestätigen auch, was jedem, der sich um den besorgniserregenden Zustand unseres Planeten Gedanken macht, schon mal aufgefallen ist: dass Kooperation in sich instabil ist und es Zyklen gibt, in denen Egoismus vorherrscht. Nowaks gute Nachricht lautet jedoch, dass sich die altruistische Haltung immer wieder aufzubauen scheint. Er fasst zusammen, das Leben sei »nicht nur ein Kampf ums Überleben, sondern auch ein Kuscheln ums Überleben«.

Mehr denn je brauchen wir heutzutage Forschungen zu dem kooperativen »Kuscheln« fürs Überleben, damit wir nicht in einen von Defektoren bestimmten Zyklus rutschen, in dem wir uns selbst und unseren Planeten zerstören könnten. Ich meine, unser Missverständnis der Evolution als einem ständigen Ringen um die eigene »Fitness« (die sich an der Zahl der »Spielzeuge« misst, über die man verfügt), hat uns genau an diesen Punkt gebracht. Die menschliche Zivilisation hat sich von der Warnung erschrecken lassen, die im Untertitel von Darwins *Vom Ursprung der Arten* steckt: »Die Erhaltung der begünstigten Rassen im Kampf um das Dasein« – mit anderen Worten, das Leben sei ein einziger Kampf, bei dem die Reichen die »Fittesten« sind, unabhängig davon, wie sie das erreichen.

Diesem »wissenschaftlichen« Prinzip zufolge verdienen die genetisch weniger Fitten nur das, was übrig bleibt – wenn überhaupt etwas. Diese Geisteshaltung hat zu endlosen Kriegen um materiellen Besitz und exzessivem Konsum geführt, zur Ausbeutung nicht nachhaltiger Ressourcen und zu einer immer ungleicheren Verteilung des Wohlstands auf einem offensichtlich leidenden Planeten. Der darwinistische Fokus auf die Fitness des Einzelnen vernachlässigt die Bedeutung der gemeinschaftlichen Kooperation in der Evolution.

Besonders bemerkenswert ist, wie sehr wir die Bedeutung der Kooperation unter Organismen in Bezug auf unseren Körper vernachlässigt haben. In dem Jahrzehnt, seit ich unseren Feldzug gegen Mikroorganismen von antibakteriellen Seifen bis Antibiotika angeprangert habe, entstand eine Fülle an Beweisen über den Preis, den unsere Körper für diesen Kampf zahlen.

Tatsache ist, dass wir zum Überleben von Hunderten Billionen mikrobischer »Invasoren« (hauptsächlich im Darm ansässig) abhängig sind, von denen es in unserem Körper 10-mal mehr gibt als menschliche Zellen. Weil der Körper ohne seine Mikroben (die gemeinsam das sogenannte »Mikrobiom« bilden) nicht überleben kann, können wir sie als ein funktionales Äquivalent unserer anderen Organsysteme betrachten.

In verspäteter Anerkennung der Bedeutung des Mikrobioms geht man inzwischen dazu über, Menschen und die meisten anderen Organismen korrekter als »Superorganismen« (komplexe Organismen, die aus vielen kleineren Organismen bestehen) zu bezeichnen [Saey 2013A]. Ein anderer Ausdruck dieser Anerkennung ist die Einrichtung des Human Mikrobiome Project, welches das National Institute of Health 2007 ins Leben rief. Diese Wissenschaftler berichteten, dass Menschen und Tiere mit ihren Darmmikroben eine lebenserhaltende Verbindung eingehen. Die Forscher entdeckten, dass menschliche Gene die Gene der Mikroben beeinflussen, und die Gene der Mikroben (die immerhin 99 Prozent der unterschiedlichen Gene in unserem Körper ausmachen!) die Gene in unseren Zellen steuern [Saey 2013B].

In seinem alarmierenden neuen Buch *Missing Microbes: How the Overuse of Antibiotics Is Fueling Our Modern Plagues* warnt Dr. Martin J. Blaser, Leiter des Human Microbiome Program an der New York Universität, nicht nur vor der Resistenz gegenüber Antibiotika, sondern auch vor der abnehmenden Diversität des menschlichen Mikrobioms, was uns anfälliger für chronische Krankheiten wie Allergien, Asthma, Diabetes oder Fettleibigkeit werden lässt. So verdoppelt sich inzwischen in der industrialisierten Welt das Auftreten von Diabetes Typ 1 etwa alle zwanzig Jahre. In Finnland tritt sie mittlerweile 550 Prozent öfter auf als 1950. Blaser schreibt, diese modernen Epidemien seien »nicht nur Krankheiten, sondern äußere Anzeichen von inneren Veränderungen«. In neueren Studien wurde festgestellt, dass »ansonsten normale Individuen 15 bis 40 Prozent ihrer mikrobischen Diversität verloren haben, mitsamt den Genen, die damit einhergehen«. Die Hauptursache dafür sei die zu häufige Verschreibung von Breitband-Antibiotika, die die Mikroben wahllos töten. Nach 30 Jahren der Beschäftigung mit den Mikroben und ihren 20 Millionen Genen in unserem Körper bezeichnet Blaser sie als »Guerilla-Krieger«, die uns helfen, Krankheiten abzuwehren [Blaser 2014].

Während Blaser vor den Folgen der abnehmenden Diversität unseres Mikrobioms warnt, sind andere Wissenschaftler von der abnehmenden Diversität auf unserem Planeten alarmiert. Stanford-Wissenschaftler haben festgestellt, dass das Aussterben von Arten in der Anzahl und Geschwindigkeit um das Tausendfache höher liegt, als wenn es keine Menschen gäbe, die die Umwelt verschmutzen, Wälder abholzen, Monokulturen anlegen, Böden auslaugen und überfischen [Dirzo et al., 2014]. Viele Umweltwissenschaftler gehen davon aus, dass wir die Schwelle zu einem massiven Umweltkollaps bereits überschritten haben und uns unweigerlich auf das sechste große Massenaussterben auf diesem Planeten zubewegen.

Es ist schon lange bekannt, dass lokale Ökosysteme plötzlich und unwiederbringlich in einen anderen Zustand übergehen können, wenn sie zu stark unter Druck geraten. Inzwischen scheint vieles darauf hinzuweisen, dass auch das gesamte globale Ökosystem auf solch eine abrupte Weise reagieren könnte und es möglicherweise auch bald tut. Zum Beispiel geht Anthony Barnosky, Professor für Integrative Biologie an der Universität von Kalifornien, wie etliche andere Wissenschaftler davon aus, dass die menschlichen Aktivitäten einen planetarischen kritischen Punkt erreicht haben und eine entsprechende globale Entwicklung eingeleitet wurde [Barnosky et al., 2012]. Eine neuere Studie der NASA bestätigt, dass die globale industrielle Zivilisation in den nächsten Jahrzehnten (also ziemlich bald!) auf einen Kollaps zusteuert [Ahmed 2014].

Der Klimawandel ist kein Produkt der Zivilisation – der Planet hat bereits fünf Eiszeiten hinter sich. Doch unser Verhalten und unsere Technologien erzeugen ökologische Stressoren, durch welche sich die Auswirkungen des Klimawandels verschärfen.

Auch der Aufstieg und Niedergang von Kulturen ist ein zyklisches Phänomen in der Geschichte. Manchmal dauerten solche Zusammenbrüche Jahrhunderte. Doch während sie in der Vergangenheit vorwiegend lokale Auswirkungen hatten, wirkt sich der kommende Kollaps bereits stark auf die Gesundheit des gesamten Planeten aus.

Wir leben heute in einer Ära, die wir »Anthropozän« nennen. Dieser Begriff betont, welch enormen Einfluss die menschlichen

Aktivitäten auf die mit unerhörter Geschwindigkeit ablaufenden Veränderungen unseres natürlichen Umfeldes haben. Vom südlichsten Zipfel der Antarktis bis zu den Höhen des Mount Everest gibt es keinen Ort auf dieser Erde, den der menschliche Einfluss nicht erreicht hätte. Die Rückstände fossiler Brennstoffe beispielsweise hinterlassen nicht nur im unmittelbaren Umfeld Spuren, sondern werden durch die dünne Schicht unserer Atmosphäre überall hingetragen.

All dies macht deutlich, 1. wie eng wir alle miteinander verbunden sind; 2. dass wir alle Spuren hinterlassen und 3. dass die uns erhaltende Erde endlich ist. Die heutigen, globalen Krisen sind Warnungen. Wir müssen aufhören, die Fülle und Vitalität unseres Zuhauses auszubeuten, und anfangen, uns wieder mit dem Planeten zu verbinden und ihn zu ehren, wie es viele traditionelle Kulturen sehr lange Zeit getan haben.

Auch wenn ich jetzt ein eher deprimierendes Bild gezeichnet habe, glaube ich als Optimist jedoch fest an die positive Kraft der natürlichen Resilienz. 1883 entstanden durch eine Reihe von Vulkanausbrüchen bei Krakatau in Indonesien mehrere neue Inseln. Auf einer dieser Inseln wurde 1960 durch einen erneuten Vulkanausbruch alles Leben unter Lava begraben, und sie befand sich danach in einem Zustand, der wissenschaftlich als »Sterilisation« bezeichnet wird. Die Studien, die danach fünf Jahrzehnte lang die Entwicklung der Flora und Fauna beobachteten und dokumentierten, berichten von der Entstehung einer unglaublich vielfältigen Ökologie. Die katastrophale Störung hat ein robustes, vitales ökologisches Paradies entstehen lassen, welches durch seine Vielfalt besser in der Lage ist, mit Umweltbelastungen umzugehen [Whittaker et al., 1989]. Es ist ein wundervolles Beispiel für den alten Spruch »Was dich nicht umbringt, macht dich stärker«.

Ich fühle mich auch durch die Tatsache ermutigt, dass die Kooperation von Organismen keine Ausnahmeerscheinung der Evolution ist, sondern eine ihrer wesentlichen Dynamiken, und dass Menschen »Super-Kooperierende« sind, um es mit Nowaks Begriff auszudrücken – auch wenn es manchmal schwer zu glauben ist. Durch Kooperation hat es die Menschheit geschafft, bis zum Mond zu gelangen und noch weiter, und ich hoffe, dass unsere kollektive

Kraft uns auch zu einem gesunden Mikrobiom, einer gesunden Erde und noch weiter führen wird. Schließlich habe ich selbst gesehen, welche dramatischen positiven Veränderungen eingetreten sind, als meine Studierenden in der Karibik beschlossen, zusammenzuarbeiten, und dadurch zu besseren Menschen und – was noch wichtiger ist – zu mitfühlenden Heilern wurden.

2

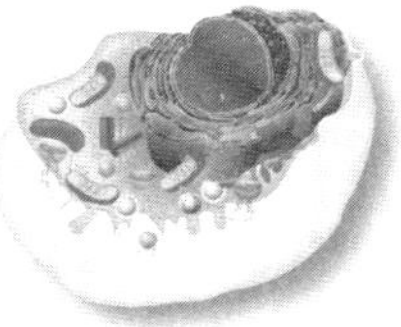

Auf die Umwelt kommt's an!

Nie werde ich den klugen Rat vergessen, den ich 1967 als Doktorand beim Erlernen des Klonens von Stammzellen erhielt. Erst Jahrzehnte später konnte ich diesen scheinbar simplen Tipp in seiner ganzen Tiefe ermessen. Mein Professor und Mentor war Irv Konigsberg, ein überragender Wissenschaftler, der als einer der Ersten die Kunst des Klonens von Stammzellen gemeistert hat. Er sagte mir, wenn deine Zellkulturen vor sich hin kümmern, dann suche die Ursache zuerst in der Umgebung der Zellen, nicht bei den Zellen selbst.

Mein Professor war nicht so derb in seiner Ausdrucksweise wie Bill Clintons Wahlkampfleiter James Carville, der einst den Spruch »It's the economy, stupid« – »Auf die Ökonomie kommt's an, Dummkopf« – prägte, was dann zum Mantra des Präsidentschaftswahlkampfes von 1992 wurde. Doch die Zellbiologen hätten gut daran getan, sich auch so ein Schild mit dem Spruch »Auf die Umwelt kommt's an, Dummkopf« auf ihre Schreibtische zu stellen. Im Laufe der Zeit erkannte ich, dass der Rat meines Professors der Schlüssel zum Verständnis des Lebens war. Und immer wieder fand ich Irvs Rat bestätigt: Wenn ich meinen Zellen eine gesunde Umgebung anbot, dann gediehen sie; war die Umgebung nicht optimal, kümmerten sie vor sich hin. Doch sobald ich ihre Umgebung dann verbesserte, erholten sich die Zellen.

Die meisten Zellbiologen besaßen allerdings nicht diese höheren Weihen im Umgang mit Zellkulturen. Und nach Watsons und

Cricks Entschlüsselung des DNA-Codes ließen die Wissenschaftler jede Berücksichtigung von Umwelteinflüssen völlig außer Acht.

Doch selbst Charles Darwin räumte am Ende seines Lebens ein, in seiner Evolutionstheorie sei die Rolle der Umgebung zu kurz gekommen. In einem Brief an Moritz Wagner schrieb er im Jahr 1876 [Darwin, F. 1888]: »Meiner Meinung nach war der größte Fehler, der mir unterlaufen ist, dass ich neben der natürlichen Auslese dem Einfluss der Umgebung, zum Beispiel Nahrung, Klima etc., nicht genug Beachtung geschenkt habe [...]. Als ich die *Entstehung der Arten* schrieb und auch noch einige Jahre später, fand ich nur dürftige Hinweise auf den direkten Einfluss der Umgebung, aber mittlerweile gibt es zahlreiche Belege dafür.«

Die Wissenschaftler, die Darwins Theorie folgten, machten den gleichen Fehler. Das Problem bei der mangelnden Beachtung der Umgebung besteht darin, dass sie zu einer Überbetonung der »Natur«, zu genetischem Determinismus führt – zu der Überzeugung, dass die Gene die Biologie »steuern«. Diese Überzeugung hat nicht nur viele Forschungsmittel in eine falsche Richtung gelenkt, wie ich später noch ausführen werde, sondern auch die Art verändert, wie wir über unser Leben denken. Wenn Sie glauben, dass die Gene Ihr Leben bestimmen, und Sie wissen, dass Sie keinen Einfluss darauf hatten, welche Gene Sie bei Ihrer Empfängnis mitbekommen haben, dann haben Sie allen Grund, sich als Opfer der Vererbung zu fühlen. »Ich kann nichts dafür, dass ich so langsam arbeite, dass ich Termine nie einhalten kann – ich bin eben erblich so veranlagt!«

Seit dem Anbruch des genetischen Zeitalters wurde uns eingetrichtert, dass wir der Macht unserer Gene unterliegen. Die Welt ist voller Menschen, die in der Angst leben, ihre Gene würden sich eines Tages ohne jede Vorwarnung gegen sie wenden. Wie viele Menschen leben in dem Gefühl, wandelnde Zeitbomben zu sein – sie warten nur darauf, dass der Krebs in ihr Leben hereinplatzt, so wie er in das Leben ihrer Mutter, Schwester oder Tante hereingebrochen ist. Millionen von Menschen halten ihre schwache Gesundheit nicht für das Ergebnis einer Kombination von mentalen, physischen, emotionalen und spirituellen Gründen, sondern führen sie auf eine Unzulänglichkeit in der Biochemie ihres Körpers zurück. Sind Ihre Kinder ungezogen? Immer mehr Eltern greifen zuerst zu Medikamenten, um ein »chemisches Ungleichgewicht« zu therapieren, statt sich die Mühe zu machen, herauszufinden, was im Körper, im Geist und in der Seele ihres Kindes los ist. Zweifellos können manche Krankheiten wie die Huntington-Krankheit, Thalassämie major und Mukoviszidose auf einen genetischen Defekt zurückgeführt werden. Doch von solchen Krankheiten sind weniger als 2 Prozent der Bevölkerung betroffen. Der weitaus größte Teil der Menschen kommt mit Genen auf die Welt, die ihnen ein gesundes, glückliches Leben ermöglichen könnten. Die Plagen der heutigen Zeit – Diabetes, Herzkrankheiten und Krebs – torpedieren ein glückliches, gesundes Leben. Doch diese Krankheiten lassen sich nicht auf ein einzelnes Gen zurückführen, sondern auf komplexe Interaktionen zwischen verschiedenen Genen und Umweltfaktoren.

Immer wieder gibt es Schlagzeilen, in denen verkündet wird, man habe das Gen für alles Mögliche, von Depression bis Schizophrenie, gefunden. Liest man die Artikel dann jedoch etwas sorgfältiger, stellt man fest, dass hinter der reißerischen Überschrift die nüchterne Wahrheit steht, die Wissenschaftler hätten zwar eine Verbindung zwischen vielen Genen mit verschiedenen Krankheiten gefunden, aber es handle sich sehr selten nur um ein einzelnes Gen, das direkt zu einem Problem oder einer Krankheit führe.

Die Verwirrung entsteht, wenn die Medien nicht genau zwischen den Worten »Zusammenhang« und »Ursache« unterscheiden. Es ist eine Sache, wenn etwas mit einer bestimmten Krankheit in Zusammenhang steht, aber eine andere, diese Krankheit zu verursachen. Wenn ich Ihnen meine Autoschlüssel zeige und behaupte, ich könnte damit meinen Wagen »kontrollieren«, dann macht das ja vielleicht noch Sinn, schließlich muss man den Schlüssel ins Zündschloss stecken, um loszufahren. Aber hätten die Schlüssel tatsächlich die Kontrolle über das Auto, dürfte man sie nicht im Auto stecken lassen, denn sie könnten auf die Idee kommen, mal schnell allein einen Ausflug zu machen. In der Tat stehen die Schlüssel in Zusammenhang mit der Kontrolle des Wagens, doch die eigentliche Kontrolle liegt bei der Person, die den Schlüssel umdreht.

So gibt es auch Gene, die mit dem Verhalten und den Eigenschaften einer Person in Zusammenhang stehen, doch sie bleiben inaktiv, bis sie durch irgendetwas ausgelöst werden.

Was aktiviert Gene? Die Antwort wurde 1990 in einem Artikel von H.F. Nijhout unter dem Titel »Metaphors and the Role of Genes und Development« [Nijhout 1990] schlüssig dargestellt. Nijhout stellte fest, die Annahme, die Gene steuerten die Lebensvorgänge, sei so lange und so oft wiederholt worden, dass die Wissenschaftler vergessen hätten, dass es sich dabei um eine Hypothese und nicht um eine Tatsache handelte. Diese Hypothese wurde jedoch nie bewiesen und lässt sich von den neuesten wissenschaftlichen Erkenntnissen eher widerlegen. Doch die genetische Steuerung ist in unserer Gesellschaft schon zu einer Art Metapher geworden, meint Nijhout. Wir wollen glauben, dass die Gentechniker die neuen medizinischen Zauberer sind, die alle Krankheiten heilen und ganz nebenbei noch ein paar neue Einsteins und Mozarts erschaffen können. Doch eine Metapher ist noch keine wissenschaftliche Wahrheit. Nijhout folgert aus seinen Erkenntnissen: »Wird eine Gen-Wirkung benötigt, so wird dieses Gen durch ein Signal aus der Umgebung und nicht aus dem Gen selbst heraus aktiviert.« Mit anderen Worten: Auf die Umwelt kommt's an, Dummkopf!

Proteine: Der Stoff, aus dem das Leben ist

Es liegt nahe, dass die Steuerung des Lebens durch die Gene zu einer Metapher wurde, da die Wissenschaftler ihre Forschung mit immer größerem Eifer auf die Mechanismen der DNA konzentrierten. In der organischen Chemie entdeckte man, dass Zellen aus vier Typen sehr großer Moleküle bestehen: aus Polysacchariden (komplexen Zuckern), Lipiden (Fetten), Nukleinsäuren (DNA/RNA [RNA=RNS, Ribonukleinsäure]) und Proteinen. Die Zellen brauchen alle vier, doch die Proteine sind die Hauptkomponenten lebender Organismen. Da unsere Zellen im Wesentlichen eine Ansammlung von Protein-Bausteinen sind, könnten Sie Ihren Körper mit seinen Billionen von Zellen als eine Art Protein-Maschine betrachten. Doch inzwischen haben Sie sicher erkannt, dass wir mehr sind als Maschinen. Zum Beispiel braucht unser Körper über 100.000 verschiedene Proteine, um zu funktionieren. Und wie werden diese hochkomplexen Stoffe in unserem Körper zusammengesetzt?

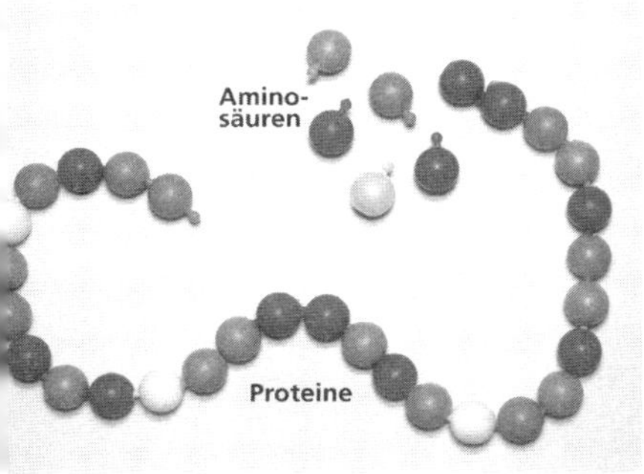

Abb. 2.1

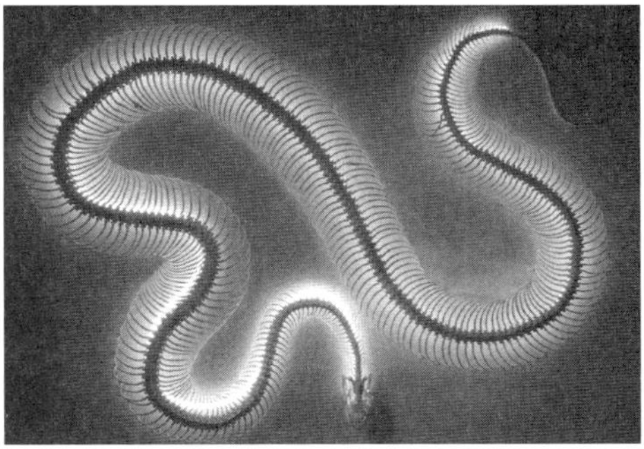

Abb. 2.2

Jedes Protein besteht aus einem langen Strang miteinander verbundener Aminosäuremoleküle, die sich mit einer Stöpselperlenkette vergleichen lassen, wie kleine Kinder sie manchmal haben (Abb. 2.1).

Jede Perle steht für eines der zwanzig Aminosäuremoleküle, die von den Zellen verwendet werden. Ich mag zwar den Perlenkettenvergleich, aber er hinkt ein wenig, da jede Aminosäure eine etwas andere Form hat. Stellen Sie sich also eine Stöpselperlenkette mit leicht unterschiedlichen Perlen vor.

Genauer gesagt ist die Aminosäurekette, die das Rückgrat der Zellproteine darstellt, sehr viel beweglicher als eine Stöpselperlenkette, die ja auseinanderbricht, wenn man sie zu stark biegt. Struktur und Verhalten der miteinander verbundenen Aminosäuren gleichen eher der Wirbelsäule einer Schlange. Dort ermöglichen es die vielen untereinander verbundenen Wirbel, dass sich die Schlange zu vielerlei Formen biegen kann, von einer gestreckten »Stange« bis zu einem engen »Knoten«. Die flexiblen Verbindungen (Peptidbindungen) zwischen den Aminosäuren im »Rückgrat« des Proteins ermöglichen es diesen Riesenmolekülen, eine Vielzahl von Formen zu bilden. Durch Drehung und Biegung ihrer Aminosäure-»Wirbel« ähneln die Proteinmoleküle mit ihren Windungen winzigen Schlangen (Abb. 2.2).

Es gibt zwei wesentliche Faktoren, welche die Gestalt eines Protein-Rückgrats bestimmen:

Der eine Faktor ist das physische Muster, das durch die Sequenz der unterschiedlich geformten Aminosäuren zustande kommt. Im

Gegensatz zu gleich gestalteten Stöpselperlen hat jede der zwanzig Aminosäuren eine spezifische Form. Sie können sich das so ähnlich wie eine Steckverbindung unterschiedlich gebogener Rohre vorstellen (Abb. 2.3).

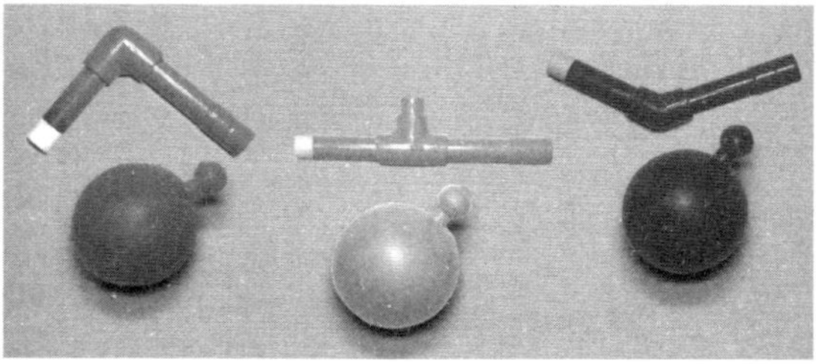

Abb. 2.3
Im Gegensatz zu den gleich geformten Stöpselperlen hat jede der zwanzig Aminosäuren des »Protein-Rückgrats« eine eigene Gestalt. Das entspricht ungefähr dem Unterschied zwischen einer Kettenverbindung aus identischen Stöpselperlen und einer Steckverbindung aus verschieden geformten Rohrstücken.

Der zweite Faktor betrifft die elektromagnetische Anziehung zwischen den einzelnen Aminosäuren. Die meisten von ihnen haben eine positive oder eine negative Ladung und funktionieren wie Magnete: Gleiche Ladungen stoßen sich ab, gegensätzliche Ladungen ziehen sich an. Wie dargestellt (Abb. 2.4), biegt sich das flexible Rückgrat eines Proteins, je nach den positiven und negativen Ladungen seiner Aminosäuren, in eine bevorzugte Form.

Bei manchen Proteinen ist das Rückgrat so lang, dass sie für ihren Faltungsprozess die Unterstützung spezieller Hilfsproteine brauchen, sogenannter Chaperone. Nicht korrekt gefaltete Proteine sind nicht in der Lage, optimal zu funktionieren, vergleichbar mit einer unangemessen verkrümmten Wirbelsäule beim Menschen. Solche fehlerhaften Proteine werden von der Zelle zerstört. Ihre Aminosäuren werden auseinandergebaut und bei der Synthese neuer Proteine verwendet.

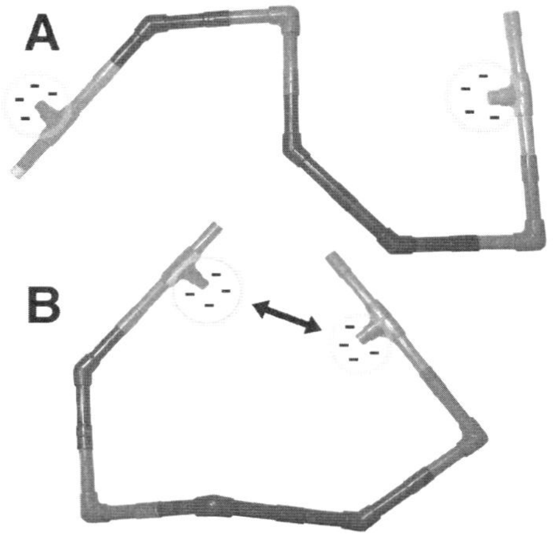

Abb. 2.4
Die Protein-Rückgrate in A und B bestehen aus genau den gleichen Aminosäuresequenzen, haben aber unterschiedliche Formen, die aus der Verdrehung an den Verbindungspunkten herrühren. Wie bei Rohrverbindungen winden sich auch die unterschiedlich geformten Aminosäuren an ihren Peptidbindungen wie eine Schlange. So können Proteine ihre Gestalt verändern, obwohl sie zwei bis drei bestimmte Formen bevorzugen. Welche der beiden Anordnungen A und B würde unser hypothetisches Protein bevorzugen? Die Antwort ergibt sich daraus, dass die beiden End-Aminosäuren eine negative Ladung haben. Da sich gleiche Ladungen abstoßen, sind sie umso stabiler, je weiter sie voneinander entfernt sind. Also wäre die Anordnung A günstiger, weil die negativen Ladungen weiter voneinander entfernt sind.

Wie Proteine Leben erzeugen

Lebendige Organismen unterscheiden sich von leblosen Gebilden dadurch, dass sie sich bewegen. Die Triebkraft hinter ihren Bewegungen verrichtet die für lebendige Systeme charakteristische »Arbeit«, zum Beispiel Atmung, Verdauung und Muskelkontraktionen. Um das Wesen des Lebens zu begreifen, muss man zuerst verstehen, wie sich »Protein-Maschinen« bewegen können.

Die genaue räumliche Anordnung der Atome oder *Konformation* eines Proteinmoleküls, wie der Biologe sagt, spiegelt einen ausgeglichenen Zustand seiner elektromagnetischen Ladungen wider. Doch wenn die positiven und negativen Ladungen verändert werden, dreht sich das Protein-Rückgrat automatisch in eine neue Form, um der neuen Ladungsverteilung gerecht zu werden. Die Verteilung der elektromagnetischen Ladung innerhalb eines Proteins kann selektiv durch eine Reihe von Prozessen verändert werden, unter anderem durch die Verbindung mit anderen Molekülen oder chemischen Gruppen wie zum Beispiel Hormonen, durch das enzymatische Hinzufügen oder Entfernen von geladenen Ionen oder durch die Interferenz durch elektromagnetische Felder, zum Beispiel die Abstrahlung von Mobiltelefonen [Tsong 1989].

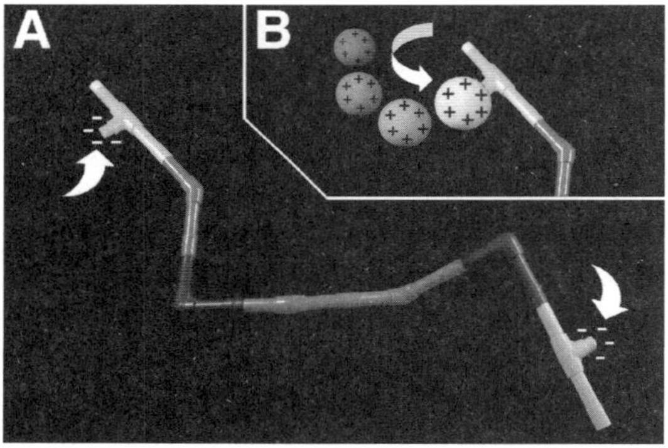

Abb. 2.5A/B
Bild A zeigt die bevorzugte Konformation unseres hypothetischen Protein-Rückgrats. Die abstoßenden Kräfte zwischen den beiden negativ geladenen End-Aminosäuren (siehe Pfeile) sind so weit voneinander entfernt wie möglich.
Bild B zeigt eine Nahaufnahme einer End-Aminosäure. Ein Signal, in diesem Fall ein Molekül mit einer stark positiven Ladung (weiße Kugel), wird zu der negativen Seite der End-Aminosäure hingezogen und verbindet sich mit ihr. In unserem Beispiel ist das Signal stärker positiv geladen als die

negative Ladung der End-Aminosäure. Nachdem sich das Signal mit dem Protein verbunden hat, gibt es an diesem Ende des Rückgrats einen Überschuss an positiver Ladung. Da positive und negative Ladungen einander anziehen, drehen sich die Aminosäuren jetzt so um ihre Verbindungen, dass das positive und das negative Ende näher beieinander sind.

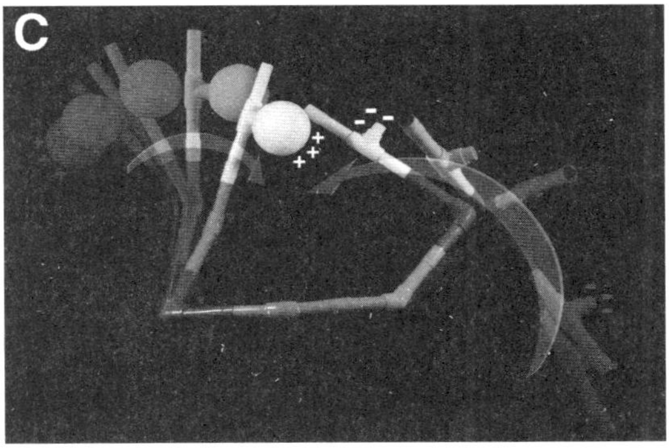

Abb. 2.5C
Bild C zeigt, wie sich das Protein von der Konformation A in die Konformation B entwickelt. Die Veränderung der Konformationen erzeugt Bewegung, und diese Bewegung wird in Arbeit umgesetzt, zum Beispiel in Verdauung, Atmung oder Muskelanspannung. Wenn sich das Signal wieder löst, kehrt das Protein in seine Ausgangsposition zurück. So sorgen signalgesteuerte Proteinbewegungen für das Leben.

Diese beweglichen Proteine zeigen uns in ihrer Bauweise ein noch eindrucksvolleres Wunder, denn ihre präzisen dreidimensionalen Formen erlauben ihnen auch, sich mit anderen Proteinen zu verbinden. Wenn ein Protein einem Molekül begegnet, das ihm physisch und energetisch entspricht, dann verbinden sich die beiden wie ein Getriebe oder wie das Räderwerk einer alten Taschenuhr.

In den folgenden beiden Abbildungen sehen Sie fünf einzigartig geformte Proteine als Beispiele für das molekulare »Getriebe« der Zellen. Diese organischen Teilchen haben sanftere Kanten als menschengemachte Maschinenbauteile, aber Sie können sehen, wie ihre dreidimensionalen Formen mit den Formen anderer, komplementärer Proteine genau ineinandergreifen.

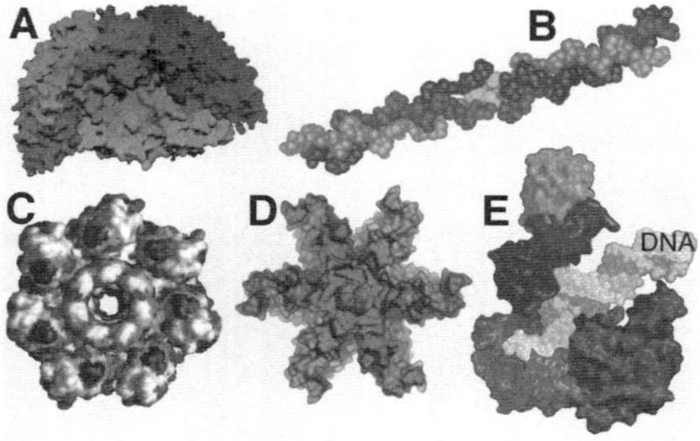

Abb. 2.6
Protein-Menagerie: Abgebildet sehen Sie fünf verschiedene Beispiele von Proteinmolekülen. Jedes Protein besitzt eine komplexe dreidimensionale Konformation, die in jeder Zelle in einer exakt gleichen Kopie auftritt.
A) Wasserstoff-verdauendes Enzym; B) in sich verwebte Kollagen-Protein-Faser; C) Kanal, ein membranumhülltes Protein mit einer offenen Pore im Zentrum; D) Protein-Untereinheit einer »Kapsel«, die einen Virus umhüllt; E) DNA-synthetisierendes Enzym mit angehängter DNA-Helix.

In der zweiten Abbildung (Abb. 2.7) habe ich ein Uhrwerk mit den Zellmechanismen verglichen. Das erste Bild zeigt die Metall-Mechanik eines Uhrwerks mit Federn und Zahnrädchen. Wenn sich Rädchen A dreht, versetzt es Rädchen B ebenfalls in Drehung; wenn sich B dreht, dreht sich C mit und so weiter. Im mittleren Bild setze ich für die menschengemachten Rädchen die weicher geformten organischen Proteine ein (in einer millionenfachen Vergrößerung). So wird anschaulich, dass die Proteine wie die Zahnräder einer Uhr ineinandergreifen können. Man kann sich vorstellen, wie sich Protein 1 dreht und damit Protein 2 in Bewegung versetzt, was wiederum Protein 3 mitdreht. Wenn man das erkannt hat, kann man, wie in der unteren Abbildung, die Maschinenteile weglassen – und voilà!, Sie sehen eine Protein-Maschine, eine von Tausenden ähnlicher Proteinansammlungen, die gemeinsam eine Zelle bilden.

Zytoplasma-Proteine, die in bestimmten physiologischen Funktionen zusammenarbeiten, werden in sogenannten Ketten oder Zyklen zusammengefasst. Diese Gruppierungen werden nach ihren Funktionen bestimmt, zum Beispiel die Atmungs-Kette, die Stoffwechsel-Kette und der berüchtigte, Energie erzeugende Zitronensäurezyklus, der Schrecken vieler Medizinstudenten, die ihn mit allen einzelnen Proteinen und komplexen chemischen Reaktionen auswendig lernen müssen.

Können Sie sich die Aufregung der Biologen vorstellen, als sie herausfanden, wie diese Protein-Maschinen funktionieren? Die Zellen nutzen ihre Bewegungen, um bestimmte Stoffwechsel- und Verhaltensfunktionen durchzuführen. Die ständigen, die Form der Proteine verändernden Bewegungen, die in einer Sekunde tausendfach ablaufen können, sind die Bewegungen, die das Leben antreiben.

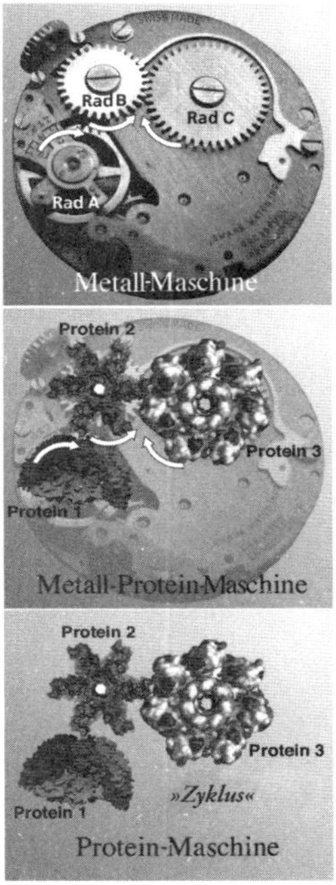

Abb. 2.7

Das Primat der DNA

Vielleicht ist Ihnen aufgefallen, dass ich bei alldem die DNA gar nicht erwähnt habe. Das liegt daran, dass die Veränderung der elektromagnetischen Ladung die verhaltenserzeugenden Bewegungen bewirkt, nicht die DNA. Wie sind wir zu der weit verbreiteten Meinung gekommen, dass die Gene die Biologie steuern? In seinem Buch *Der Ursprung der Arten* meint Darwin, dass die »Erbfaktoren« von Generation zu Generation weitergegeben werden und die Eigenschaften der Nachkommen bestimmen. Darwins Einfluss war so groß, dass sich die Wissenschaftler vollkommen auf die Erkundung dieses Erbmaterials stürzten, welches angeblich das Leben steuert.

Im Jahr 1910 offenbarten intensive Mikroskopanalysen, dass das Erbgut in den Chromosomen steckt, fadenähnlichen Strukturen, die kurz vor der Zellteilung sichtbar werden. Die Chromosomen werden dann in den größten Organellen der beiden Tochterzellen, den jeweiligen Zellkernen, aufgenommen. Als die Wissenschaftler diese Zellkerne isolierten und analysierten, fanden sie in den Chromosomen zwei Arten von Molekülen: Proteine und DNA. Irgendwie hing die Protein-Maschine des lebenden Organismus mit der Struktur und Funktion dieser Chromosomen zusammen.

Das Wissen um die Funktionsweise der Chromosomen erweiterte sich 1944, als die Wissenschaftler feststellten, dass die DNA die Erbinformationen enthalte [Avery et al., 1944; Lederberg 1994]. In raffinierten Experimenten entnahm man reine DNA aus einer Art Bakterien, nennen wir sie einmal A, und reine DNA aus Kulturen, die nur Bakterien der Spezies B enthielten. Innerhalb kurzer Zeit begannen die Bakterien der Spezies B Eigenschaften aufzuweisen, die sich zuvor nur bei A beobachten ließen. Sobald klar war, dass man nur DNA brauchte, um Eigenschaften zu vererben, wurde das DNA-Molekül zum wissenschaftlichen Superstar.

Jetzt war es an Watson und Crick, die Struktur und Funktion dieses Superstar-Moleküls zu entziffern. DNA-Moleküle sind lang und fadenähnlich. Sie bestehen aus vier stickstoffhaltigen organischen Basen namens Adenin, Thymin, Cytosin und Guanin oder A, T, C und G. Watson und Crick entdeckten, dass die Sequenz der A-, T-, C- und G-Basen in der DNA die Sequenz der Aminosäuren bestimmt, die das Rückgrat eines Proteins bilden. Diese langen DNA-Fäden sind in einzelne Gene, das heißt in Segmente, unterteilt, die eine »Kopiervorlage« für ein bestimmtes Protein enthalten. Der Code für den Proteinerzeugungs-Apparat der Zelle war geknackt!

Watson und Crick erklärten auch, warum die DNA das perfekte Vererbungsmolekül ist. Jeder DNA-Strang ist normalerweise mit einem zweiten DNA-Strang verbunden und in der sogenannten Doppelhelix locker mit diesem verschlungen. Das Geniale an diesem System ist, dass sich die Basen-Sequenzen der beiden Seiten wie Spiegelbilder entsprechen. Wenn sich die beiden DNA-Stränge entwinden, enthält jeder Strang die erforderlichen Informationen, um eine exakte Kopie seiner selbst zu erzeugen. Trennen sich die beiden

Stränge, so kann sich das DNA-Molekül selbst vervielfältigen. Diese Beobachtung führte zu der Annahme, die DNA steuere ihre eigene Replikation – sie sei sozusagen »ihr eigener Boss«.

Die »Annahme«, die DNA steuere ihre Replikation selbst und liefere gleichzeitig die Vorlage für die körpereigenen Proteine, ließ Francis Crick jenes zentrale Dogma der Biologie formulieren, nämlich dass die DNA die Hauptrolle bei der Vererbung spielt. Dieses Dogma ist so tief in der modernen Biologie verankert, dass es in Stein gemeißelt scheint wie die Zehn Gebote. In jedem wissenschaftlichen Text wird dieses Dogma vom Primat der DNA stillschweigend vorausgesetzt.

Das Leben entfaltet sich diesem Dogma zufolge von der DNA, die über allem steht, zur RNA. Diese RNA ist die kurzlebige Kopie der DNA. Sie bildet die Schablone, aus der sich die Aminosäure-Sequenz ableitet, die das Rückgrat der Proteine erzeugt. Das Diagramm illustriert die Logik unseres »Zeitalters des genetischen Determinismus«: Weil die Eigenschaften eines lebendigen Organismus durch die Art seiner Proteine bestimmt werden und die Proteine in der DNA codiert sind, ist die DNA logischerweise die »erste Ursache« oder der Ort, an dem die Eigenschaften eines Organismus festgelegt werden.

Diese Annahme des zentralen Dogmas, die Informationen würden nur in einer Richtung, nämlich von der DNA zur RNA zum Protein weitergegeben, hat erhebliche Folgen. Da die Proteine den physischen Körper repräsentieren, folgt aus diesem Dogma, dass unser physischer Körper und unsere Lebenserfahrung keine Rückmeldungen an die DNA senden können, die diese irgendwie beeinflussen würden. Das Dogma behauptet: Die DNA steuert unser Leben und ist nicht zu beeinflussen!

Das Human-Genom-Projekt

Nachdem man der DNA nun diese herausragende Rolle eingeräumt hatte, stellte sich die Herausforderung einer Katalogisierung der menschlichen Gene. So entstand die Idee zum Human-Genom-Projekt, einer globalen wissenschaftlichen Anstrengung, die in den späten 1980er-Jahren begann.

Das Human-Genom-Projekt war von Anfang an sehr ehrgeizig angelegt. Man nahm an, der Körper brauche jeweils ein Gen, das als Schablone für jedes der über 100.000 Proteine in unserem Körper dient. Hinzu kommen noch ungefähr 20.000 regulierende Gene, die die Aktivität der Gene mit Proteincodierungen steuern. Die Wissenschaftler gingen also davon aus, dass man im menschlichen Genom in den 23 Chromosomenpaaren mindestens 120.000 Gene finden müsste.

Doch es kam anders. Ein kosmischer Witz kam zum Vorschein, einer von der Sorte, die für Wissenschaftler, die meinen, den Geheimnissen des Universums auf die Spur gekommen zu sein, immer wieder sehr unangenehm sind. Bedenken Sie nur, welche Auswirkungen die Entdeckung von Nikolaus Kopernikus im Jahre 1543 hatte, die Erde sei nicht der Mittelpunkt des Universums, wie die vom kirchlichen Weltbild geprägten Wissenschaftler jener Zeit bis dahin angenommen hatten. Die Tatsache, dass sich die Erde um die Sonne dreht und selbst die Sonne nicht das Zentrum des Universums ist, stellte die Lehren der Kirche infrage. Kopernikus' bahnbrechende Entdeckungen waren der Anfang der modernen wissenschaftlichen Revolution, denn sie rüttelten an der Unfehlbarkeit der Kirche. Schließlich übernahm die Wissenschaft selbst die ehemalige Rolle der Kirche und diente den modernen westlichen Menschen als oberster Wissensquell zur Erklärung der Geheimnisse des Universums.

Die Genetiker erlebten einen ähnlichen Schock, als sie entgegen ihren Erwartungen im gesamten menschlichen Genom nur ungefähr 25.000 Gene fanden [Pennisi 2003a und 2003b; Pearson 2003; Goodman 2003]. Über 80 Prozent der von den Wissenschaftlern als notwendig erachteten DNA existierten nicht!

Das Konzept »Ein Gen – ein Protein« war das Fundament des genetischen Determinismus gewesen. Nachdem dieses nun derart erschüttert worden war, mussten neue Theorien über die Mechanismen des Lebens erdacht werden. Es ist jetzt nicht mehr möglich, zu glauben, dass die Gentechnik mit relativer Leichtigkeit alle unsere biologischen Probleme lösen wird. Es gibt einfach nicht genügend Gene, um mit ihnen die Komplexität des menschlichen Lebens oder der menschlichen Krankheiten zu erklären.

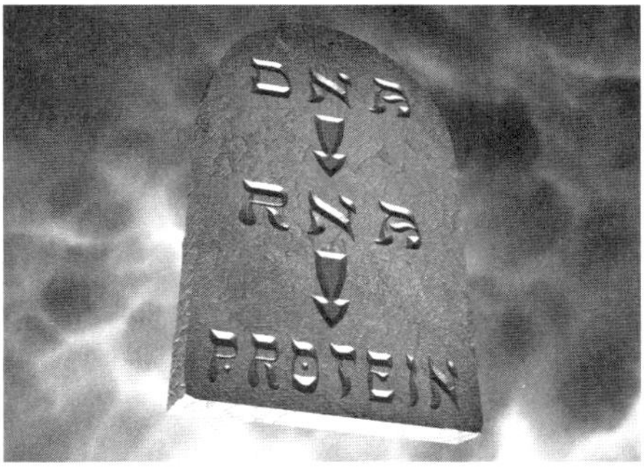

Abb. 2.8
Das zentrale Dogma: Das Dogma vom Primat der DNA definiert den Informationsfluss in biologischen Organismen. Wie die Pfeile zeigen, verläuft er nur in eine Richtung: von der DNA zur RNA zum Protein. Die DNA fungiert als das Langzeitgedächtnis der Zelle, das von Generation zu Generation weitergegeben wird. Die RNA, eine instabile Kopie des DNA-Moleküls, ist das aktive Gedächtnis, das von der Zelle bei der Proteinsynthese als Schablone eingesetzt wird. Proteine sind die molekularen Bausteine, welche die Zellstruktur und das Zellverhalten bestimmen. Die DNA gilt als Quelle, die den Charakter der Zellproteine bestimmt, und daher als »erste Ursache«.

Was ich sage, klingt jetzt vielleicht wie Hühnchen Junior aus dem Film *Himmel und Huhn,* das schreit, weil der genetische Himmel einstürzt. Sie brauchen mir natürlich nicht zu glauben. Aber Huhn Senior sagt das Gleiche: In einem Kommentar zu den überraschenden Ergebnissen des Human-Genom-Projekts sprach der Nobelpreisträger David Baltimore, einer der weltweit angesehensten Genetiker, das Problem der menschlichen Komplexität an [Baltimore 2001]:

»Falls im menschlichen Genom nicht noch viele Gene vorhanden sind, die unsere Computer nicht erkennen können, müssen wir zugeben, dass wir unsere im Vergleich zu Würmern und Pflanzen zweifellos größere Komplexität nicht durch ein Mehr an Genen gewonnen haben. Die Erkenntnis dessen, was uns unsere Komplexität verleiht – das enorme Verhaltensrepertoire, die Fähigkeit zu bewusstem Handeln, eine bemerkenswerte Körperbeherrschung, unsere genau auf die Umweltveränderungen abgestimmten Reaktionsmöglichkeiten, unsere Lernfähigkeit – muss ich noch mehr aufzählen? –, bleibt eine große Herausforderung für die künftige Forschung.«

Wie Baltimore sagt, zwingen uns die Ergebnisse des Human-Genom-Projekts, andere Vorstellungen über die Steuerung der Lebensprozesse in Erwägung zu ziehen. »Ein Verständnis dessen, was uns unsere Komplexität verleiht [...], bleibt eine große Herausforderung für die künftige Forschung.« Der Himmel ist tatsächlich eingestürzt.

Die Ergebnisse des Human-Genom-Projekts zwingen uns auch, unsere genetische Verwandtschaft mit anderen Organismen der Biosphäre zu überdenken. Wir können die Gene nicht mehr als Erklärung dafür bemühen, warum wir auf der obersten Stufe der evolutionären Leiter stehen. Es hat sich herausgestellt, dass es zwischen der Anzahl der Gene im Menschen und in primitiven Lebewesen keinen sehr großen Unterschied gibt.

Wir wollen dafür drei der genetisch am besten untersuchten Tiere betrachten: den mikroskopisch kleinen Fadenwurm *Caenorhabditis elegans*, die Fruchtfliege *Drosophila melanogaster* und die Labormaus.

Der primitive Fadenwurm ist ein perfektes Modell für das Studium der Rolle der Gene in der Entwicklung und im Verhalten. Dieser schnell wachsende und sich rasch vermehrende Organismus hat einen sehr präzise gebauten Körper, der aus exakt 969 Zellen und einem einfachen Gehirn mit ungefähr 302 Zellen besteht. Nichtsdestotrotz hat er ein bestimmtes Verhaltensrepertoire und eignet sich für genetische Experimente. Das Genom dieses Fadenwurms besteht aus 24.000 Genen [Blaxter 2003]. Der menschliche Körper mit seinen über 50 Billionen Zellen enthält nur 1500 Gene mehr als der mikroskopisch kleine, wirbellose, tausendzellige Wurm.

Die Fruchtfliege, ein anderes beliebtes Forschungsobjekt, hat 15.000 Gene [Blaxter 2003; Celniker et al., 2002]. Obwohl viel komplexer, hat sie also 9000 Gene weniger als der primitive Fadenwurm. Und wenn es um Mäuse und Menschen geht, dann müssten wir unsere Meinung von Ersteren etwas erhöhen oder uns selbst etwas herunterstufen, denn parallel durchgeführte Genom-Projekte haben ergeben, dass Menschen und Nagetiere etwa über die gleiche Anzahl an Genen verfügen.

Das Einmaleins der Zellbiologie

Im Rückblick betrachtet hätten die Wissenschaftler ahnen können, dass die Gene nicht das Leben steuern. Definitionsgemäß ist das Gehirn das Organ für die Kontrolle und Koordination der Physiologie und des Verhaltens von Organismen. Die konventionelle Wissenschaft betrachtet den Zellkern praktisch als »das Gehirn der Zelle«, wie es in einer Veröffentlichung des U.S. Department of Health and Human Services (2005) heißt: »Sein Inhalt entspricht gewissermaßen den grauen Zellen des Gehirns: Er enthält das genetische Material, die DNA. Unterstützt von einem Heer von Hilfsmolekülen, bestimmt die DNA in Gestalt der Gene die Identität der Zelle, beherrscht ihre Aktivitäten und enthält die Rezepturen für alle Körperproteine.« Da angenommen wurde, dass die Gene die Eigenschaften der Zelle »kontrollieren« und der Zellkern die Organelle ist, in der die gesamte DNA der Zelle enthalten ist, erschien es sinnvoll, den Zellkern als »Gehirn« der Zelle zu betrachten.

Aber ist der Zellkern wirklich das Gehirn der Zelle? Falls unsere Annahme zutrifft, dass der Nukleus mit seinem DNA-haltigen Material das »Gehirn« der Zelle ist, dann müsste die Entfernung des Zellkerns, die sogenannte Enukleation, zum sofortigen Tod der Zelle führen.

Also beginnen wir das große Experiment ... (Maestro, einen Trommelwirbel, bitte!)

Der Wissenschaftler zerrt die unwillige Zelle in den mikroskopischen OP-Bereich und bindet sie fest. Mit einem Mikromanipulator führt der Wissenschaftler eine nadelartige Mikropipette über der Zelle in Position. Mit einem beherzten Stoß des Manipulators taucht die Pipette tief in das Zytoplasma der Zelle ein. Durch ein wenig Unterdruck wird der Zellkern in die Pipette gesaugt, und die Pipette wird wieder aus der Zelle entfernt. Zurück bleibt unsere arme Zelle – der gerade das Gehirn entnommen wurde.

Aber Moment mal! Sie bewegt sich noch! Mein Gott, sie lebt! Die Wunde hat sich geschlossen, und wie nach einer Operation erholt sich unsere Zelle langsam. Schon bald ist sie wieder auf den Beinen – pardon, auf den Scheinfüßchen. So schnell sie kann, verlässt sie die ungastliche Stätte und hofft, nie wieder eine Pipette zu sehen.

Nach der Enukleation überleben viele Zellen bis zu zwei Monate. Ohne Gene. Sie liegen nicht herum wie gehirntote Zytoplasmaklumpen, sondern nehmen aktiv Nahrung auf, verstoffwechseln sie, halten ein koordiniertes physiologisches System aufrecht (Atmung, Stoffwechsel, Ausscheidung, Bewegungsvermögen etc.), kommunizieren mit anderen Zellen und können auf Wachstumsreize oder Bedrohungen aus ihrer Umgebung angemessen reagieren.

Es überrascht allerdings nicht, dass die Enukleation durchaus auch Nebeneffekte hat. Ohne ihre Gene können sich die Zellen nicht mehr teilen, und sie können keine Proteine mehr herstellen, die sie durch die normale Abnutzung des Zytoplasmas verbrauchen. Die Unfähigkeit, beschädigte Zytoplasma-Proteine wiederherzustellen, führt zu mechanischen Fehlfunktionen, die schließlich zum Tod der Zelle führen.

Unser Experiment sollte die Idee überprüfen, dass der Zellkern das »Gehirn« der Zelle ist. Wäre die Zelle sofort nach der Enukleation gestorben, hätte das unsere Annahme unterstützt. Doch die Ergebnisse sind eindeutig: Die enukleierten Zellen zeigen weiterhin komplexe, koordinierte, lebenserhaltende Verhaltensmuster, die darauf schließen lassen, dass das »Gehirn« der Zelle noch immer intakt und funktionsfähig ist.

Die Tatsache, dass enukleierte Zellen ihre biologischen Funktionen auch ohne Gene aufrechterhalten, ist keine neue Entdeckung. Schon vor über hundert Jahren haben die Embryologen routinemäßig aus sich teilenden Eizellen die Zellkerne entfernt und gezeigt, dass sich eine einzelne enukleierte Eizelle bis zum Blastula-Stadium entwickeln kann, einem embryonalen Entwicklungsstadium von etwa vierzig Zellen. Heutzutage werden enukleierte Zellen in der Industrie verwendet, zum Beispiel in der Impfstoffproduktion als lebendiger Nährboden für Zellkulturen.

Wenn der Zellkern mit seinen Genen nicht dem Gehirn der Zelle entspricht, worin besteht dann der Beitrag der DNA zum Zellleben? Enukleierte Zellen sterben, nicht weil sie ihr Gehirn, sondern weil sie ihre Reproduktionsfähigkeit verloren haben. Ohne Reproduktion ihrer Teile können sie keine fehlerhaften Proteinblöcke ersetzen und sich nicht vermehren. Der Zellkern entspricht also nicht dem Gehirn, sondern den Keimdrüsen! Man könnte die Verwechslung der Keimdrüsen mit dem Gehirn angesichts der Tatsache, dass die

Wissenschaft schon immer ein patriarchales Unternehmen war, in gewisser Weise verstehen. Schon oft wurde gewitzelt, dass Männer anscheinend eher mit ihren Keimdrüsen denken als mit ihrem Gehirn; es kommt also nicht ganz überraschend, dass sie den Zellkern für das Gehirn der Zelle gehalten haben!

Epigenetik: Die neue Wissenschaft der Selbstbestärkung

Die Theorien des genetischen Determinismus haben zwar das bereits hundert Jahre alte Wissen um die enukleierten Zellen ignoriert, aber die neuesten Forschungsergebnisse können es nicht mehr leugnen. Während das Human-Genom-Projekt die Schlagzeilen füllte, hob eine Gruppe von Wissenschaftlern einen neuen, revolutionären Forschungsbereich der Biologie aus der Taufe: die Epigenetik. Die Wissenschaft der Epigenetik (das bedeutet: jenseits der Genetik) verändert unser Verständnis davon, wie das Leben gesteuert wird, von Grund auf [Pray 2004; Silverman 2004]. Die Epigenetik hat festgestellt, dass die DNA in unseren Genen zum Zeitpunkt der Geburt noch nicht vollständig festgelegt ist. Gene bestimmen also nicht unser Schicksal! Umwelteinflüsse, darunter auch Ernährung, Stress und Gefühle, können unsere Gene verändern, ohne die grundlegende Zusammensetzung infrage zu stellen. Zudem haben die Epigenetiker festgestellt, dass diese Modifizierungen ebenso an die Nachkommen weitergegeben werden können, wie es bei der DNA über die Doppelhelix der Fall ist [Reik und Walter 2001; Surani 2001; Watters 2006; Cloud 2010].

Zweifellos hinkt die Epigenetik hinter den genetischen Entdeckungen hinterher. Seit Ende der 1940er-Jahre haben die Biologen DNA aus den Zellkernen isoliert, um die genetischen Mechanismen zu untersuchen. Dazu extrahieren sie den Nukleus aus der Zelle, öffnen seine schützende Membran und entfernen den Chromosomen-Inhalt, der zur Hälfte aus DNA und zur anderen Hälfte aus gewöhnlichen Proteinen besteht. Da sich die meisten Wissenschaftler bei diesen Experimenten ausschließlich für die DNA interessieren, werfen sie die Proteine einfach weg. Inzwischen wissen wir, dass sie dabei das Kind mit dem Bade ausschütten. Die Epigenetiker bringen jetzt dieses Kind wieder ins Spiel, indem sie die Proteine der Chromosomen untersuchen. Dabei stellt sich heraus, dass diese Proteine in der Vererbung eine ebenso wichtige Rolle spielen wie die DNA selbst.

In einem Chromosomenstrang bildet die DNA das Kernstück, und sie wird von Proteinen umhüllt wie von einem Ärmel. Sind die Gene bedeckt, ist ihre Information nicht »lesbar«. Stellen Sie sich Ihren Arm als ein Stück DNA vor, in dem das Gen für blaue Augen steckt. Im Zellkern wird dieses Stück DNA von gebundenen Regulationsproteinen bedeckt, die das Blaue-Augen-Gen wie ein schützender Ärmel verdecken, sodass es nicht gelesen werden kann.

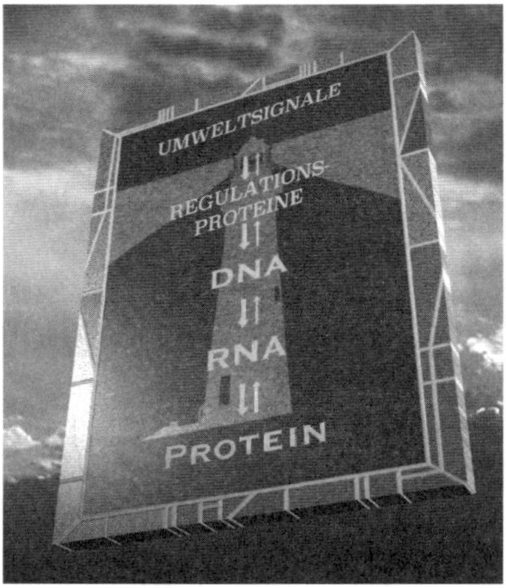

Abb. 2.9
Primat der Umgebung. Neue wissenschaftliche Erkenntnisse zeigen, dass die Informationen, welche die Lebensvorgänge steuern, durch Umweltsignale in Gang gesetzt werden. Diese Umweltsignale beeinflussen die Regulationsproteine in der Schutzhülle um die DNA, das heißt, die Regulationsproteine steuern die Gen-Aktivität. Die DNA-, RNA- und Proteinfunktionen sind genau die gleichen wie in der Abbildung zum Primat der DNA. Bitte beachten Sie: Der Informationsfluss geht nicht mehr nur in eine Richtung. In den 1960er-Jahren stellte

Howard Temin das Dogma der Genetik mit Experimenten infrage, in denen offenbar wurde, dass die RNA auch entgegen dem angenommenen Informationsfluss wirken und die DNA verändern kann. Zuerst wurde er für seine ketzerischen Theorien ausgelacht, doch dann gewann er den Nobelpreis für die Beschreibung der reversen Transkriptase, den molekularen Mechanismus, durch den die RNA den genetischen Code umschreiben kann. Die reverse Transkriptase erlangte mittlerweile traurige Berühmtheit, weil sie von der RNA des Aids-Virus dazu benutzt wird, die DNA der infizierten Zelle zu manipulieren. Es ist inzwischen auch bekannt, dass Veränderungen im DNA-Molekül, zum Beispiel die Entfernung einer Methylgruppe, die Verbindungen der Regulationsproteine beeinflusst. Diese Proteine müssen auch in der Lage sein, den vorgesehenen Informationsfluss abzublocken, denn die Protein-Antikörper in Immunzellen sind an der Veränderung der DNA jener Zellen beteiligt, die sie synthetisieren. Die Größe der Pfeile, die den Informationsfluss symbolisieren, ist nicht die gleiche. Der rückwärtige Informationsfluss ist nur sehr eingeschränkt möglich, was die Zelle vor radikalen Veränderungen ihres Erbguts bewahrt.

Wie aber bekommt man diesen Ärmel weg? Man braucht ein Signal aus der Umgebung, das den Protein-Ärmel dazu bringt, seine Form zu verändern, sich zum Beispiel von der Doppelhelix der DNA zu lösen. Dann kann das Gen gelesen werden. Wenn die DNA enthüllt ist, kann die Zelle davon eine Kopie machen. Die Aktivität der Gene wird durch die An- oder Abwesenheit des schützenden Proteins »gesteuert«, das wiederum unter dem Einfluss von Umweltsignalen steht.

Die Epigenetik dokumentiert also, wie Umweltsignale die Aktivität der Gene steuern. Das Primat der DNA ist demnach hinfällig, und der neu erkannte Informationsfluss sollte besser »Primat der Umgebung« genannt werden: Er wird durch ein Umweltsignal in Gang gesetzt, verläuft zu dem Regulationsprotein und erst dann zur DNA und RNA. Schließlich führt er zum Endergebnis, dem neu zu bildenden Protein.

Die Epigenetik hat deutlich gemacht, dass die Erbinformation über zwei Mechanismen weitergegeben wird. Diese beiden Mechanismen erlauben es den Wissenschaftlern, sowohl den Beitrag des Ererbten (das heißt den Einfluss der Gene) als auch den Beitrag des Erworbenen (das heißt der epigenetischen Mechanismen) zu untersuchen. Wenn man sich nur auf die Blaupausen konzentriert, wie es die Wissenschaftler jahrzehntelang getan haben, kann man den Einfluss der Umgebung nicht richtig einschätzen [Dennis 2003; Chakravarti und Little 2003].

Ich will Ihnen eine Analogie aufzeigen, die den Zusammenhang zwischen den epigenetischen und genetischen Mechanismen hoffentlich deutlicher macht. Sind Sie alt genug, um sich an die Zeiten zu erinnern, als das Fernsehprogramm nach Mitternacht aufhörte? Wenn sich die Sender abgeschaltet hatten, erschien auf dem Bildschirm ein sogenanntes Testbild. In den USA glichen die meisten Testbilder einer Zielscheibe, wie Sie in der Abbildung sehen können.

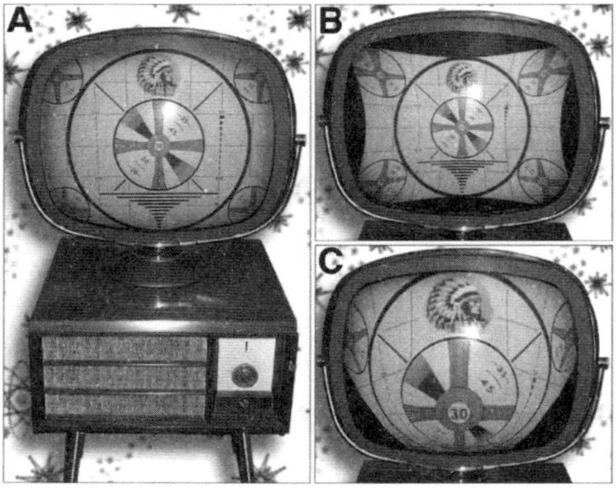

Abb. 2.10
In unserer Analogie steht das Testbild für das Protein-Rückgrat, das in einem Gen codiert ist. Durch das Drehen an den Einstellknöpfen können Sie zwar das Aussehen des Testbildes verändern (Muster B und C), aber nicht das übertragene Bild (das heißt die Gene). Die epigenetischen Kontrollmechanismen bestimmen also, was von einem Gen lesbar ist, aber nicht, was darauf programmiert ist.

Angenommen, das Muster unseres Testbildes entspricht dem Gen für braune Augen. Die Knöpfe am Fernseher können das Testbild beeinflussen. Sie können es an- und abschalten und bestimmte Charakteristika verändern, zum Beispiel die Farbe, den Kontrast, die Helligkeit und so weiter. Sie können also das Aussehen des Musters auf dem Bildschirm verändern, aber nicht das gesendete Muster. Das ist die Rolle der Regulationsproteine. Untersuchungen der Proteinsynthese zeigen, dass die epigenetischen »Einstell-Knöpfe« aus dem gleichen Gen mehr als 2000 verschiedene Protein-Varianten erzeugen können [Bray 2003; Schmucker et al., 2000].

Die Lebenserfahrungen der Eltern beeinflussen die Gene der Kinder

Wir wissen, dass die oben beschriebene umweltbeeinflusste Feinabstimmung von Generation zu Generation weitergegeben werden kann. In der August-Ausgabe der Fachzeitschrift *Molecular and Cellular Biology* von 2003 wurde eine wichtige Studie der Duke University veröffentlicht, die nachweist, dass Umwelteinflüsse sogar genetische Mutationen bei Mäusen überwinden können [Waterland und Jirtle 2003]. In dieser Studie beobachteten Wissenschaftler die Wirkung von Nahrungszusätzen bei trächtigen Mäusen mit dem abnormalen »Agouti«-Gen. Agouti-Mäuse haben ein gelbliches Fell und sind sehr fettleibig, weshalb sie häufig an Herzkrankheiten, Diabetes und Krebs sterben.

In dem Experiment bekam eine Gruppe von gelben, fettleibigen Agouti-Mäusen methylgruppenreiche Nahrungszusätze wie Folsäure, Vitamin B12, Betain und Cholin. Man wählte methylgruppenreiche Stoffe, weil sich in Experimenten gezeigt hat, dass die chemische Gruppe der Methyle bei epigenetischen Veränderungen eine Rolle spielt. Wenn sich Methylgruppen an die DNA eines Gens binden, verändert sich die chemische Verbindung der regulativen Chromosomen-Proteine. Bindet sich das Protein zu eng an das Gen, kann der »Protein-Ärmel« nicht abgestreift und das Gen nicht gelesen werden. Die Methylisierung kann daher die Gen-Aktivität steigern oder dämpfen.

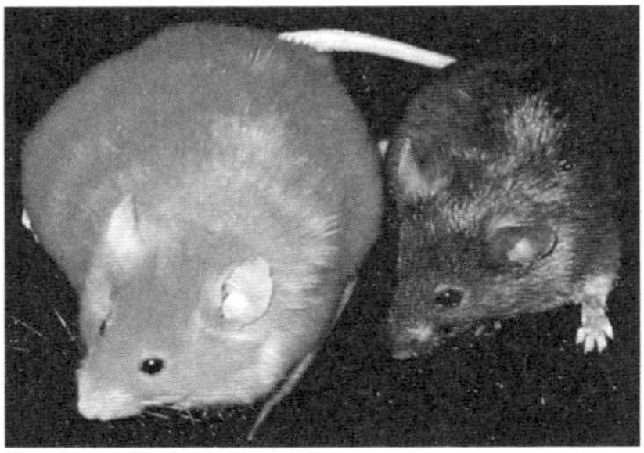

Abb. 2.11
Agouti-Schwestern: Einjährige, genetisch identische Agouti-Mäuse. Methylgaben an das Muttertier verändern die Fellfarbe der Jungen von gelblich zu braun und reduzieren Fettleibigkeit, Diabetes und Krebs (Foto mit Genehmigung von Jirtle und Waterland ©).

Dieses Mal hatten die Schlagzeilen recht, als sie verkündeten: »Ernährung übertrumpft Gene.« Die Mausmütter, die methylgruppenreiche Nahrung erhalten hatten, brachten normale, braune, schlanke Mäusekinder hervor, obwohl ihre Nachkommen das gleiche Agouti-Gen hatten wie ihre Mütter. Die Mäuse, die keine Zusatzstoffe erhalten hatten, produzierten gelbliche Junge, die mehr fraßen als die braunen und ungefähr doppelt so viel wogen. Das Foto der Universität ist verblüffend. Die beiden Mäuse sind genetisch identisch, doch sie sehen deutlich unterschiedlich aus. Die eine Maus ist schlank und braun, die andere fettleibig und gelblich. Was Sie auf dem Bild nicht sehen können: Die fette Maus hat Diabetes, während ihre Schwester gesund ist.

Andere Untersuchungen haben bei einer Vielzahl von Krankheiten, darunter Krebs, Herzleiden und Diabetes, epigenetische Mechanismen entdeckt. Tatsächlich lassen sich nur 5 Prozent der Krebs- und Herzerkrankungen auf erbliche Anlagen zurückführen [Willett 2002]. Die Medien haben zwar aus der Entdeckung der Brustkrebs-Gene BRCA1 und BRCA2 einen großen Wirbel gemacht, aber sie haben verschwiegen, dass 95 Prozent der Brustkrebserkrankungen nichts mit ererbten Genen zu tun haben. Bei einer signifikanten Anzahl von Krebskranken wurde nachgewiesen, dass ihre Krankheit durch umweltbedingte epigenetische Veränderungen verursacht wurde und nicht durch defekte Gene [Kling 2003; Jones 2001; Seppa 2000; Baylin 1997].

Vor Kurzem stellte der hervorragende Wissenschaftler und Arzt Dean Ornish an Prostata-Patienten fest, dass allein eine andere Ernährung und Lebensweise nach 90 Tagen die Aktivitäten von über 500 Genen verändert hatten. Viele der genetischen Veränderungen beeinträchtigten biologische Prozesse, die zur Tumorbildung beitragen [Ornish et al., 2008].

Die epigenetischen Beweise sind so zwingend, dass so mancher tapfere Wissenschaftler schon wieder Jean-Baptiste Lamarck hervorgekramt hat, den viel geschmähten Evolutionstheoretiker, der fest davon überzeugt war, durch Umwelteinflüsse erworbene Eigenschaften könnten vererbt werden. Die Philosophin Eva Jablonka und die Biologin Marion Lamb schrieben 1995 in ihrem Buch *Epigenetic Inheritance and Evolution – The Lamarckian Dimension:*

»In den letzten Jahren hat die Molekularbiologie gezeigt, dass das Genom nicht so starr festgelegt ist und viel stärker auf die Umwelt reagiert, als man bisher annahm. Auch zeigte sich deutlich, dass Erbinformationen auf anderen Wegen als durch die Basensequenz der DNA an die Nachkommen weitergegeben werden können.« [Jablonka und Lamb 1995; Kaiser 2005]

Wir sind wieder da, wo wir dieses Kapitel begonnen haben: bei der Umgebung. In meiner eigenen Laborarbeit sah ich immer wieder, welchen Einfluss eine Veränderung der Umgebung auf die Zellen hat. Doch erst am Ende meiner Forschungskarriere in Stanford fiel bei mir wirklich der Groschen. Ich sah, wie die Endothelzellen (das sind Zellen in den Wänden der Blutgefäße), die ich erforschte, ihre Struktur und Funktion je nach ihrer Umgebung veränderten. Als ich den Zellkulturen zum Beispiel entzündlich wirkende Chemikalien zufügte, wandelten sich die Zellen rasch zu einer Art Makrophagen, den Müllmännern des Immunsystems. Hochinteressant fand ich auch, was mit den Zellen passierte, wenn ich ihre DNA mit Gammastrahlen zerstörte. Diese Endothelzellen hatten keinen funktionierenden Zellkern mehr, doch sie veränderten ihr biologisches Verhalten ebenso vollständig, um auf die entzündlich wirkenden Stoffe zu reagieren, wie zuvor. Diese Zellen zeigten deutlich eine

Art »intelligenter« Steuerungsfähigkeit, obwohl sie keine Gene mehr hatten [Lipton 1991; Butler et al., 2010]. Zwanzig Jahre, nachdem mein Mentor Irv Konigsberg mir geraten hatte, als Erstes auf die Umgebung zu achten, wenn es den Zellen schlecht geht, hatte ich es endlich kapiert: Die DNA steuert nicht die Lebensvorgänge, und der Zellkern ist nicht das Gehirn der Zelle. Genauso wie Sie und ich werden die Zellen durch die Umgebung geprägt, in der sie leben. Auf die Umwelt kommt's an, Dummkopf!

Das explodierende Feld der epigenetischen Forschung hat nicht nur Jean-Baptiste Lamarck die Aura eines Visionärs verliehen, sondern auch meinem Professor und Mentor Irv Konigsberg, der mich zu dem Titel dieses Kapitels inspirierte. Mehr als 40 Jahre später kommt es immer noch auf die Umwelt an!

Stellen Sie sich vor, eine Stanford-Studie würde in den Medien unter der Schlagzeile angepriesen: »Die Biologie der Überzeugungen!« (Ich versuche, mich zu beherrschen, nicht immer und immer wieder darauf hinzuweisen, dass die neuesten Forschungen meine Schlussfolgerungen der ersten Ausgabe meines Buches bestätigen, auch wenn es mir schwerfällt, weil ich mich so oft als Rufer in der Wüste gefühlt habe.) Doch tatsächlich titelt die *U.S. News* zum Beispiel: »Die Umwelt beeinflusst das Immunsystem stärker als die Gene« [Preidt 2015]. Oder *ScienceDaily:* »Die Umwelt, nicht die Gene, bestimmt die Abweichungen des menschlichen Immunsystems« [Goldman 2015].

Der Stanford-Studie zufolge beruhen drei Viertel der Abweichungen der Immunsysteme von eineiigen Zwillingen (die dasselbe Genom haben) auf »nicht erblichen« Umwelteinflüssen, darunter den Kontakt mit Mikroben, Giften, Nahrungsmitteln und Impfungen. Die Studie zeigte, dass eineiige Zwillinge, die älter als 60 Jahre sind, mehr Unterschiede im Immunsystem aufweisen als eineiige Zwillinge unter 20 – was auf Umweltfaktoren zurückgeführt wird [Brodin et al., 2015]. Der Mikrobiologe, Immunologe und Forschungsleiter Mark Davis aus Stanford sagt: »Ein gesundes menschliches Immunsystem passt sich ständig an sein Zusammentreffen mit schädlichen Pathogenen, nützlichen Darmmikroben, Ernährungskomponenten und anderem an, wodurch die meisten erblichen Faktoren überlagert werden« [Goldman 2015].

Die Annahme, aus der Sequenzierung des Genoms könne man ableiten, welche Krankheiten später im Leben auftreten werden, erweist sich zunehmend als falsch. Der riesige Universalschlüssel, den das Human-Genom-Projekt in die konventionelle Sichtweise der Evolution eingebracht hat, erweist sich als immer bedeutsamer. Als ich dieses Kapitel seinerzeit schrieb, ließ mich die damalige Forschung vermuten, dass Menschen den Fadenwürmern etwa tausend Gene voraus sind. Inzwischen ist selbst dieser kleine Vorsprung zerronnen. Die neuen technischen Möglichkeiten, das Genom zu lesen, haben die Anzahl der menschlichen Gene inzwischen auf etwa 19.000 reduziert. Dieselbe Anzahl wird für den Fadenwurm angenommen. Man hat inzwischen auch den Ursprung von über 90 Prozent der menschlichen Gene auf über 100 Millionen Jahre datiert, was bedeutet, dass Mensch und Wurm zum größten Teil genau dieselben Gene aufweisen [Ezkurdia et al., 2014; Madhusoodanan 2014].

Wenn wir also die Gene als Maßstab für evolutionäre Entwicklung nehmen, sind wir Menschen auf dem »Baum des Lebens« des deutschen Embryologen Ernst Häckel noch viel weiter nach unten verwiesen worden. Häckel hat seine Illustration 1886 kurz nach der Veröffentlichung von Lamarcks und Darwins Thesen zur Evolution angefertigt. Dabei zeichnete er die Entwicklung der Evolution von den einfachsten Organismen (Bakterien) am unteren Stamm des Baumes bis zu den Menschen in der obersten Krone. Solange man die DNA für den lebensentscheidenden Faktor hält, erscheint solch eine Abstammungslinie sinnvoll. Die Evolutionsbiologen gingen davon aus, dass höhere evolutionäre Merkmale sich automatisch in größerer genetischer Komplexität niederschlagen. Doch wenn wir den Menschen jetzt in Bezug auf seine genetische Vielfalt an den Fuß des Baumes setzen müssen, wird umso deutlicher, wie wenig die Gene die Evolution eines Organismus bestimmen.

In meinen Vorträgen verwende ich gerne noch das Beispiel des Keratins, um davor zu warnen, die Rolle der Gene überzubewerten: Das Gen, welches die Zusammensetzung des Proteins Keratin codiert, findet sich nicht nur in Haarzellen, sondern auch in der Haut, in den Nägeln, in Hufen, Klauen und Hörnern. Das Gen, welches die Synthese eines Keratinproteins ermöglicht, hat keinen Einfluss darauf, wie dieses Molekül eingesetzt wird.

Die Protein-codierenden Gene sorgen für zelluläre Bausteine, aber sie bestimmen nicht, welche organische Struktur daraus gebildet wird oder wie komplex diese ist. Das führt uns zu der fundamentalen Frage: Wer oder was bestimmt es dann?

Auf der Suche nach einer Antwort auf diese Frage kommen wir zu einem anderen, völlig unerwarteten Ergebnis des Genomprojekts: Weniger als 2 Prozent der DNA des Genoms codiert Zellproteine. Der allergrößte Teil der DNA trägt nicht zur Proteinsynthese bei. Francis Crick kam deshalb auf die Idee, den Rest »Junk-DNA« zu nennen. Dieser von der Öffentlichkeit schnell angenommene Begriff irritierte jedoch viele Biologen, die sich nicht vorstellen konnten, dass die Zellen derartige Mengen an »nutzloser« DNA mit sich herumschleppen. Genetiker sprechen daher lieber von der »dunklen Materie«, wenn sie sich auf diese nicht Protein-codierende DNA beziehen.

Entschlossen, die Geheimnisse dieser dunklen Materie zu entschlüsseln, bildete eine Gruppe von Genetikern das ENCODE-Projekt (ENCODE als Kürzel für Enzyklopädie der DNA-Elemente). Ihre bislang veröffentlichten Ergebnisse zeigen, dass über 80 Prozent dieser nicht Protein-codierenden DNA in die Steuerung der Produktion und der Zusammensetzung der Proteine involviert ist. Wichtig war auch die Entdeckung von Mechanismen in der »dunklen« DNA, durch welche Umweltinformationen in die Proteinsynthese einfließen. Die dunkle DNA ermöglicht es einer menschlichen Zelle mithilfe epigenetischer Mechanismen, aus 19.000 Genen mehr als 100.000 verschiedene Proteinmoleküle zu bilden [Ecker 2012]!

Die vielleicht größte Überraschung der Forschungsergebnisse des ENCODE-Projekts, dessen Rechnerzeit ungefähr 300 Jahren entspricht, war wohl die Erkenntnis, dass große Mengen der dunklen DNA aus »Schaltern« bestehen. Über vier Millionen solcher Schalter bilden ein unglaublich komplexes Informationsverarbeitungssystem, in dem Gene an- und abgeschaltet werden und welches das Kopieren der codierten Proteinstrukturen der DNA ermöglicht [Kolata 2012].

Dieses komplexe Informationsverarbeitungssystem erinnert mich an die A.C.-Gilbert-Baukästen (ähnlich den deutschen Fischertechnik-Baukästen), von denen ich als Kind so fasziniert war. Zum Entsetzen aller Eltern enthielten sie Hunderte von Teilen, darunter Muttern und Schrauben, Metallstangen mit vorgebohrten Löchern, Rollen, Räder, Zahnräder und einen kleinen elektrischen Motor. Was jedoch daraus entstand, hing vor allem vom Geschick des Benutzers ab, Dinge zu bauen, auseinanderzunehmen und komplett neu zusammenzusetzen.

Auf ähnliche Weise sind Gene die physischen Bausteine unseres biologischen Baukastens, und die nicht codierende DNA enthält die »Bauanleitung« für die aus denselben Teilen gebauten unterschiedlichen Modelle (das heißt Tiere und Pflanzen). Wie im Baukasten lassen sich aus den Genen erzeugte Proteinteile zusammensetzen, auseinandernehmen und wieder anders zusammenbauen, um die Vielfalt der Organismen zu bilden. Die in der dunklen DNA codierten Baupläne der Organismen stellen durch epigenetische Mechanismen eine dynamische Verbindung zwischen der Umwelt und den Protein-codierenden Genen her und interpretieren, übersetzen und steuern deren Aktivität.

Die Ergebnisse des ENCODE-Projekts erfordern eine radikale Veränderung des Forschungsparadigmas von Krankheiten wie Krebs. Bevor man um die Rolle der dunklen DNA wusste, konzentrierten sich die mit den genetischen Aspekten von Krankheiten befassten Wissenschaftler nur mit der Suche nach Mutationen in den für die Proteinsynthese zuständigen Genen. Nach den ENCODE-Ergebnissen wissen wir jetzt, dass es in der dunklen Materie genauso viele, wenn nicht sogar mehr krankheitsrelevante Mutationen geben kann [Hall 2012]. Wenn die Wissenschaftler Daten des Human-Genom-Projekts mit den Daten des ENCODE-Projekts zusammenbringen, zeigt sich, dass in bestimmten, »ultrasensitiv« genannten Abschnitten der nicht codierenden DNA fast genauso viele Mutationen auftreten wie in der Protein-codierenden DNA. Die Forscher lasen die Genome von 90 Krebskranken, einschließlich Patienten mit Brustkrebs, Prostatakrebs und Hirntumoren, und sie entdeckten in den nicht codierenden, ultrasensitiven Regionen fast hundert Mutationen, die direkt mit dem Krebs zu tun hatten. Derzeit wird auch der Einfluss der nicht codierenden DNA auf andere Krankheiten untersucht [Khurana et al., 2013].

Neben den erstaunlichen Forschungsergebnissen des letzten Jahrzehnts über die Struktur und Funktion der nicht codierenden Elemente der DNA, der sogenannten »Junk-DNA«, hat die Wissenschaft auch beeindruckende neue Erkenntnisse darüber gewonnen, wie die 2 Prozent codierende DNA die Gesundheit und Krankheiten beeinflusst. Diese Studien konzentrieren sich auf bestimmte Abschnitte der DNA, sogenannte Telomere, die am Ende der Protein-codierenden Gene sitzen. Obwohl die DNA der Telomere nicht codierend ist – sie trägt nichts zur Struktur der Proteinvorlage bei –, erfüllt sie doch zwei wichtige Funktionen.

Zum Ersten verhindern die Verlängerungen der Telomere auf der physischen Ebene, dass sich die strukturell instabile DNA-Doppelhelix aufwickelt. Das ist eine wichtige Funktion, denn eine »ausgefranste« DNA könnte die für die Erstellung eines funktionierenden Proteins notwendigen Informationen beeinträchtigen. Die Telomere lassen sich mit den im Fachjargon »Stifte« genannten Plastikspitzen um die Enden von Schuhbändern vergleichen. Wenn sich ein Stift löst, fransen die Webfäden des Schnürsenkels aus, was seine Funktion beeinträchtigt, wie jeder weiß, der schon einmal versucht hat, einen ausgefransten dicken Schnürsenkel durch eine winzige Schnüröse zu fädeln.

Zum Zweiten sind die Telomere für die DNA-Reproduktion wichtig. Eine Zelle muss ihre DNA reproduzieren, bevor sie sich teilt, um sicherzustellen, dass jede Tochterzelle ein vollständiges Genom erhält. Dafür spaltet ein Enzym namens DNA-Helikase die Doppelhelix auf, während die DNA-Polymerase sich an das freie Ende der DNA hängt. Das Polymerase-Enzym rauscht wie ein Zug auf einem Gleis die DNA entlang und erzeugt dabei einen komplementären DNA-Strang.

Doch am Ende des DNA-Strangs stößt der Polymerase-Zug auf ein technisches Problem: Das Enzym kann die Länge der DNA, auf der es sitzt, nicht kopieren (siehe Abb. 2.12). Bei jedem Reproduktionsvorgang des DNA-Strangs entsteht folglich eine etwas kürzere Kopie, weil das letzte Stück unterhalb des Polymerase-Enzyms nicht mitkopiert wird.

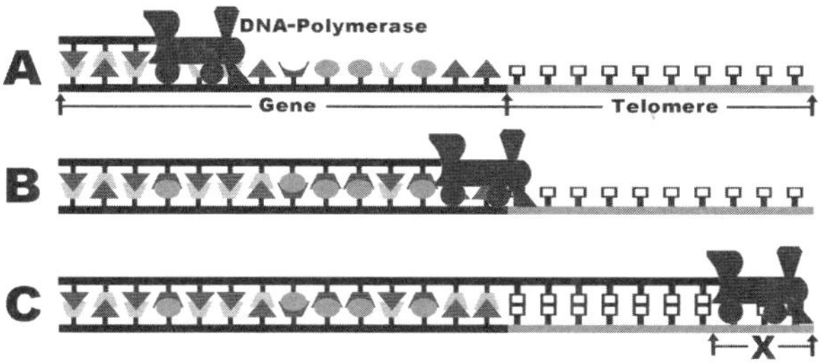

Abb. 2.12
Replikation der DNA: Bevor die DNA kopiert wird, spaltet sich die Doppelhelix in zwei einzelne spiralförmige Stränge. In Bild A wird die DNA-Polymerase, das Enzym, welches die DNA kopiert, als Zug dargestellt. Die Polymerase fährt den Einzelstrang der Länge nach ab. Der Protein-codierende Abschnitt der DNA (hier als dunklere Symbole dargestellt) besteht aus einer Sequenz von Basen, die das Protein codieren. Der Telomere-Abschnitt der DNA besteht aus einer Sequenz nicht codierender DNA (helle Kästchen). Während die Polymerase den DNA-Strang entlangfährt, entsteht hinter ihr ein komplementärer DNA-Strang. In Bild B ist der neue komplementäre DNA-Strang bereits länger. In Bild C hat die Polymerase das Ende des DNA-Strangs erreicht. Das neue, komplementäre DNA-Molekül ist vollständig. Doch es ist kürzer als das Original, weil die Polymerase nicht jenes Stück DNA kopieren kann, auf dem sie sitzt (X). Bei jeder Kopie ist die neue DNA ein wenig kürzer als die vorhergehende Version. Nach einer gewissen Anzahl von Zellteilungen sind die Verlängerungen der Telomere aufgebraucht und die Polymerase beginnt, Stücke der Protein-codierenden DNA abzuschneiden. Aus einer verkürzten DNA synthetisierte Proteine sind beschädigt und können zu Fehlfunktionen der Zelle führen.

Die Telomere verhindern den Informationsverlust während der Gen-Reproduktion, indem sie einen nicht codierenden Abschnitt der DNA bilden, dessen Verlust für das Protein keine Rolle spielt. Durch diesen zusätzlichen DNA-Abschnitt kann ein Stück DNA verloren gehen, ohne dass der Protein-codierende Abschnitt Schaden nimmt. Die Länge der Telomere bestimmt, wie oft eine DNA kopiert werden kann, bevor es zu einer Schädigung der Protein-codierenden DNA kommt. Wenn die Verlängerungen der Telomere durch häufige Zellteilungen abgenutzt werden, erzeugen die Kopien der DNA irgendwann dysfunktionale Proteine.

Je mehr beschädigte Proteine sich ansammeln, desto schlechter funktioniert die Zelle, bis sie schließlich abstirbt. Aber das dauert durchaus eine Weile. In den 1960ern errechnete Leonard Hayflick auf der Grundlage seiner Beobachtungen von Zellkulturen, dass sich die Zellen auf jeden Fall ungefähr fünfzig Mal teilen können, bevor sie ihre Telomere aufgebraucht haben und anfangen, bei der weiteren DNA-Replikation defekte Proteine zu erzeugen, die der Gesundheit der Zelle und ihrer Reproduktionsfähigkeit schaden. Hayflicks Erkenntnisse über die Telomere führten zu der Annahme, dass die begrenzte Lebensspanne des Menschen davon abhängt, wie oft sich die Stammzellen teilen, um die Milliarden von Zellen zu ersetzen, die jeden Tag absterben [Hayflick 1965].

Bevor Sie sich jetzt von der Aussicht auf Ihre baldige Vergreisung deprimieren lassen, habe ich jedoch eine gute Nachricht für Sie! Zellbiologen haben ein besonderes Enzym namens Telomerase entdeckt, dessen Funktion darin besteht, die Telomere zu verlängern. Die Aktivität der Telomerase ist das molekulare Äquivalent des »Jungbrunnens«, denn das Ergänzen der Telomere steigert die Vitalität und die Reproduzierbarkeit der Stammzellen. Die Telomerase-Aktivität fördert die Gesundheit und verlängert das Leben.

Die Sache hat allerdings einen Haken: Lebenserfahrungen können die Telomerase-Aktivität anregen oder hemmen. Stressige vorgeburtliche Erfahrungen, Missbrauch und Misshandlungen während der Kindheit (verbal und physisch), häusliche Gewalt, posttraumatische Störungen, Mangelernährung und ein Mangel an Liebe – all das blockiert die Telomerase-Aktivität. Diese Faktoren erhöhen die Wahrscheinlichkeit von Erkrankungen und verkürzen die Lebenserwartung. Dagegen steigern körperliche Aktivität, gute Ernährung, eine optimistische Lebenseinstellung, Zufriedenheit und Dankbarkeit, der Dienst am Nächsten und die Erfahrung von Liebe, insbesondere Selbstliebe, die Telomerase-Aktivität und fördern ein langes, gesundes Leben [Blackburn und Epel 2012; Stetka 2014]. Kürzlich zeigte sich in einer kanadischen Studie sogar, dass Brustkrebs-Patientinnen, die sich entweder auf eine unterstützende Gruppe oder Achtsamkeitsmeditation einließen, die Länge ihrer Telomere erhalten konnten, während sich die Telomere in der keine Maßnahme ergreifenden Kontrollgruppe verkürzten [Carlson et al., 2014].

Wie ich später noch ausführlicher darstellen werde, wird die Telomerase-Aktivität vor allem durch den Geist beeinflusst, insbesondere durch die Programmierung, die wir bis zum Alter von sieben Jahren erfahren. Und Ja, wir können unsere eigene Telomerase bewusst fördern, wie ich ebenfalls noch darstellen werde. Und ich kann es gar nicht oft genug wiederholen: Ja, in all den wundervollen Studien des letzten Jahrzehnts zeigt sich immer wieder: Auf die Umwelt kommt's an!

3

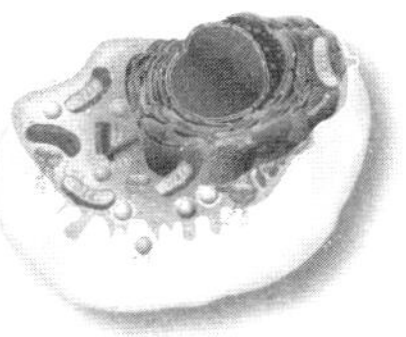

Das Wunder der Zellmembran

Nachdem wir uns nun die Protein-Baumaschine der Zelle angesehen und die Idee hinter uns gelassen haben, der Zellkern sei das Gehirn der Zellfunktionen, und besonders nachdem wir die entscheidende Rolle erkannt haben, welche die Umgebung für die Funktionen der Zelle spielt, wenden wir uns den nützlichen Aspekten dieser Erkenntnisse zu – denen, die Ihrem Leben mehr Sinn verleihen und Ihnen einen Weg zu persönlicher Veränderung aufzeigen können.

In diesem Kapitel will ich meinen Kandidaten für das Steuerungsorgan des Zelllebens vorstellen: die Membran. Ich bin überzeugt, wenn Sie erst einmal verstanden haben, wie die chemische und die physikalische Struktur der Membran funktioniert, werden Sie diese wie ich »die magische Membran« nennen. Und wenn Sie dann Ihr Wissen um diese magische Membran mit einem Wissen um die aufregende Welt der Quantenphysik vereinen, die ich im nächsten Kapitel erläutern werde, dann begreifen Sie, wie falsch die Tagespresse des Jahres 1953 lag. Das wahre Geheimnis des Lebens liegt nicht in der berühmten Doppelhelix. Es liegt in den genial einfachen biologischen Mechanismen der magischen Membran – jenes Mechanismus, durch den Ihr Körper Umweltsignale in Verhalten umsetzt.

Als ich in den 1960er-Jahren damit begann, Zellbiologie zu studieren, wäre man für die Idee, dass die Membran das Gehirn der Zelle sei, ausgelacht worden. Ich muss zugeben, die Membran vermochte in jenen Tagen kein besonderes Interesse zu erwecken. Sie schien einfach eine halb durchlässige, dreischichtige Haut zu sein, die das Zytoplasma zusammenhielt. Wie eine Frischhaltefolie mit Löchern.

Einer der Gründe, weshalb die Wissenschaftler die Membran so falsch einschätzten, war, dass sie so dünn ist. Zellmembranen sind nur ein siebenmillionstel Millimeter dick, sind also nur durch ein Elektronenmikroskop überhaupt sichtbar, und dieses Gerät wurde nach dem Zweiten Weltkrieg entwickelt. So konnten die Biologen erst in den 1950er-Jahren bestätigen, dass es eine solche Membran überhaupt gab. Bis dahin glaubten viele Biologen, das Zytoplasma hielte durch seine gallertartige Konsistenz zusammen. Mithilfe dieser leistungsstarken Mikroskope erfuhren die Biologen, dass *alle* lebendigen Zellen eine Membran mit der gleichen dreilagigen Struktur aufweisen. Doch diese simple Struktur täuscht über ihre funktionelle Komplexität hinweg.

Die Zellbiologen erhielten Einblick in die erstaunlichen Fähigkeiten der Zellmembran, indem sie die primitivsten Organismen studierten, die es auf diesem Planeten gibt: Prokaryoten, zu denen auch Bakterien und andere Mikroben gehören, bestehen nur aus einem von einer Membran umgebenen Tropfen Zytoplasma. Sie stellen zwar die primitivste Lebensform dar, doch sie haben ein Sinnesorgan. Ein Bakterium lässt sich nicht ziellos in der Gegend umhertreiben, sondern es führt genau wie die komplexeren Zellen die grundlegenden physiologischen Prozesse aus. Ein Bakterium nimmt Nahrung auf, atmet, scheidet aus und zeigt sogar eine Art »neurologische« Verarbeitung von Außenreizen. Es kann wahrnehmen, wo es Nahrung gibt, und sich dorthin bewegen. Und es kann Gifte und Räuber erkennen und vor ihnen flüchten. Anders ausgedrückt: Auch Prokaryoten zeigen Intelligenz!

Welche Struktur verleiht einer Prokaryote also ihre »Intelligenz«? Wir finden im Zytoplasma von Prokaryoten keine Organellen, beispielsweise einen Zellkern oder Mitochondrien, wie in den höher entwickelten Eukaryoten. Die einzige geordnete Struktur, die als Kandidat für das Gehirn der Prokaryote infrage kommt, ist ihre Zellmembran.

Brot, Butter, Oliven und Paprika

Als mir klar wurde, dass Membranen ein Merkmal aller intelligenten Lebensformen sind, wandte ich meine Aufmerksamkeit dem Verständnis ihrer Struktur und Funktion zu. Um die grundlegende Struktur einer Membran darzustellen, erfand ich eine gastronomische »Delikatesse«. Man stelle sich ein mit Butter bestrichenes Sandwich mit zwei Arten von entsteinten Oliven vor: mit Paprika gefüllten und ungefüllten. Die Gourmets unter meinen Lesern bitte ich an dieser Stelle vorsorglich um Verzeihung, doch als ich einmal die Sandwich-Analogie aus meinen Vorträgen wegließ, waren viele »Stammhörer« enttäuscht.

Also präsentiere ich Ihnen hier dieses einfache Experiment zum besseren Verständnis, wie eine Zellmembran funktioniert. Wir nehmen uns ein zusammengeklapptes, mit Butter bestrichenes Sandwich und gießen einen Teelöffel dunkle Flüssigkeit auf die obere Brotscheibe (Abb. 3.1).

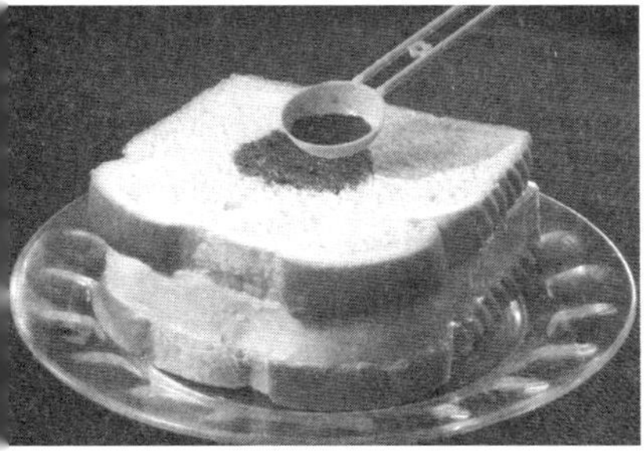

Abb. 3.1

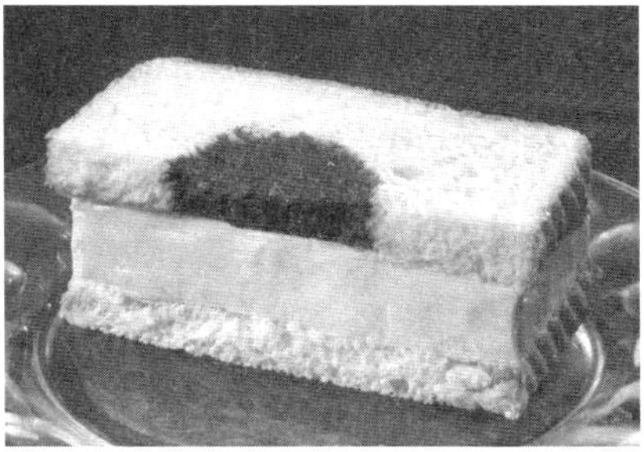

Abb. 3.2

Wie zu sehen (Abb. 3.2), sickert die Flüssigkeit durch das Brot und wird an der Butter aufgehalten, weil die fettige Substanz in der Mitte des Sandwichs eine Barriere darstellt.

Jetzt machen wir nochmals das Gleiche, aber diesmal belegen wir das Sandwich mit gefüllten und ungefüllten Oliven (Abb. 3.3).

Wenn wir jetzt die dunkle Flüssigkeit auf die obere Brotscheibe gießen, zeigt sich ein anderes Ergebnis:

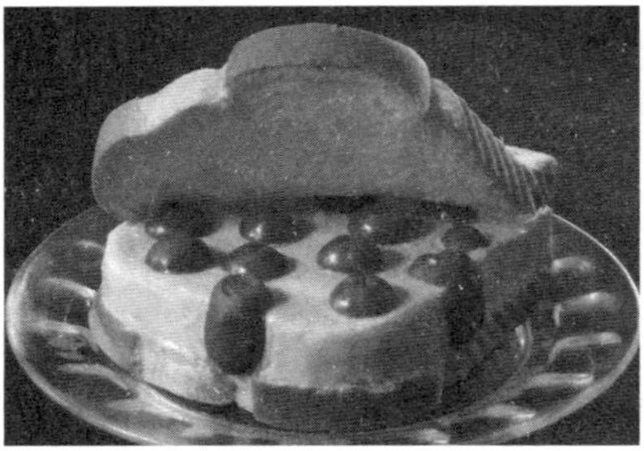

Abb. 3.3

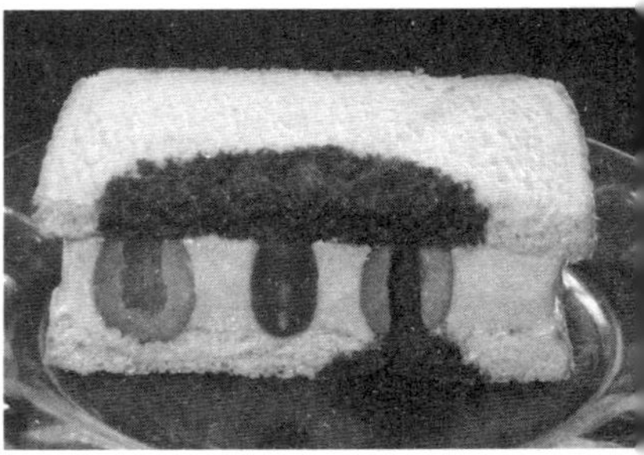

Abb. 3.4

Von den gefüllten Oliven wird die Flüssigkeit ebenso aufgehalten wie von der Butter, aber in den entsteinten, ungefüllten Oliven gibt es einen Kanal, durch den die Flüssigkeit auf die andere Seite unseres Membran-Sandwichs und durch die untere Brotscheibe auf den Teller fließen kann (Abb. 3.4). Der Teller entspricht in dieser Analogie dem Zytoplasma der Zelle. Wenn die Flüssigkeit durch die Olive fließt, hat sie die fettige Membran-Barriere erfolgreich durchdrungen.

Es ist für die Zelle wichtig, bestimmte Moleküle durch diese Barriere durchzulassen, denn die Flüssigkeit in meiner Analogie ist die Nahrung der Zelle. Wäre die Membran nur ein Butterbrot, dann würde sie wie eine Festungsmauer sämtliche Moleküle und Strahlungssignale der Zellumgebung abwehren. Hinter solch einer Festungsmauer würde die Zelle jedoch verhungern, weil sie keine Nahrung erhielte. Wenn Sie die kernlosen Oliven hinzufügen, durch die Nahrung und Information in das Zellinnere vordringen können, wird die Zellmembran zu einem vitalen und genialen Mechanismus, der ausgewählte Nährstoffe in das Zellinnere durchlässt.

In der Zellbiologie entsprechen die butterbestrichenen Brotscheiben den Phospholipiden, die einer der beiden wesentlichen Bestandteile der Membran sind. (Der andere wesentliche Bestandteil sind die »Oliven«-Proteine, auf die ich gleich weiter eingehen werde.) Phospholipide bestehen sowohl aus polaren als auch aus unpolaren Molekülen, weshalb ich sie »schizophren« nenne, auch wenn dieser Zusammenhang für den Laien zunächst nicht ersichtlich ist. Alle Moleküle unseres Universums sind je nach der chemischen Bindung, die die Atome zusammenhält, entweder polar oder unpolar. Die Verbindungen zwischen polaren Molekülen weisen positive und/oder negative Ladungen auf, daher ihre Polarität. Aufgrund dieser positiven und negativen Ladung verhalten sie sich wie Magnete – sie ziehen andere geladene Moleküle an oder stoßen einander ab.

Zu den polaren Molekülen gehört Wasser und alles, was sich in Wasser auflöst. Aus unpolaren Molekülen besteht Öl und alle Substanzen, die sich in Öl auflösen. Hier gibt es keine positiven oder negativen Ladungen zwischen den Atomen. Sie erinnern sich: Wasser und Öl kann man nicht mischen, ebenso wenig wie fettige unpolare und wässerige polare Moleküle. Denken Sie nur an eine Salatsoße. Wenn sie eine Weile steht, setzen sich Essig und Öl voneinander ab. Das kommt daher, dass Moleküle ebenso wie Menschen lieber in einer Umgebung sind, die ihnen Stabilität verleiht. Die polaren Essigmoleküle sind in einer wässrigen Umgebung stabiler, und die unpolaren Ölmoleküle streben nach einer unpolaren Umgebung.

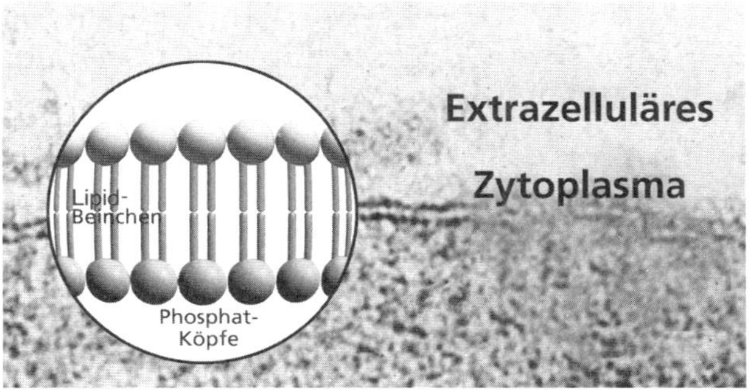

Abb. 3.5
Bild der Zellmembran-Oberfläche einer menschlichen Zelle unter dem Elektronenmikroskop. Die Dunkel-Hell-Dunkel-Schichten der Zellmembran entsprechen der Anordnung der schützenden Phospholipid-Moleküle. Die helle mittlere Schicht der Membran (die »Butter« in unserer Sandwich-Analogie) zeigt die hydrophobe Zone, die aus den »Beinchen« der Phospholipide gebildet wird. Die dunklen Bereiche unter- und oberhalb davon (die »Brotscheiben«) entsprechen den wasserliebenden »Phosphat-Köpfen«.

Phospholipide tun sich jedoch schwer damit, Stabilität zu finden, weil sie sowohl polar als auch unpolar sind. Der Phosphat-Teil des Moleküls strebt zum Wasser, während der Lipid-Teil das Wasser meidet und sich lieber dem Öl zuwendet.

Die Phospholipide unserer Membran sind geformt wie Lutscher mit einem zusätzlichen Stiel (Abb. 3.5). Der runde Teil des Lutschers hat zwischen seinen Atomen eine polare Spannung, was der Brotscheibe unserer Sandwich-Analogie entspricht. Die beiden Stiele sind unpolar und lassen keine positiv oder negativ geladenen Atome oder Moleküle durch. Dieser Lipidkern wirkt wie eine elektrische Isolierung, was die Zelle auf wunderbare Art davor bewahrt, von sämtlichen Molekülen ihrer Umgebung überschwemmt zu werden.

Die Zelle könnte jedoch nicht überleben, wenn die Membran nur einem »Sandwich« entspräche. Die meisten Zellnährstoffe bestehen aus geladenen polaren Molekülen, und diese könnten die unpolare Lipidbarriere nicht durchdringen. Außerdem könnte die Zelle keine Abfallprodukte loswerden.

Die integralen Membranproteine

Die Oliven unseres Sandwichs sind der wirklich geniale Teil der Membran. Ihre Proteine erlauben nämlich, dass Nährstoffe, Abfallprodukte und andere Arten von »Informationen« durch die Membran transportiert werden können. Die Protein-»Oliven« lassen auch nicht wahllos alle Moleküle durch, sondern nur solche, die für die Funktion des Zytoplasmas wichtig sind. In meiner Sandwich-Analogie entsprechen die Oliven den integralen Membranproteinen (IMPs). Diese Proteine sind wie die Oliven in die »Butter«-Schicht der Membran eingebettet (Abb. 3.6).

Aber wie halten sich die IMPs in der Butter? Wir erinnern uns, dass Proteine aus einem linearen »Rückgrat« miteinander verbundener Aminosäuren bestehen. Von den zwanzig verschiedenen Aminosäuren sind einige hydrophil (wasserliebend) und polar und andere hydrophob (wasserabstoßend) und unpolar. Wenn ein Bereich des Protein-Rückgrats aus aneinander gebundenen hydrophoben Aminosäuren besteht, findet dieser Abschnitt des Proteins eine stabile Bindung in einer fettigen Umgebung wie dem Lipidkern der Membran (siehe Pfeil). So kann sich der hydrophobe Teil des Proteins in die Mitte der Membran einbetten. Weil manche Bereiche des Protein-Rückgrats aus polaren Aminosäuren bestehen und andere Bereiche unpolar sind, webt sich der Protein-Strang in die Sandwichschichten ein.

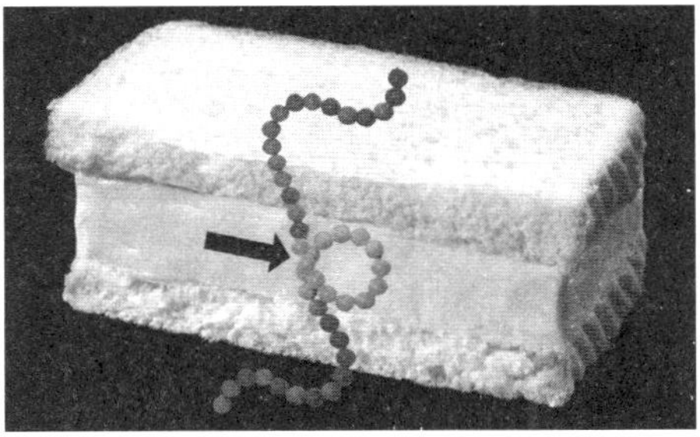

Abb. 3.6

Es gibt viele IMPs mit vielen verschiedenen Namen, die sich jedoch in zwei Funktionsgruppen einteilen lassen: in *Rezeptorproteine* und *Effektorproteine.* Rezeptor-IMPs sind die Sinnesorgane der Zellen, das Äquivalent unserer Augen, Nasen, Ohren, Geschmacksknospen etc. Die Rezeptoren funktionieren wie molekulare »Nano-Antennen«, die auf bestimmte Umweltsignale ausgerichtet sind. Manche Rezeptoren sind nach innen gerichtet, um das innere Milieu der Zelle zu überwachen, und andere nach außen, um auf externe Signale zu achten.

Wie bei anderen, bereits besprochenen Proteinen haben die Rezeptoren eine inaktive und eine aktive Form, und sie wechseln, ihrer Ladung entsprechend, zwischen diesen Konformationen hin und her. Wenn sich ein Rezeptorprotein an ein Umweltsignal bindet, bewirkt die daraus hervorgegangene Veränderung der elektrischen Ladung, dass das Rückgrat seine Form verändert und in eine »aktive« Konformation wechselt. Für jedes Umweltsignal, das sie ablesen müssen, haben die Zellen besonders ausgebildete Rezeptoren.

Manche Rezeptoren reagieren auf physische Signale. Ein Beispiel dafür ist der Östrogenrezeptor, der genau darauf eingerichtet ist, der

Form und Ladungsverteilung eines Östrogenmoleküls zu entsprechen. Wenn sich das Östrogen in der Nähe des Rezeptors befindet, dockt der Rezeptor daran an, so wie ein Magnet Stecknadeln einsammelt. Sobald sich der Östrogenrezeptor und das Östrogenmolekül so perfekt wie Schloss und Schlüssel miteinander verbunden haben, verändert sich die elektromagnetische Ladung des Rezeptors und das Protein wechselt in seine aktive Konformation. Auf die gleiche Weise entsprechen die Histaminrezeptoren genau der Form der Histaminmoleküle und die Insulinrezeptoren genau der Form der Insulinmoleküle und so weiter.

Die »Antennen« der Rezeptoren können auch Schwingungsenergiefelder wie Licht, Klang und Radiowellen empfangen. Die Antennen dieser »Energie«-Rezeptoren vibrieren wie Stimmgabeln. Wenn in der energetischen Umgebung der Zelle eine Schwingung auftritt, die mit der Antenne des Rezeptors in Resonanz ist, so verändert sich die Ladung des Proteins und der Rezeptor verändert seine Form [Tsong 1989]. Darauf werde ich im nächsten Kapitel näher eingehen und will hier nur darauf hinweisen, dass die Annahme, nur physische Moleküle könnten auf die Zelle einwirken, hinfällig geworden ist. Das biologische Verhalten kann durch unsichtbare Kräfte (unter anderem zum Beispiel auch durch Gedanken) ebenso gesteuert werden wie durch physische Moleküle, beispielsweise Penicillin. Das ist der wissenschaftliche Hintergrund für die medikamentenfreie energetische Medizin.

Die Fähigkeiten der Rezeptormoleküle sind bemerkenswert, für sich allein aber haben sie noch keine Auswirkungen auf das Verhalten der Zelle. Der Rezeptor ermöglicht der Zelle eine Wahrnehmung der Umweltsignale, doch muss die Zelle auf angemessene Weise reagieren. Das ist die Aufgabe der Effektorproteine. Gemeinsam bilden die Rezeptor- und Effektorproteine einen Wahrnehmungs- und Reaktionsmechanismus, der sich mit den körpereigenen, von Ärzten gerne geprüften Reflexen vergleichen lässt. Wenn der Doktor mit dem Hämmerchen auf Ihr Knie klopft, nimmt ein sensorischer Nerv diesen Reiz auf und gibt die Information sofort an einen motorischen Nerv weiter, der das Bein in Bewegung versetzt. Die Rezeptoren der Membran entsprechen den sensorischen Nerven, und die Effektorproteine entsprechen den handlungserzeugenden motorischen Nerven. Zusammen wirkt der Rezeptor-Effektor-Komplex wie ein Schalter, der Umweltsignale in Zellverhalten übersetzt.

Erst in den letzten zwanzig Jahren haben die Wissenschaftler die Bedeutung der IMPs in der Membran entdeckt. Sie ist so groß, dass sich daraus ein eigenes Forschungsgebiet entwickelte: die »Signaltransduktion« oder Signalübertragung. Wissenschaftler sind eifrig damit beschäftigt, Hunderte von Informationspfaden zu klassifizieren, die in der Membran zwischen der Wahrnehmung eines Umweltsignals und der Aktivierung der Verhaltensproteine liegen. Die Erforschung der Signaltransduktion katapultierte die Membran ins Rampenlicht der Forschung, so wie der Forschungsbereich der Epigenetik plötzlich die Chromosomenproteine ins Zentrum der Aufmerksamkeit gerückt hat.

Es gibt verschiedene Arten verhaltenssteuernder Effektorproteine, denn für einen reibungslosen Ablauf der Zellfunktionen müssen viele verschiedene Aufgaben erledigt werden. So gehört beispielsweise zu den Transportproteinen eine weitläufige Familie von Kanalproteinen, die Moleküle und Informationen von einer Seite der Membran auf die andere schaffen.

Das bringt uns zu den mit Paprika gefüllten Oliven in unserem Sandwich zurück. Viele Kanalproteine ähneln einem eng gewickelten Knäuel und entsprechen daher unseren paprikagefüllten Oliven (Abb. 3.4). Wird die elektrische Ladung eines Proteins verändert, wechselt das Protein seine Form, wodurch mitten in dem Protein eine Öffnung entsteht. In gewissem Sinne können die Kanalproteine je nach ihrer elektrischen Ladung beide Arten von Oliven verkörpern. In ihrer aktiven Form entsprechen sie einer ungefüllten Olive und in ihrer inaktiven Form einer gefüllten Olive, welche die Zelle vor der äußeren Welt abschirmt.

Die Aktivität einer bestimmten Art von Kanalprotein, der Natrium-Kalium-ATPase, verdient besondere Aufmerksamkeit. Jede Zelle hat in ihrer Membran Hunderte dieser Kanäle. Gemeinsam benötigen sie für ihre Aktivität ungefähr die Hälfte des täglichen Energieverbrauchs unseres Körpers. Diese Kanäle öffnen und schließen sich so häufig, dass sie der Drehtür eines Kaufhauses im Schlussverkauf ähneln. Jedes Mal, wenn sich der Kanal »dreht«, befördert er drei positiv geladene Natriumatome aus dem Zytoplasma heraus und bringt dafür zwei positiv geladene Kaliumatome von draußen in das Zytoplasma hinein.

Die Natrium-Kalium-ATPase verbraucht nicht nur viel Energie, sie erzeugt auch selbst Energie, so wie gekaufte Batterien die Gameboys Ihrer Kinder antreiben – bis sie verbraucht sind. Eigentlich ist die energieproduzierende Aktivität der Natrium-Kalium-ATPase sogar sehr viel effektiver als die Batterien, denn sie macht aus der Zelle eine ständig sich wieder aufladende biologische Batterie.

Und hier ist ihr Trick: Bei jeder Drehung der Natrium-Kalium ATPase werden mehr positive Ladungen nach außen getragen als hereingebracht, und dies geschieht gleichzeitig in jeder Zelle bei Tausenden von Proteinen. Während diese Proteine jede Sekunde Hunderte von solchen Zyklen durchlaufen, lädt sich das Innere der Zelle negativ auf, während das Äußere positiv geladen ist. Die negative Ladung wird als Membranpotenzial bezeichnet. Natürlich lässt die Lipidschicht der Membran keine geladenen Atome durch, weshalb die Ladung im Zellinneren negativ bleibt. Die positive Ladung außerhalb und die negative Ladung innerhalb der Zelle machen aus ihr eine Art sich immer wieder selbst aufladender Batterie, deren Energie dann für biologische Prozesse zur Verfügung steht.

Eine andere Variante der Effektorproteine, die Zytoskeletalproteine, regulieren die Gestalt und Beweglichkeit der Zellen. Eine dritte Variante namens Enzyme verbindet oder trennt Moleküle, weshalb sie von uns Menschen auch als Verdauungshilfen eingesetzt werden. In ihrer aktivierten Form können alle Effektorproteine, auch die Kanalproteine, die Enzyme und die Zytoskeletalproteine, mitsamt ihren Nebenprodukten als Signale zur Aktivierung der Gene dienen. Die IMPs und ihre Nebenprodukte produzieren Signale, die auf die Verbindungen der Regulatorproteine in dem »Ärmel« um die DNA wirken.

Im Gegensatz zur konventionellen Ansicht steuern die Gene also ihre Aktivität nicht selbst. Vielmehr sind es die Effektorproteine der Membran, die das »Ablesen« der Gene steuern, damit verbrauchte Proteine ersetzt oder neue erzeugt werden können.

Wie funktioniert das Gehirn?

Sobald ich verstanden hatte, wie die IMPs funktionieren, konnte ich schließen, *dass die Zellfunktionen hauptsächlich durch ihre Interaktion mit ihrer Umgebung gesteuert werden und nicht durch ihren genetischen Code.* Zweifellos sind die DNA-Blaupausen im Zellkern bemerkenswerte Moleküle, die im Laufe von über drei Milliarden Jahren entstanden sind, aber sie steuern nicht die Funktionen der Zelle. Außerdem können die Gene das Leben einer Zelle logischerweise gar nicht im Voraus programmieren, denn das Überleben der Zelle hängt schließlich von ihrer Fähigkeit ab, dynamisch auf jede Veränderung ihrer Umgebung zu reagieren.

Die Funktion der Membran, »intelligent« auf jeden Umweltimpuls zu reagieren und daraus ein Verhalten abzuleiten, macht aus ihr das wahre Gehirn der Zelle. Wenn wir diese Hypothese der gleichen Prüfung unterziehen, wie wir es beim Zellkern gemacht haben, erleben wir, dass die Zelle sofort stirbt, wenn wir die Membran entfernen. Und selbst wenn man die Membran intakt lässt und nur die Rezeptorproteine zerstört – was im Labor mit entsprechenden Enzymen leicht zu bewerkstelligen ist –, wird die Zelle »gehirntot«. In ihrem Koma empfängt sie keine Signale aus der Umwelt mehr, die für ihre Funktionen wichtig sind. Die Zelle verfällt aber auch ins Koma, wenn die Rezeptorproteine intakt bleiben und die Effektorproteine ausgeschaltet werden.

Um »intelligentes« Verhalten zu zeigen, braucht die Zelle eine funktionierende Membran mit Rezeptoren (Wahrnehmung) und Effektoren (Handlung). Diese Proteinkomplexe sind die grundlegenden Einheiten der zellulären Intelligenz.

Bei der Untersuchung dieser grundlegenden Wahrnehmungseinheiten haben wir die Zelle auf ihre fundamentalen Grundelemente reduziert. In diesem Zusammenhang ist es wichtig, daran zu erinnern, dass es in jeder Zellmembran Hunderttausende dieser Schalter gibt. Das Verhalten einer Zelle kann also nicht durch die Beobachtung eines einzelnen Schalters verstanden werden, sondern nur durch die Berücksichtigung der Gesamtheit aller Schalter. Das ist ein ganzheitlicher Ansatz, auf den ich im nächsten Kapitel noch weiter eingehen werde.

Auf der zellulären Ebene ist die Geschichte der Evolution im Wesentlichen eine Geschichte der Maximierung der grundlegenden »intelligenten« Einheiten, also der Rezeptor- und Effektorproteine der Zellmembran. Die Zellen wurden klüger, indem sie ihre äußere Membran effizienter nutzten und ihre Oberfläche ausdehnten, damit mehr IMPs hineinpassten. In primitiven Prokaryoten-Organismen führen die IMPs alle wesentlichen physiologischen Funktionen wie Stoffwechsel und Atmung aus. Im weiteren Verlauf der Evolution wandten sich Teile der Membran mit diesen physiologischen Funktionen nach innen und bildeten die Organellen, die für das eukaryotische Zytoplasma so typisch sind. Damit verblieb mehr Membranoberfläche zur Ansiedlung von IMPs. Außerdem ist die Eukaryote tausendfach größer als die Prokaryote, was ihr auch wesentlich mehr Membranoberfläche verschafft, also Platz für mehr IMPs. Daraus folgert mehr Wahrnehmung, was die Überlebenschancen erhöht.

Im Laufe der Evolution erweiterte sich die Zellmembran, doch dieser Erweiterung waren physische Grenzen gesetzt. An einem gewissen Punkt war die dünne Zellmembran nicht mehr in der Lage, die zunehmende Masse von Zytoplasma zu halten. Das kann man sich so vorstellen, als fülle man einen Luftballon mit Wasser. Eine Weile geht das gut, das Gummi hält und man kann den Ballon so weitergeben. Doch wenn man das Fassungsvermögen des Ballons überschreitet, reißt er, und sein Inhalt läuft aus, genauso wie eine zu prall gefüllte Zelle leicht reißt. Als die Zellmembran diese kritische Ausdehnung erreichte, war die Evolution der Einzeller an ihrer Grenze angelangt. Die ersten drei Milliarden Jahre gab es nur Einzeller auf diesem Planeten, weil die Entwicklung erst weitergehen konnte, als die Zelle eine neue Möglichkeit fand, ihre Wahrnehmung zu erweitern. Um klüger zu werden, fingen die Zellen an, sich mit anderen Zellen zusammenzuschließen. Sie bildeten mehrzellige Gemeinschaften, in denen sie die Wahrnehmung untereinander verteilen konnten.

Wie ich im ersten Kapitel beschrieben habe, sind die lebenswichtigen Funktionen einer Zelle die gleichen wie die lebenswichtigen Funktionen einer Zellgemeinschaft. Doch in den mehrzelligen Gemeinschaften fingen die Zellen an, sich zu spezialisieren. Diese Arbeitsteilung kommt in unseren verschiedenen Geweben und Organen zum Ausdruck.

Im Einzeller wird zum Beispiel die Atmung durch die Mitochondrien ausgeführt. In einem mehrzelligen Organismus entsprechen die Mitochondrien den Milliarden spezialisierter Lungenzellen. Ein weiteres Beispiel: Die Bewegung des Einzellers entsteht durch die Interaktion zytoplasmischer Proteine namens Aktin und Myosin. In einem Mehrzeller haben die Gemeinschaften spezialisierter Muskelzellen die Aufgabe der Bewegung übernommen, von denen jede über große Mengen an Aktin und Myosin verfügt.

Ich wiederhole diese Dinge hier noch einmal, weil ich betonen möchte, dass es zwar die Aufgabe der Membran einer einzelnen Zelle ist, die Umwelt wahrzunehmen und in angemessene Reaktionen umzusetzen, doch diese Funktionen wurden in unserem Körper von einer speziellen Gruppe von Zellen übernommen, die wir *Nervenzellen* nennen.

Obwohl zwischen den Einzellern und uns eine lange Entwicklung liegt, glaube ich, wie bereits erwähnt, dass die Erforschung der einzelnen Zelle einen wichtigen Beitrag zum Verständnis hochkomplexer Mehrzeller leisten kann. Selbst unser kompliziertestes Organ, das Gehirn, offenbart uns seine Geheimnisse leichter, wenn wir so viel wie möglich über das »Gehirn« der Zelle wissen: die Membran.

Das Geheimnis des Lebens

Wie Sie in diesem Kapitel erfahren haben, machten die Wissenschaftler in der letzten Zeit große Fortschritte beim Verständnis der auf den ersten Blick so schlicht wirkenden Membran. Doch auch schon vor einem guten Vierteljahrhundert waren ihre Funktionen im Wesentlichen bekannt. Damals erkannte ich, wie ein Verständnis der Funktionen der Membran das Leben verändern kann. Mein Aha-Erlebnis ähnelte der Dynamik einer übersättigten Lösung in der Chemie, wo ein einziger zusätzlicher Tropfen eine dramatische Reaktion auslösen kann, in deren Verlauf sich die gesamte gelöste Substanz zu einem einzigen großen Kristall vereinigt.

Im Jahr 1985 lebte ich in einem gemieteten Haus auf der Gewürzinsel Grenada in der Karibik und lehrte an einer anderen medizinischen Hochschule. Es war zwei Uhr morgens, und ich sah meine

Unterlagen über die Funktionsweise der Membran durch, um zu begreifen, wie sie Informationen verarbeitet, als ich eine umwälzende Erkenntnis hatte. Sie verwandelte mich zwar nicht in einen Kristall, aber in einen Membran-zentrierten Biologen, der keine Entschuldigung mehr dafür hatte, dass er aus seinem Leben nichts machte.

Ich war in jener frühen Morgenstunde damit befasst, mein Verständnis von der strukturellen Organisation der Membran zu überprüfen. Ich starrte auf die lutscherähnlichen Phospholipid-Moleküle, die wie Soldaten bei einer Parade perfekt ausgerichtet in der Membran platziert sind. Definitionsgemäß ist eine Struktur, deren Moleküle in einem regelmäßig wiederholten Muster angeordnet sind, ein Kristall. Es gibt grundsätzlich zwei Arten von Kristallen. Die meisten Menschen kennen sie als harte, unnachgiebige Mineralien wie Diamanten, Rubine oder auch Salz. Die zweite Art von Kristallen hat eine flüssigere Struktur, obwohl auch hier die Moleküle in einem regelmäßigen Muster angeordnet sind. In unserem Alltag finden wir solche flüssigen Kristalle in Digitaluhren und in Flachbildschirmen.

Um die Flüssigkristalle besser zu verstehen, kehren wir zu den Soldaten zurück. Wenn eine Kompanie marschierender Soldaten um die Ecke biegt, bleibt ihre strukturelle Anordnung erhalten, obwohl sie sich individuell bewegen. Sie verhalten sich wie eine fließende Flüssigkeit und verlieren doch nicht ihre kristalline Struktur. Die Phospholipid-Moleküle der Membran verhalten sich ganz ähnlich. Ihre flüssige, kristalline Struktur ermöglicht es der Membran, ihre Form dynamisch zu verändern und dabei ihre Integrität zu bewahren, was für eine flexible Membranbarriere sehr wichtig ist. Um diese Eigenschaft der Membran zu definieren, schrieb ich auf: »Die Membran ist ein *flüssiger Kristall.*«

Dann dachte ich weiter darüber nach, dass eine Membran nur mit Phospholipiden wie ein Butterbrot ohne Oliven ist. Wie ich an dem Beispiel gezeigt habe, kann die dunkle Flüssigkeit die Butterschicht nicht durchdringen. Das Butterbrot ist nicht leitend. Wenn man jedoch die IMP-»Oliven« hinzufügt, lässt die Membran manche Dinge durch und andere nicht. Ich notierte also weiter: »Die Membran ist ein *Halbleiter.*«

Als Letztes wollte ich in meine Beschreibung die beiden häufigsten IMPs einfügen, die Rezeptoren und die Kanalproteine, die es der Zelle erlauben, Nährstoffe hinein- und Abfallstoffe hinauszubefördern. Ich wollte gerade schreiben, dass die Membran Rezeptoren und Kanäle enthält, als mir klar wurde, dass ich statt »Rezeptor« auch »Tor« sagen konnte. Also vervollständigte ich meine Beschreibung mit den Worten: »Die Membran enthält *Tore* und *Kanäle*.«

Ich lehnte mich zurück und betrachtete meine Beschreibung der Membran. »*Die Membran ist ein flüssiger, kristalliner Halbleiter mit Toren und Kanälen*.« Ich merkte sofort, dass ich genau diesen Satz vor Kurzem gehört oder gelesen hatte, wusste aber zuerst nicht wo. Eines war jedoch sicher: Es war nicht im Zusammenhang mit Biologie.

Während ich mich auf meinem Stuhl zurücklehnte, fiel mein Blick auf die Ecke meines Schreibtischs, auf der ein nagelneuer Macintosh stand, mein erster Computer. Neben dem Computer lag ein knallrotes Buch mit dem Titel *Wie funktioniert mein Computer?* – ein für Laien geschriebenes Handbuch, das ich kürzlich aus der Grabbelkiste eines Computerladens gefischt hatte. Ich griff nach dem Buch und fand in der Einleitung die Definition eines Computerchips: »Ein Chip ist ein kristalliner Halbleiter mit Toren und Kanälen.«

Zuerst war ich einfach baff darüber, dass ein Chip und eine Zellmembran mit der gleichen technischen Definition beschrieben werden können. Die nächsten Sekunden verbrachte ich intensiv damit, biologische Membranen und Silikon-Halbleiter zu vergleichen. Die Erkenntnis, dass die gleiche technische Definition nicht zufällig zustande kam, verblüffte mich noch mehr. Tatsächlich: Die Zellmembran entsprach funktional und strukturell einem Silikonchip!

Zwölf Jahre später veröffentlichte ein australisches Forschungsteam unter B.A. Cornell in *Nature* einen Artikel, der meine Hypothese bestätigte [Cornell et al., 1997]. Die Forscher isolierten eine Zellmembran und steckten ein Stück Goldfolie darunter. Dann füllten sie in den Raum zwischen der Goldfolie und der Membran eine spezielle Elektrolytlösung. Wenn die Rezeptoren der Membran durch ein komplementäres Signal stimuliert wurden, öffneten sich die Kanäle und ließen die Elektrolytlösung durch die Membran. Die Folie diente dabei als Wandler, mit dessen Hilfe die elektrische Aktivität der Kanäle digital auf einen Bildschirm übertragen werden konnte.

Diese Versuchsanordnung beweist, dass die Zellmembran nicht nur wie ein Chip aussieht, sondern auch so funktioniert. Cornell und seine Mitarbeiter haben eine biologische Zellmembran erfolgreich in einen digital ablesbaren Computerchip umfunktioniert.

Und was soll daran so toll sein?, fragen Sie sich jetzt vielleicht. Die Tatsache, dass die Zellmembran einem Computerchip ähnelt, bedeutet, dass man sich die Funktionsweise einer Zelle besser vorstellen kann, wenn man sie mit einem PC vergleicht. Die erste große Erkenntnis dabei ist: Computer und Zellen sind *programmierbar.* Die zweite Erkenntnis, die damit einhergeht, lautet: Der Programmierer sitzt *außerhalb* des Computers beziehungsweise der Zelle. Biologisches Verhalten und Gen-Aktivität stehen in dynamischer Beziehung zu den Informationen aus der Umgebung, die in die Zelle heruntergeladen werden.

Eine Zelle ist also tatsächlich ein *»programmierbarer Chip«, dessen Verhalten und Gen-Aktivität hauptsächlich von Umweltsignalen bestimmt werden, nicht von Genen.*

Ich war als Nukleus-zentrierter Biologe ausgebildet worden, ebenso wie Kopernikus als erdzentrierter Astronom ausgebildet worden war. Daher war es für mich ein Schock, als ich erkannte, dass der Nukleus mit seinen Genen nicht die Zelle programmiert. Die Daten werden durch die Rezeptoren in die Zelle bzw. in den Computer eingegeben. Die Rezeptoren entsprechen also der Tastatur der Zelle. Sie lösen einen Reiz auf die Effektorproteine der Membran aus, den Prozessor. Die Prozessor-Proteine setzen die Umweltinformationen dann in das Verhalten des Organismus um.

Die Aufgabe eines Computerprozessors besteht darin, hereinkommende Daten in die binäre Sprache des Betriebssystems zu übersetzen. Die Rezeptor-Effektor-Proteinkomplexe entsprechen auf der zellulären Ebene genau dieser Funktion. Umweltinformationen werden von dem Rezeptor- an das Effektorprotein weitergegeben, welches das Signal in die Verhaltenssprache der Biologie übersetzt.

In jenen frühen Morgenstunden erkannte ich, dass die neueste Zellforschung, in der sich das Geheimnis der magischen Membran immer weiter offenbart, eine ganz andere Geschichte erzählt als die konservative Biologie mit ihrem genetischen Determinismus. In diesem Augenblick der Erkenntnis war ich frustriert, weil ich meine

Aufregung mit niemandem teilen konnte. Ich lebte allein in einer ländlichen Gegend. Mein Haus hatte kein Telefon. Aber vielleicht saßen noch ein paar Studenten in der Bibliothek. Ich warf mir schnell ein paar Klamotten über und rannte zum Uni-Gebäude hinüber, um irgendjemandem von dieser aufregenden Entdeckung zu erzählen.

Wie ich da so atemlos, mit feurigem Blick und zerzaustem Haar über den Hof rannte, wirkte ich wohl wie der Prototyp des verwirrten Professors. Ich erspähte einen meiner Erstsemester-Studenten und lief mit den Worten »Ich muss dir unbedingt was erzählen! Es ist so großartig!« auf ihn zu. Ich erinnere mich, dass er einen Schritt zurücktrat und sich vor diesem verrückten Wissenschaftler, der in die schläfrige Stille der Bibliothek hereingeplatzt war, beinahe zu fürchten schien. In der komplexen, vielsilbigen Sprache der konventionellen Biologie überschüttete ich ihn mit meinen neuen Erkenntnissen über die Zellen. Als ich fertig war, erwartete ich seine Glückwünsche oder zumindest ein »Bravo«, aber er schaute mich nur sprachlos und mit weit aufgerissenen Augen an. Das Einzige, was er nach einer Weile sagte, war: »Ist alles in Ordnung mit Ihnen, Dr. Lipton?«

Ich war enttäuscht. Der Student hatte kein Wort von dem verstanden, was ich ihm erzählt hatte. Im Rückblick sehe ich ein, dass er als Erstsemester weder über das Vokabular noch über den wissenschaftlichen Hintergrund verfügte, um aus meinem aufgeregten Wortschwall irgendeinen Sinn herauszuhören. Doch damals nahm es mir erst einmal den Wind aus den Segeln. Ich hatte den Schlüssel zum Geheimnis des Lebens gefunden – und niemand war da, der mich verstehen konnte! Ich muss zugeben, dass ich bei den meisten meiner Kollegen, die mit der vielsilbigen wissenschaftlichen Ausdrucksweise durchaus vertraut sind, auch nicht mehr Glück hatte.

Im Laufe der Jahre verbesserte ich meine Darstellung der magischen Membran und verfeinerte sie immer mehr, bis auch Erstsemester und Laien sie verstehen konnten. Ich arbeitete auch die jeweils neuesten Forschungsergebnisse ein. Dadurch fand ich sowohl unter medizinischen Fachleuten als auch unter Laien ein immer empfänglicheres Publikum. In meinem Publikum gab es zudem immer mehr Menschen, die für die spirituellen Implikationen meiner Entdeckung offen waren. Der Wandel von einer Nukleus-zentrierten zu einer

Membran-zentrierten Biologie war aufregend, aber nur deswegen wäre ich nicht so aufgeregt in die Bibliothek gerannt. In jener Nacht in der Karibik verwandelte ich mich nicht nur in einen Membran-zentrierten Biologen, sondern auch von einem agnostischen Wissenschaftler in jemanden, der fest daran glaubt, dass das ewige Leben unseren Körper transzendiert.

Ich werde im Epilog noch weiter auf den spirituellen Teil der Geschichte eingehen. An dieser Stelle möchte ich nur noch einmal die Lehren der magischen Membran wiederholen: Die Kontrolle über unser Leben wird im Augenblick unserer Empfängnis nicht einem genetischen Würfelspiel überlassen, sondern in unsere eigenen Hände legt. Wir können unsere eigene Biologie steuern, so wie ich dieses Textprogramm steuere. Wir haben die Macht, die Daten zu bestimmen, die wir in unseren Biocomputer eingeben, so wie wir wählen können, welche Worte wir tippen. Wenn wir begreifen, wie die IMPs die Biologie steuern, werden wir zu Meistern unseres Schicksals.

Ich kann nicht gerade behaupten, die breite wissenschaftliche Öffentlichkeit habe sich meinen Begriff des »MemBrain« zu eigen gemacht oder sich applaudierend meiner Botschaft angeschlossen, dass uns die integralen Membranproteine zu Herren über unser Schicksal machen. Aber ich kann sagen, dass es inzwischen eine Fülle an neuen Forschungsergebnissen gibt, die voll und ganz die bedeutende Rolle der Membran als Vermittlerin mit der Umgebung und als einflussreiche Gestaltungskraft bestätigt.

Zum Beispiel hat die Erforschung des von mir erwähnten Potenzials der Zellmembran den Entwicklungsbiologen, die sich zuvor in Bezug auf die Steuerung der Entwicklung und die Entstehung der Körperteile nur auf die Rolle der Signalmoleküle (Hormone, Neurotransmitter und andere chemische Stoffe) konzentriert hatten, einen ganz neuen Denkansatz beschert. 2011 veränderte der Biologe Michael Levin mit seinem Team vom Tufts Center for Regenerative and Developmental Biology die bioelektrische Spannung der Membran von Kaulquappenzellen. Erstaunlicherweise führte allein die Änderung des Membranpotenzials an Rücken- und Schwanzzellen der Kaulquappen dazu, dass sich dort voll entwickelte Augen bildeten – weit entfernt von den Stellen, wo Augen normalerweise entstehen [Pai et al., 2011]. Mir scheint das ein eindrucksvolles Beispiel für die Magie des MemBrain zu sein!

Der Schlüssel zum Erfolg dieses Experiments lag in der Beobachtung, dass im Embryonalstadium der Kaulquappen das Membranpotenzial der Zellen, die ein Auge bilden sollen, von –70 Millivolt auf –20 Millivolt absinkt. Die Wissenschaftler ahmten diese Veränderung nach, indem sie der Membran der Rücken- und Schwanzzellen der Kaulquappen spannungsverändernde Calciumionenkanalproteine zuführten und damit den Reiz für die Bildung eines vollständigen Auges auslösten.

Das ist eine aufregende Sache, denn damit eröffnen sich neue Möglichkeiten der Reparatur von Geburtsfehlern und beschädigten Organen. Es bestätigt auch die Tatsache, dass die Membran das Zellverhalten nicht mit chemischen, sondern mit elektrischen, umweltbedingten Signalen beeinflusst (mehr darüber im nächsten Kapitel). »Neben den Anwendungsmöglichkeiten in der regenerativen Medizin ist diese neue Technik für Augen der erste Schritt zum Knacken des bioelektrischen Codes«, schreibt Levin [Yuhas 2013].

Die Forschung über Membrane hilft auch, den Ruf des Cholesterins wiederherzustellen, das lange als Herzkrankheiten und Schlaganfälle auslösender Übeltäter galt. Diese Anklage lässt sich jedoch nur rechtfertigen, wenn schon allein die Anwesenheit am Tatort schuldig macht. Es stimmt, in 35 Prozent der Patienten mit Herzgefäß-Erkrankungen ist der Cholesterinspiegel erhöht, und im Bereich der Schädigung sind die auf der Innenwand der Blutgefäße sitzenden Endothelzellen voller Cholesterintröpfchen. Doch ich möchte hier zu einer differenzierteren Betrachtung des Cholesterins einladen, die im Überschwang seiner Dämonisierung oft verloren geht.

Cholesterol ist ein für unser tagtägliches Überleben äußerst wichtiges Fettmolekül. Es ist zum Beispiel ein Vorläufer für die Synthese wichtiger Steroidmoleküle wie den für die Verdauung wichtigen Gallensalzen, den regelnden Steroidhormonen wie Östrogen und Cortisol sowie Vitamin D.

Für dieses Kapitel ist besonders relevant, dass Cholesterin ein wesentlicher Bestandteil der Zellmembran ist, deren Funktion das Überleben unserer 50 Billiarden Zellen sichert, besser gesagt: *unser* Überleben. Cholesterin hilft der Membran, einen wichtigen Balanceakt zu vollziehen: Sie muss fest genug sein, um dem Druck des Zytoplasmas standzuhalten, und doch geschmeidig genug, um die für die Bewegung der Zellen notwendige Flexibilität zu gewährleisten.

Die Fließfähigkeit der Membran ist auch für ihre »Hirnfunktion« wichtig, für ihre Fähigkeit, Informationen aus der Umwelt wahrzunehmen und umzusetzen. Für eine normale Membranfunktion müssen die Rezeptor- und Effektormoleküle (IMPs) miteinander in Kontakt treten können, indem sie frei in dem inneren, Öl liebenden, Wasser abweisenden Kern der Membran zirkulieren. Die Viskosität des Fettkerns der Membran bestimmt die Fähigkeit dieser Proteine, frei zu zirkulieren. Eine nur aus Phospholipidmolekülen bestehende Membran wäre zwar ziemlich flüssig und würde die Beweglichkeit der IMPs fördern, aber sie wäre nicht stabil genug, um dem Druck des Zytoplasmas aus dem Zellinneren standzuhalten.

Cholesterin ist ein festeres Molekül als Phopholipid. Wenn Cholesterin in die Membran eingefügt wird, festigt es die umliegenden Phospholipidmoleküle und erzeugt damit jene zusätzliche Festigkeit der Membran, die verhindert, dass kleine Ionen und Moleküle in die Zelle eindringen. Das eingefügte Cholesterin erzeugt auch zusätzlichen Platz zwischen den Phospholipidmolekülen und verhindert damit, dass sie »gelieren«, also von einer Öl-artigen Substanz in einen eher butterähnlichen Zustand übergehen. Neben der Stärkung der Membran wirkt das Cholesterin daher wie eine Art Frostschutzmittel; es stellt sicher, dass sich die Proteine und Lipide frei bewegen können [Holthuis und Menon 2014].

Die starren Cholesterinmoleküle der Membran können jedoch auch die Beweglichkeit der IMPs einschränken. Wenn ganze Gruppen von Cholesterinmolekülen sich mit einer bestimmten Art von Lipiden namens Sphingolipide verbinden, bilden sie fest strukturierte »Floße«, die die Beweglichkeit der darin eingeschlossenen IMPs begrenzen. Dies ist ein weiteres Beispiel für die konstruktive Kraft eines Zusammenschlusses. Diese Floße verhalten sich wie Gehege, in denen IMP-Cluster entstehen, die gemeinsam bestimmte Zellfunktionen steuern. Cholesterin-Floße sind das zelluläre Äquivalent des Kurzzeitgedächtnisses, denn die IMPs, die sie enthalten, liefern Informationen über das jeweilige Zellverhalten [Korade und Kenworthy 2008].

Diese wichtigen Funktionen verdeutlichen, dass Cholesterin nicht einfach als Bösewicht angeprangert werden sollte, sondern es ist eher eine Art Fußsoldat, der seine Pflicht erfüllt und tut, was man ihm aufträgt. Ich entging dem Vorurteil, Cholesterin sei eine Ursache für Herzkrankheiten, weil ich beim Übergang von dem entspannten Leben eines karibischen Dozenten in das weitaus hektischere Leben eines Stanford-Forschers eine Weile an der Pennsylvania State Universität in einer Art Forschungszwischenstation landete: im Labor von Theodore Hollis, einem begabten Wissenschaftler, den ich bei seinem Gastvortrag auf der Insel kennengelernt hatte.

In seinem Labor zeigte mir Ted eine Reihe von Blutproben einer besonderen Art von Ratten, an denen er Forschungen zur menschlichen Arteriosklerose betrieb, jener Verengung und Verhärtung der Arterien, die in den USA eine der Haupttodesursachen ist. Diese Laborratten hatten so viel Cholesterin im Blut, dass es weiß wie Milch war. Trotz dieses scheinbar toxischen Cholesteringehalts bildeten diese Ratten keine für Arteriosklerose typische Endothelzellen-Plaque in den Blutgefäßen. Das Geheimnis? Ted verabreichte ihnen neben dem Cholesterin ein rezeptfreies Antihistamin-Präparat (wie es Allergiker regelmäßig einnehmen). Die Antihistamine konnten offenbar die angebliche Rolle des Cholesterins bei der arteriosklerotischen Plaquebildung ausschalten. Die Fehlfunktion der Blutgefäße wurde also nicht allein durch die Anwesenheit von Cholesterin verursacht.

Da die Antihistamine die Ratten offensichtlich geschützt hatten, lenkte Ted seine Aufmerksamkeit auf einen anderen Verdächtigen: Histamin. (Wichtiger Hinweis: Trotz der aufregenden Ergebnisse meines Freundes Ted empfehle ich nicht, dass sich irgendjemand jetzt mit Antihistaminen vollpumpt! Die Forschungen dazu stehen erst am Anfang, und ich bin ohnehin der Überzeugung, dass die Biomedizin zu oft zu schnell zu Medikamenten greift, ohne die Nebenwirkungen voll zu begreifen.) Histamin ist ein Stresshormon, welches im Zusammenhang mit der durch einen Stressor ausgelösten Kampf-oder-Flucht-Reaktion den Körper darauf vorbereitet, mit Verletzungen oder Entzündungen umzugehen. Heute, Jahrzehnte später, hat sich der Beitrag von Histamin zur Entstehung von Arteriosklerose bestätigt. In neueren Experimenten wurden bei Mäusen die für die Histaminsynthese notwendigen Gene »abgeschaltet«. Diese genetisch veränderten, histaminfreien Mäuse widerstanden dem Einfluss von Stressoren, die bei den Mäusen der Kontrollgruppe Entzündungen und Arteriosklerose auslösten. Und zwar unabhängig davon, wie viel Cholesterin sie im Blut hatten [Wang et al., 2011].

Die Ergebnisse der Tierexperimente verweisen auf die Bedeutung von chronischem Stress als Auslöser von Histaminausschüttungen und der Entstehung von Arteriosklerose und Herz-Kreislauf-Erkrankungen. Im direkten Gegensatz zu der Annahme, Cholesterin verursache Herzerkrankungen, entstehen Herz-Kreislauf-Erkrankungen wohl eher aus Umweltstressoren und weniger aufgrund genetischer oder biochemischer Fehlfunktionen.

Diese Forschungen widersprechen der allgemeinen Tendenz der Schulmedizin, Cholesterin zu verteufeln, und diese Tendenz entspricht den Interessen der pharmazeutischen Industrie. Diese hat inzwischen ein weiteres ihrer Wundermittel auf den Markt gebracht: die Statine. Sie senken den Cholesterinspiegel, indem sie ein Leberenzym blockieren, welches für über 70 Prozent der körpereigenen Cholesterin-Produktion zuständig ist. Ursprünglich sollten die Statine Menschen mit besonders hohem Herzerkrankungsrisiko helfen, doch irgendjemand, wahrscheinlich aus dem Vertrieb, kam auf die Idee, man könne Statine ja auch als Vorbeugemittel gegen mögliche zukünftige Herzerkrankungen vermarkten.

In der in diesem Zusammenhang häufig für den Einsatz von Statinen zitierten JUPITER-Studie wurde festgestellt, dass während des Beobachtungszeitraums in der Placebogruppe 68 Herzinfarkte auftraten und in der Gruppe, die Statine einnahm, nur 31. Das würde bedeuten, dass Statine eine Senkung des Risikos um beeindruckende 58 Prozent bewirken. Die Wissenschaftler empfahlen deshalb Statine als wirksames Präventionsmittel gegen Herzinfarkt

[Ridker 2008]. Oberflächlich betrachtet klingt das schlüssig und beeindruckend, doch dahinter steckt eine geschickte Interpretation der Daten. Beide Gruppen bestanden aus 8901 Teilnehmern. Das Risiko eines Herzinfarkts sank also von sehr niedrigen 0,76 Prozent (68 von 8901) der Kontrollgruppe auf 0,35 Prozent (31 von 8901) in der Gruppe, die Statine einnahm. Die »Schutzwirkung« der Statine betrug also ganze 0,35 Prozent, also eine Senkung des Erkrankungsrisikos um weniger als ein halbes Prozent. Wenn 300 Menschen die teuren Statine nehmen, kann das statistisch gesehen nur bei einem Menschen einen Herzinfarkt verhindern. Folgestudien haben ergeben, dass die vorbeugende Wirkung von Cholesterin senkenden Mitteln stark übertrieben worden war. Nebenbei bemerkt: AstraZeneca, der Hersteller des in der Studie verwendeten Statins, war der Hauptgeldgeber für die inzwischen diskreditierte JUPITER-Studie [Lorgeril et al., 2010].

Die präventive Verwendung von Statinen hat zwar den Statin-Verkauf angekurbelt, aber im Kampf gegen Herz-Kreislauf-Erkrankungen keine nennenswerte Auswirkung gehabt. Wie bei vielen der in letzter Zeit ausgefochtenen Kriege sind auch hier die Kosten hoch und die Erfolge zu vernachlässigen. Allein 2013 wurden in den USA Statine im Wert von 29 Milliarden Dollar verkauft, ohne dass die Herz-Kreislauf-Erkrankungen erkennbar zurückgegangen wären. Wie gesagt, senken Statine bestenfalls das Herzinfarkt-Risiko um 0,35 Prozent, während sie mit 15 bis 40 Prozent Wahrscheinlichkeit Nebenwirkungen hervorrufen. Neuere unabhängige Studien haben sogar nachgewiesen, dass die präventive Einnahme von Statinen das Risiko eines Herzinfarkts wenig bis gar nicht senkt [Sultan und Hynes 2013].

Statt in dem aussichtslosen Krieg gegen Herz-Kreislauf-Erkrankungen weiterhin nach Massenvernichtungswaffen zu suchen, ist es vielleicht an der Zeit (oder schon längst über der Zeit), die Anklage gegen das Cholesterin als Hauptschuldigen fallen zu lassen und unsere Aufmerksamkeit weniger auf genetische oder biochemische Fehlfunktionen, sondern mehr auf die Umweltstressoren zu lenken.

Der Ursprung von 90 Prozent der Herz-Kreislauf-Erkrankungen liegt in den Reaktionen auf Umweltsignale im Blut. Das Gehirn schüttet Hormone, Stressfaktoren und Entzündungsstoffe in die Blutbahnen aus, um die Funktion von 50 Billionen Zellen zu koordinieren und uns damit am Leben zu erhalten.

Diese Erkenntnis bringt uns wieder zur Geschichte der magischen MemBrain zurück, denn die Zellmembran ist der informationsverarbeitende Prozessor, die Schnittstelle zwischen unserer Biologie und unserer Wahrnehmung der Umwelt. Ein vollständigeres Verständnis der wichtigen Rolle, die das Cholesterin bei der Informationsverarbeitung der Membran spielt, verdeutlicht, dass die Störung des Cholesterin-Stoffwechsels durch Statine nur bedeutet, einen weiteren Schraubenschlüssel in die Maschine zu werfen.

Bis vor Kurzem galt Krankheit als die Folge einer Störung der biochemischen Mechanismen in den Zellen. Doch die allermeisten Krankheiten lassen sich inzwischen auf den Lebensstil zurückführen. Wenn die Biomedizin die Membran endlich als das magische Gehirn anerkennt, das sie ist, wird sie ihre Aufmerksamkeit von den genetisch/biochemischen Funktionsstörungen abwenden und sich darauf konzentrieren, wie wir unsere Wahrnehmungen/Überzeugungen ändern können (mehr dazu später), um Herzerkrankungen und auch den meisten anderen Krankheiten vorzubeugen.

4

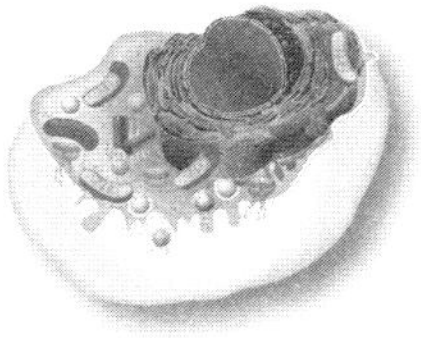

Die neue Physik: Mit beiden Füßen fest auf dünner Luft

Als ich in den 1960er-Jahren am College meinen Biologie-Abschluss machte, wusste ich, dass ich noch Physik als Nebenfach dazunehmen musste, um bei einer der angesehenen Universitäten eine Chance zu haben. An meinem College wurde ein Physik-Einführungskurs angeboten, in dem grundlegende Themen wie Schwerkraft, Akustik, Hebelkräfte und dergleichen so präsentiert wurden, dass sie auch von Nicht-Physikern verstanden werden konnten. Es gab auch einen anderen Physikkurs über Quantenphysik, der jedoch von den meisten meiner Kommilitonen gemieden wurde wie die Pest. Die Quantenphysik war irgendwie geheimnisumwittert, und wir Biologen hielten sie für eine äußerst merkwürdige Wissenschaft. Wir dachten, nur akademische Physiker, Masochisten und Verrückte würden fünf Punkte für einen Kurs riskieren, der auf der Grundlage aufbaute »Jetzt siehst du es … Jetzt siehst du es nicht«.

Damals hätte ich einen Kurs in Quantenphysik höchstens deshalb belegt, weil sich so etwas gut als originelle Anmache eignete. Zu Zeiten von Sonny und Cher wäre es nämlich äußerst schick gewesen, auf einer Party zu einem Mädchen zu sagen: »Na, Süße, ich studiere übrigens Quantenphysik – was für ein Sternzeichen bist du?«

Andererseits hätte das vermutlich auch nicht gezogen, denn ich sah kaum je einen Quantenphysiker auf diesen Partys – ich sah sie eigentlich überhaupt sehr selten. Sie schienen wenig vor die Tür zu kommen.

Ich wog die verschiedenen Optionen ab und belegte dann den Einführungskurs. Schließlich wollte ich Biologe werden und meine Karriere nicht durch irgendwelche abgehobenen Physiker riskieren, die für flüchtige Bosonen und Quarks schwärmten. Wie meine Kommilitonen beschäftigte ich mich während meines Biologiestudiums kaum mit Quantenphysik.

Bei dieser Einstellung überrascht es nicht, dass wir herzlich wenig Ahnung von physikalischen Formeln und mathematischen Bezügen hatten. Ich wusste etwas über Schwerkraft – schwere Objekte sinken und leichtere halten sich eher oben. Ich wusste etwas über Licht – Pflanzenpigmente wie Chlorophyll und visuelle Pigmente in der Netzhaut von Tieren absorbieren manche Farben des Lichts und sind »blind« für andere. Ich wusste sogar ein wenig Bescheid über Temperaturen – bei hohen Temperaturen werden biologische Moleküle inaktiv, weil sie schmelzen, während sie bei niedrigen Temperaturen einfrieren und erhalten bleiben. Ich übertreibe jetzt natürlich, aber der traditionelle Biologe weiß tatsächlich wenig über Physik.

Als ich mich von der Nukleus-zentrierten Biologie abwandte und mich der Membran widmete, konnte ich die volle Bedeutung dieses Umschwungs noch nicht ermessen, weil ich keine Ahnung von Quantenphysik hatte. Ich wusste, dass integrale Membranproteine durch Umweltsignale dazu veranlasst werden, die Zelle mit Energie zu versorgen. Da ich aber nichts über das Quantenuniversum wusste, konnte ich das Wesen dieser Umweltsignale, die diesen Prozess auslösen, nicht richtig deuten.

Erst 1982, mehr als zehn Jahre, nachdem ich die Universität abgeschlossen hatte, erkannte ich, wie viel mir entgangen war, weil ich den Kurs in Quantenphysik ausließ. Ich glaube, wenn ich ihn damals belegt hätte, wäre ich schon viel eher zum biologischen Revoluzzer mutiert. An jenem Tag im Jahre 1982 saß ich auf dem Boden einer Lagerhalle in Berkeley, Kalifornien, 1500 Meilen weit von zu Hause entfernt, und beklagte die Tatsache, dass ich mit dem vergeblichen Versuch, eine Rock-'n'-Roll-Show auf die Beine zu stellen, meine wissenschaftliche Karriere ernsthaft gefährdet hatte. Meine Truppe und ich saßen in der Patsche – nach sechs Shows war unser gesamtes Geld futsch. Ich hatte kein Bargeld mehr, und wenn ich irgendwo mit meiner Kreditkarte bezahlen wollte, zeigte das Lesegerät des Händlers einen Totenkopf an. Wir lebten von Kaffee und Donuts und arbeiteten uns durch Elisabeth Kübler-Ross' fünf Stufen der Trauer über den Tod unserer Show: Verleugnung, Wut, Verhandeln, Depression und zuletzt Akzeptanz [Kübler-Ross 1997].

In einem Augenblick der Akzeptanz wurde die Grabesstille in der düsteren Lagerhalle vom durchdringenden elektronischen Klingelton eines Telefons durchbrochen. Trotz des unablässigen, nervtötenden Signals ging keiner von uns dran – es konnte nicht für uns sein, niemand wusste, dass wir hier waren.

Schließlich nahm der Verwalter der Halle den Hörer ab und stellte damit die gesegnete Stille wieder her. In dieser Stille vernahm ich, wie er sagte: »Ja, der ist hier.«

Ich schaute auf, aus der dunkelsten Tiefe meines Lebens, und sah, wie er mir den Hörer reichte. Es war jene Medizin-Hochschule in der Karibik, die mich vor zwei Jahren schon einmal angeheuert hatte. Der Direktor der Hochschule hatte zwei Tage damit verbracht, meine Spur von Wisconsin bis nach Kalifornien zu verfolgen, um mich zu fragen, ob ich Interesse hätte, noch mal dort Anatomie zu lehren.

Ob ich Interesse hätte? »Wann brauchen Sie mich?«, fragte ich ihn. »Gestern«, war seine Antwort. Ich sagte, ich würde den Job gerne annehmen, bräuchte allerdings eine Vorauszahlung meines Gehalts. Die Schule schickte das Geld noch am gleichen Tag, und ich teilte das Geld mit meinen Geschäftspartnern. Dann flog ich zurück nach Madison, verabschiedete mich von meinen Töchtern, packte ein paar Sachen ein und war 24 Stunden später am Flughafen, um ins Paradies zu fliegen.

Vielleicht fragen Sie sich, was meine fehlgeschlagene Karriere als Rock'n'Roller mit der Quantenphysik zu tun hat. Nun, ich habe einen etwas unorthodoxen Lehrstil. Den linear Denkenden unter Ihnen sei jedoch versichert, dass es jetzt wieder um Quantenphysik geht, durch die ich erfreulicherweise gelernt habe, dass ein Wissenschaftler die Geheimnisse des Universums nicht durch lineares Denken verstehen kann.

Höre auf die innere Stimme

Während ich auf meinen Flug wartete, wurde mir plötzlich klar, dass ich nichts zu lesen dabei hatte. Kurz bevor das Gate schloss, rannte ich zum Buchladen hinüber. Die Aufgabe, aus Hunderten von Büchern eines auszusuchen, während ich fürchtete, meinen Flug zu verpassen, fiel mir nicht leicht. In meiner Hektik sprang mir der Titel eines Buchs ins Auge: *The Cosmic Code: Quantum Physics as the Language of Nature (Cosmic Code: Quantenphysik als Sprache der Natur),* geschrieben von dem Physiker Heinz R. Pagels [Pagels 1982]. Ich überflog den Klappentext und stellte fest, dass es eine Darstellung der Quantenphysik für Laien war. Ich hatte seit dem College immer weiter stur an meiner Abneigung gegen die Quantenphysik festgehalten und legte das Buch zurück, um mich nach einer etwas leichteren Lektüre umzusehen.

Mein Zeitgefühl schlug immer lauter Alarm, also griff ich mir einen dieser selbst ernannten Bestseller und lief zur Kasse. Während der Verkäufer den Preis für den Bestseller in die Kasse eingab, sah ich hinter ihm auf einem Regal ein weiteres Exemplar von Pagels' Buch. Ich überwand endlich meine Abneigung gegen die Quantenphysik und bat den Kassierer, mir auch den Band *Cosmic Code* zu geben.

An Bord des Flugzeugs musste ich mich erst einmal mit einem Kreuzworträtsel von meinem adrenalingesättigten Ausflug in den Buchladen erholen. Schließlich nahm ich aber doch Pagels' Buch zur Hand. Binnen Kurzem war ich völlig gefesselt. Ich brannte darauf, zu erfahren, was auf der nächsten Seite stand, und musste doch einzelne Passagen immer wieder lesen. Ich las während des ganzen Flugs, während meiner drei Stunden Aufenthalt in Miami und während der restlichen fünfstündigen Reise auf meine Insel. Pagels faszinierte mich restlos!

Bevor ich in Chicago an Bord gegangen war, hatte ich keine Ahnung gehabt, was die Quantenphysik mit der Biologie, der Wissenschaft von den lebendigen Organismen, zu tun hat. Als ich im Paradies ankam, befand ich mich in einer Art intellektuellem Schockzustand. Mir war klar, dass die Quantenphysik für die Biologie eine wichtige Rolle spielt und dass die Biologen einen schweren wissenschaftlichen Irrtum begehen, indem sie die Gesetze der

Quantenphysik ignorieren. Schließlich ist die Physik die Grundlage aller Naturwissenschaften, doch wir Biologen halten uns immer noch an das altmodische, wenn auch recht geordnet strukturierte Newton'sche Weltmodell. Unser Denken bewegt sich in der physischen Welt Newtons und missachtet die unsichtbare Quantenwelt Einsteins, in der Materie aus Energie besteht und es nichts Absolutes gibt. Auf der atomaren Ebene ist ja noch nicht einmal gesichert, dass es die Materie überhaupt gibt. Es gibt sie nur als *Tendenz.* All meine biologischen und physikalischen Gewissheiten waren erschüttert!

Im Rückblick hätte mir und anderen Biologen klar sein können, dass die Newton'sche Physik, so elegant und beruhigend sie für hyperrationale Wissenschaftler auch sein mag, nicht die ganze Wahrheit über den menschlichen Körper oder das Universum enthalten kann. Die medizinische Forschung schreitet zwar immer weiter voran, aber lebendige Organismen verweigern sich letztendlich stur jeder Quantifizierung. Eine Entdeckung nach der anderen erklärt biochemische Signalstoffe wie Hormone und Zytokine (Immunbotenstoffe), Wachstumsfaktoren und Tumor-Unterdrücker, doch sie deutet keine paranormalen Phänomene wie etwa Spontanheilungen, verblüffende übersinnliche oder rational nur schwer erklärliche körperliche Phänomene wie das Laufen über glühende Kohlen ohne Auftreten von Brandwunden oder die Fähigkeit der Akupunktur, Schmerzen zu beseitigen, indem Chi im Körper bewegt wird, die allesamt der Newton'schen Biologie widersprechen.

Natürlich hatte ich über solche Dinge nicht nachgedacht, als ich noch an der medizinischen Fakultät war. Meine Kollegen und ich hatten unsere Studenten dazu ausgebildet, Heilungen zu ignorieren, die auf Akupunktur, Chiropraktik, Massage, Gebet oder Ähnliches zurückgeführt wurden. Wir gingen sogar noch weiter. Wir beschuldigten diese Therapien der Scharlatanerie, weil wir an den alten Glauben der Newton'schen Physik gebunden waren. Alle eben genannten Heilweisen beruhen auf dem Glauben, dass es Energiefelder gibt, die unsere Physiologie und Gesundheit beeinflussen können.

Die Illusion der Materie

Sobald ich mich mit der Quantenphysik ausgesöhnt hatte, erkannte ich, dass wir mit unserer hochnäsigen Geringschätzung der energetischen Denkansätze genauso kurzsichtig gewesen waren wie der Dekan der Fakultät für Physik an der Harvard University, von dem Gary Zukav in seinem Buch *Die tanzenden Wu Li Meister* berichtet [Zukav 1979]. Dieser warnte im Jahr 1893 seine Studenten, es werde in Zukunft keinen Bedarf an akademischen Physikern mehr geben. Er behauptete, die Wissenschaft habe festgestellt, das Universum sei eine »Materie-Maschine« aus physischen, individuellen Atomen, die ganz den Gesetzen der Newton'schen Physik gehorchen. Das Einzige, was den Physikern jetzt noch zu tun bleibe, sei, ihre Messmethoden zu verfeinern.

Nur drei kurze Jahre später war die Annahme hinfällig, die Atome seien die kleinsten Teilchen des Universums. Man entdeckte, dass das Atom aus noch kleineren, subatomaren Teilchen besteht. Noch erschütternder war die Erkenntnis, dass die Atome verschiedene merkwürdige Energien wie Röntgenstrahlen und Radioaktivität aufweisen. An der Wende zum 20. Jahrhundert entstand eine ganz neue Gruppe von Physikern, die es sich zur Aufgabe machten, die Beziehung zwischen Energie und der Struktur der Materie zu erforschen. Nach weiteren zehn Jahren gaben die Physiker ihren Glauben an ein Newton'sches materielles Universum ganz auf, da sie erkannt hatten, dass das Universum nicht aus leerem Raum und darin schwebender Materie besteht, sondern aus Energie.

Die Quantenphysiker entdeckten, dass physische Atome aus Energiewirbeln bestehen, die sich ständig drehen und schwingen. Jedes Atom ähnelt einem taumelnden, Energie ausstrahlenden Kreisel. Da jedes Atom sein eigenes, spezifisches Energiemuster hat, seine »Schwingung« sozusagen, besitzen auch Zusammenschlüsse von Atomen (Moleküle) ihr eigenes, identifizierbares Energiemuster. So hinterlässt jede materielle Struktur im Universum, auch Sie und ich, ihre eigene, einzigartige Energiesignatur.

Wenn es theoretisch möglich wäre, die Zusammensetzung eines Atoms mikroskopisch sichtbar zu machen, was würden wir dann sehen? Stellen Sie sich die Staubwirbel vor, die manchmal in der

Wüste entstehen. Wenn Sie den Sand und Staub weglassen, dann bleibt ein unsichtbarer, tornadoähnlicher Wirbel übrig. Die Struktur eines Atoms besteht aus einer Anzahl unendlich kleiner Wirbel namens Quarks und Photonen. Aus der Entfernung betrachtet, würde das Atom wie eine verschwommene Kugel erscheinen und noch undefinierbarer werden, wenn seine Struktur näher rückte. Von Nahem betrachtet, würde das Atom ganz verschwinden. Sie könnten mit Ihrem Fokus das ganze Atom durchqueren und sähen physisch gar nichts. Das Atom hat keine physische Struktur – der Kaiser hat keine Kleider!

Sie erinnern sich vielleicht an die Atommodelle, die Ihnen in der Schule gezeigt wurden – die mit den bunten Kugeln, die sich wie Planeten um die Sonne drehen. Nun können Sie dieses Bild mit der »physischen« Struktur vergleichen, die die Quantenphysiker entdeckt haben. Sie haben richtig gelesen: Atome bestehen aus unsichtbarer Energie, nicht aus greifbarer Materie!

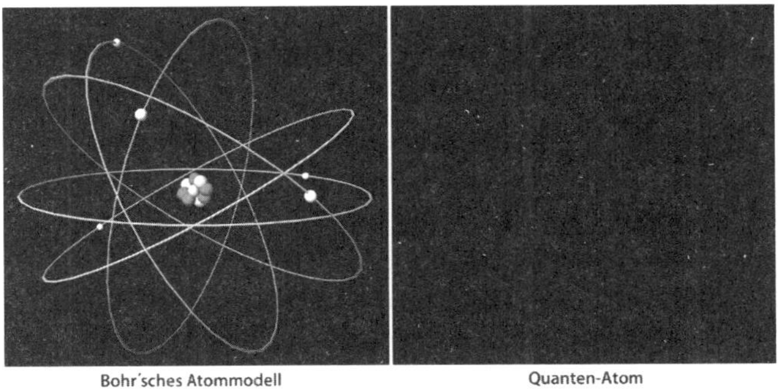

Abb. 4.1

Die Materie unserer Welt scheint einfach aus »dünner Luft« zu bestehen. Ziemlich verrückt, wenn man darüber nachdenkt. Hier sitzen Sie und halten dieses Buch in Ihren Händen, doch würden Sie die materielle Substanz dieses Buches mit einem Atom-Mikroskop betrachten, dann würde deutlich, dass Sie nichts in den Händen halten. In gewisser Weise hatten wir Biologiestudenten damals also durchaus recht: Das Quantenuniversum ist eine ziemlich verrückte Sache.

Wir wollen uns noch einmal näher mit diesem scheinbaren Verschwinden der Materie befassen. Materie kann gleichzeitig als festes Teilchen und als immaterielle Kraft (Welle) beschrieben werden. Wenn die Wissenschaftler die physischen Eigenschaften von Atomen untersuchen, zum Beispiel Masse und Gewicht, dann erscheinen die Atome wie physische Materie. Doch werden die gleichen Atome hinsichtlich ihres Spannungspotenzials und ihrer Wellenlänge beschrieben, zeigen sie die Eigenschaften von Energie und erweisen sich als Wellen [Hackermüller 2003; Chapman et al., 1995; Pool 1995]. Die Tatsache, dass Energie und Materie ein und dasselbe sind, erkannte schon Einstein in seiner Gleichung $E = mc^2$. Einfacher ausgedrückt besagt diese Gleichung: Energie (E) ist gleich Materie (m, Masse) mal Lichtgeschwindigkeit (c) im Quadrat. Einstein offenbarte, dass wir nicht in einem Universum von einzelnen physischen Objekten mit leerem Raum dazwischen leben. *Das Universum ist ein unteilbares, dynamisches Ganzes*, in dem Energie und Materie so eng miteinander verquickt sind, dass man sie unmöglich als unabhängige Einheiten betrachten kann.

Nicht Nebenwirkungen, sondern Wirkungen!

Die Erkenntnis, dass solch grundlegend unterschiedliche Mechanismen die Struktur und das Verhalten der Materie steuern, hätte der Biomedizin neue Einsichten im Hinblick auf Gesundheit und Krankheit schenken können. Doch selbst nach der Entdeckung der Quantenphysik wurden die Biologie- und Medizinstudierenden noch immer dazu ausgebildet, den Körper als eine physische Maschine zu sehen, die nach den Newton'schen Prinzipien funktioniert. Um die Steuerung körperlicher Prozesse zu verstehen, haben sich die Wissenschaftler auf die Erforschung einer langen Reihe von physischen Signalen konzentriert, die sie in chemische Familien unterteilten, zum Beispiel in Hormone, Zytokine, Wachstumsfaktoren, Tumor-Unterdrücker, Botenstoffe und Ionen. Aufgrund ihrer ganz auf die materielle Welt und das Newton'sche Weltbild beschränkten Sichtweise ließen sie allerdings die Bedeutung der Energie für Gesundheit oder Krankheit völlig außer Acht.

Darüber hinaus sind die herkömmlichen Biologen Reduktionisten, die daran glauben, dass sie die Mechanismen unseres Körpers verstehen können, wenn sie Zellen auseinandernehmen und in ihre chemischen Bestandteile zerlegen. Sie meinen, die für das Leben notwendigen biochemischen Reaktionen liefen auf einer Art Fließband ab: Eine chemische Reaktion führt zur nächsten, die entstandene Substanz reagiert wiederum mit einer anderen Chemikalie und so weiter – ein linearer Informationsfluss von A nach B nach C nach D nach E (Abb. 4.2 oben).

Informationsfluss

A → B → C → D → E

Linear, nach Newton'schem Weltmodell

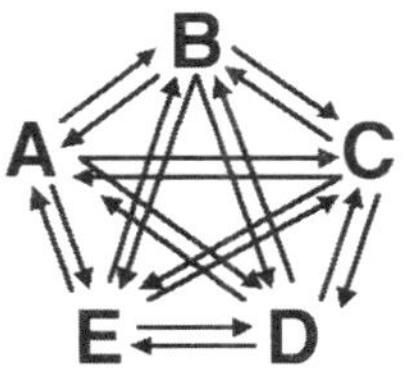

Ganzheitlich, nach der Quantenphysik

Abb. 4.2

Dieses reduktionistische Modell geht davon aus, dass sich Probleme im System, die sich als Fehlfunktion oder Krankheit äußern, auf eine Fehlfunktion in diesem chemischen Fließbandprozess zurückführen lassen. Bietet man der Zelle beispielsweise durch Medikamente einen Ersatz für die fehlende oder fehlerhafte Substanz an, wird der Defekt theoretisch aufgehoben und die Gesundheit wiederhergestellt. Diese Annahme ist auch der Motor für die Suche der pharmazeutischen Industrie nach Wundermitteln und Designer-Genen.

Aus Sicht der Quantenphysik zeigt sich das Universum jedoch als eine Integration voneinander abhängiger Energiefelder, die durch ein Netzwerk von Interaktionen verbunden sind. Besonders groß ist die Verwirrung bei Forschern der Biomedizin, denn sie tun sich schwer mit der enormen Komplexität der Interkommunikation zwischen den physischen Teilen und den Energiefeldern, die zusammen das Ganze ausmachen.

Aus der Perspektive der Reduktionisten wird unser Universum durch einen linearen Informationsfluss charakterisiert. Im Quantenuniversum wirkt der Informationfluss dagegen ganzheitlich. Die Bestandteile der Zelle sind in ein komplexes Gewebe von Austausch, Feedback und Feedforward eingebunden (Abb. 4.2 unten). Eine biologische Fehlfunktion kann aus einem Missverständnis auf einer der Ebenen dieses Informationsflusses entstehen.

Die Chemie dieses komplexen interaktiven Systems auszugleichen, erfordert ein sehr viel umfassenderes Verständnis, als der Reaktionskette einfach einen Stoff durch ein Medikament hinzuzufügen. Wenn man zum Beispiel die Konzentration von C verändert, wirkt das nicht nur auf D. Aus ganzheitlicher Sicht beeinflusst eine Veränderung der Konzentration von C das Verhalten und die Funktionen von A, B, D und E.

Als ich diese komplexen Interaktionen zwischen Materie und Energie erkannt hatte, wusste ich, dass ein reduktionistischer, linearer (A>B>C>D>E)-Denkansatz uns einem Verständnis der Ursachen von Krankheiten in keiner Weise näher bringt.

Die von der Quantenphysik angenommenen komplexen Informationsflüsse wurden mittlerweile in neueren Untersuchungen von Interaktionen zwischen Proteinen nachgewiesen [Li et al., 2004; Giot et al., 2003; Jansen et al., 2003; Barry 2008].

Die Grafik (Abb. 4.3) mit ihren Verbindungslinien zeigt die Interaktionen zwischen einigen Proteinen der Zelle einer Fruchtfliege (Drosophila) auf.

Biologische Fehlfunktionen können von einer fehlerhaften Kommunikation an irgendeiner Stelle in diesen Verbindungen herrühren. Wenn man die Parameter eines der Proteine dieser komplexen Zusammenhänge ändert, ändern sich unausweichlich die Parameter aller anderen Proteine des Netzwerks. Beachten Sie auch die sieben Ovale, in denen funktionale Gruppen zusammengefasst wurden. Proteine der einen funktionalen Gruppe, die zum Beispiel mit der Geschlechts-Determination zu tun haben (siehe Pfeil), beeinflussen auch Proteine mit einer ganz anderen Funktion, in diesem

Fall der RNA-Synthese (RNA-Helikase). Die Wissenschaftler der Newton'schen Ära haben diese gegenseitige Einflussnahme des Informationsnetzwerks der Zelle nicht ausreichend berücksichtigt.

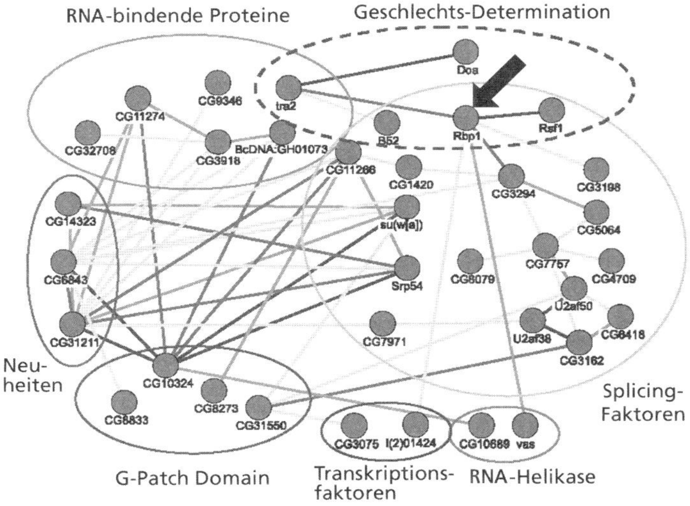

Abb. 4.3
Darstellung der Interaktionen einer kleinen Auswahl von Zellproteinen (dunkel unterlegte Kreise) einer Fruchtfliegenzelle. Die meisten der Proteine wirken mit bei der Synthese und beim Metabolismus von RNA-Molekülen. In den Ovalen sind Proteine zusammengefasst, die für bestimmte Wirkbereiche zuständig sind. Verbindungslinien weisen auf Interaktionen zwischen den Proteinen hin. Sie zeigen, dass die Veränderung eines Proteins in benachbarten Wirkbereichen zu bedeutenden »Nebenwirkungen« führen kann. Diese »Nebenwirkungen« reichen noch weiter, wenn ein Protein völlig unterschiedliche Funktionen erfüllen kann. Zum Beispiel spielt dasselbe Protein Rbp1 (siehe Pfeil) sowohl im RNA-Metabolismus als auch in Wirkungszusammenhängen der Geschlechts-Determination eine Rolle.
Nachdruck mit Genehmigung von Science, 302:1727–1736. Copyright 2003 AAAS.

Die Darstellung dieser Informationsflüsse unterstreicht die Gefahren von Medikamenten. Es verwundert nicht, dass jedem Medikament ein Beipackzettel mit Nebenwirkungen mitgegeben wird, die von »unangenehm« bis »tödlich« reichen können. Wenn dem Körper ein Medikament gegeben wird, um die Fehlfunktion eines Proteins auszugleichen, tritt dieses Medikament mit mindestens einem und möglicherweise vielen anderen Proteinen in Wechselwirkung.

Diese Nebenwirkungen werden dadurch kompliziert, dass biologische Systeme redundant arbeiten, das heißt, das gleiche Signal oder Protein kann gleichzeitig in verschiedenen Organen und Geweben für ganz unterschiedliche Verhaltensfunktionen eingesetzt werden. Wird zum Beispiel ein Medikament verabreicht, um eine Fehlfunktion eines Signals im Herzen auszugleichen, so wird dieser Stoff über das Blut im gesamten Körper verbreitet. Falls das Gehirn Komponenten des gleichen Signals verwendet, könnte die Herzmedizin unbeabsichtigt auch Funktionen des Nervensystems stören. Diese Redundanz ist ein weiteres Zeichen für die bemerkenswerte Effizienz der Evolution, auch wenn sie den Einsatz von Medikamenten erschwert. Mehrzeller überleben mit sehr viel weniger Genen, als die Wissenschaftler ursprünglich angenommen hatten, denn das gleiche Genprodukt (= Protein) kann für eine Vielzahl von Funktionen eingesetzt werden. Das lässt sich damit vergleichen, dass wir aus den 26 Buchstaben des Alphabets jedes Wort unserer Sprache bilden können.

Bei meiner Forschungsarbeit mit menschlichen Blutgefäßzellen erfuhr ich die Einschränkungen durch die redundanten Signalpfade aus erster Hand. Histamin ist ein wichtiger chemischer Signalstoff im Körper, der die Zellen auf eine Stresssituation reagieren lässt. Wenn im Blut der Arme und Beine Histamin auftaucht, lässt dieses Stresssignal die Poren in den Wänden der Blutgefäße weit werden. Die Öffnung der Poren ist der erste Schritt einer entzündlichen Reaktion. Wird das Histamin jedoch im Gehirn freigesetzt, signalisiert das gleiche Histamin einen verstärkten Nährstofffluss zu den Neuronen, um ihr Wachstum und spezielle Funktionen zu fördern. In einer Stresssituation ermöglicht diese durch das Histamin ausgelöste bessere Ernährung der Nervenzellen dem Gehirn, seine Aktivität zu steigern, um mit der wahrgenommenen Bedrohung besser umzugehen. Dies ist ein Beispiel dafür, wie das gleiche Signal zwei völlig entgegengesetzte Wirkungen haben kann, je nachdem, wo es freigesetzt wird [Lipton et al., 1991].

Eine der genialen Eigenschaften des ausgeklügelten körperlichen Signalsystems ist seine Spezifizität. Wenn die Haut mit Brennnesseln in Berührung gekommen ist, dann entsteht an der betreffenden Stelle Jucken und Brennen aufgrund von Histamin, das als Signalmolekül freigesetzt wurde, um in einer entzündlichen Reaktion gegen das Allergen der Nesseln vorzugehen. Da jedoch keine Notwendigkeit besteht, den ganzen Körper jucken zu lassen, wird das Histamin nur im betroffenen Bereich freigesetzt. Wird ein Mensch dagegen mit einer anstrengenden Erfahrung konfrontiert, erhöht das im Gehirn freigesetzte Histamin die Durchblutung des Nervengewebes und fördert den für das Überleben notwendigen neurologischen Prozess. Auch die Freisetzung des Histamins im Gehirn ist örtlich begrenzt und führt in anderen Bereichen des Körpers zu keinen entzündlichen Reaktionen. Wie beispielsweise die Feuerwehr wird das Histamin nur eingesetzt, wo und wie lange es gebraucht wird.

Die meisten industriell hergestellten Medikamente sind jedoch nicht so spezifisch in ihrer Wirkung. Nehmen Sie zum Beispiel ein Antihistamin ein, um das Jucken einer allergischen Reaktion erträglicher zu machen, dann wird die Droge im Körper allgemein verteilt und wirkt auf alle Histamin-Rezeptoren gleichermaßen. Ja, das Antihistamin wird die entzündliche Reaktion der Blutgefäße durchaus mindern und damit die allergischen Symptome reduzieren. Doch wenn das Antihistamin das Gehirn erreicht, wird es dort die Nervendurchblutung verändern, was Auswirkungen auf die Nervenfunktion hat. Deswegen verspüren Menschen, die Antihistamine einnehmen, zwar eine Linderung ihrer allergischen Reaktion, aber auch eine Trübung der Konzentrations- und Wahrnehmungsfähigkeit.

Ein weiteres Beispiel für eine tragische Gegenreaktion auf Medikamente sind die schädigenden und bedrohlichen Nebenwirkungen der synthetischen Hormonersatztherapie. Das Östrogen ist für seinen Einfluss auf die weiblichen Fortpflanzungsorgane bekannt. Neuere Studien über die Verteilung von Östrogenrezeptoren im Körper zeigen jedoch, dass sie – zusammen mit ihren komplementären Östrogen-Signalmolekülen – bei der normalen Funktion der

Blutgefäße, des Herzens und des Gehirns eine wichtige Rolle spielen. Nun haben Ärzte jahrelang routinemäßig synthetisches Östrogen verschrieben, um Wechseljahr-Symptomen entgegenzuwirken. Die pharmazeutische Östrogentherapie kann ihre Wirkung allerdings nicht auf ausgewählte Zielgebiete im Körper beschränken. Die Droge wirkt auch auf die Östrogenrezeptoren im Herzen, in den Blutgefäßen und im Gehirn. Die synthetische Hormonersatztherapie hat schädliche Nebenwirkungen, die sich in Herzkrankheiten und in neuralen Dysfunktionen wie Schlaganfällen zeigen können [Shumaker et al., 2003; Wassertheil-Smoller et al., 2003; Anderson et al., 2003; Cauley et al., 2003; Bath und Gray 2005].

Schädliche Wirkungen von Medikamenten wie in dem kontrovers diskutierten Beispiel der Hormonersatztherapie sind der Hauptgrund dafür, dass der Tod durch medizinische Behandlung heutzutage eine der Haupttodesursachen ist. Konservative Schätzungen, die im *Journal of the American Medical Association* veröffentlicht wurden, halten durch ärztliche Behandlung verursachte Krankheiten für die dritthäufigste Todesursache in den Vereinigten Staaten. Jedes Jahr sterben mehr als 120.000 Menschen durch die schädlichen Wirkungen verschriebener Medikamente [Starfield 2000]. Eine neuere Studie, die auf den Ergebnissen einer zehn Jahre dauernden Untersuchung einer offiziellen Statistik beruht, kam zu noch erschreckenderen Ergebnissen [Null et al., 2003]: Durch ärztliche Behandlung verursachte Krankheiten sind in den USA die häufigste Todesursache; es kostet jedes Jahr mehr als 300.000 Menschen das Leben.

Dies sind erschütternde Statistiken, vor allem für einen Heilberuf, der hochmütig die dreitausendjährigen Erfahrungen der östlichen Medizin als unwissenschaftlich abtut, obwohl sie auf einem tieferen Verständnis des Universums beruhen als die westlichen. Lange bevor die westlichen Wissenschaftler die Gesetze der Quantenphysik entdeckten, haben die Asiaten die Energie als einen für das Wohlbefinden wesentlichen Faktor gewürdigt. In der östlichen Medizin wird der Körper durch ein weitläufiges System von Energiebahnen bestimmt, die *Meridiane* genannt werden. Auf chinesischen Abbildungen des menschlichen Körpers ähnelt der Verlauf dieser Meridiane einem elektronischen Schaltplan. Mithilfe von Instrumenten wie beispielsweise Akupunkturnadeln prüfen die chinesischen Ärzte die Energiekreisläufe ihrer Patienten auf die gleiche Weise, wie ein Elektroingenieur mit einem Spannungsprüfer ein elektrisches System auf »Pathologien« überprüft.

Ärzte: Die Sündenböcke der Pharmazie

Sosehr ich die alten Weisheiten der östlichen Medizin auch bewundere – ich will damit die westlichen Ärzte nicht schlechtmachen, die jedes Jahr riesige Mengen an Medikamenten verschreiben und damit zu der hohen Sterblichkeit durch Verschreibungen beitragen. Die Ärzte sitzen zwischen allen Stühlen. Sie sind die Bauern in dem Spiel einer gewaltigen Medizinindustrie. Ihre heilerischen Fähigkeiten werden durch eine veraltete medizinische Ausbildung behindert, die noch ganz auf dem Newton'schen, die Materie in den Mittelpunkt rückenden Weltmodell beruht. Unglücklicherweise ist diese Philosophie längst aus der Mode gekommen, seitdem die Physiker die Quantenmechanik entdeckten und erkannten, dass das Universum eigentlich aus nichts anderem besteht als aus Energie.

Nach ihrer Ausbildung erhalten diese Ärzte ihre Weiterbildung über pharmazeutische Produkte durch die Pharmavertreter, die Botenjungen der Gesundheitsindustrie. Das Hauptziel dieser nicht medizinisch ausgebildeten Vertreter besteht darin, die Ärzte mit »Informationen« über die Wirksamkeit der Produkte zu versorgen, die sie verkaufen wollen. Die Pharmaindustrie bietet diese »Fortbildung« freigebig an, denn so kann sie die Ärzte davon »überzeugen«, ihre Produkte häufiger einzusetzen.

Es ist offensichtlich, dass die schiere Menge an verschriebenen Medikamenten in diesem Land den hippokratischen Eid verletzt, demzufolge der Arzt seinem Patienten vor allem keinen Schaden zufügen darf. Die Pharmaindustrie programmiert uns darauf, zu einer Nation von süchtigen Pillenschluckern zu werden.

Es ist Zeit, einen Schritt zurückzutreten und die Entdeckungen der Quantenphysik in die Biomedizin einfließen zu lassen, damit wir ein neues, sichereres Gesundheitswesen schaffen können, das im Einklang steht mit den Kräften der Natur.

Physik und Medizin: Wer zu spät kommt, den bestraft das Leben

Manche Fachgebiete der Naturwissenschaften haben die Quantenphysik bereits mit sensationellem Erfolg integriert. Doch als am 6. August 1945 die Atombombe auf Hiroshima fiel und die ungeheuerlichen Kräfte der angewandten Quantentheorie demonstrierte, wurde die Menschheit mit einem Schlag wachgerüttelt. Das war der dramatische Auftakt des Atomzeitalters.

Einen konstruktiveren Beitrag leistete die Quantenphysik bei jenen Wunderwerken der Elektronik, die den Grundstein des Informationszeitalters legten. Die Entwicklung von Fernsehapparaten, Computern, CAT-Scannern, Lasertechnik, Raketen und Mobiltelefonen lässt sich direkt auf die Quantenmechanik zurückführen.

Doch welche großartigen Fortschritte hat die Biomedizin mithilfe der Quantentheorie erzielt? Wir wollen sie in der Reihenfolge ihrer Bedeutung aufführen. Die Liste ist sehr kurz – es gibt keine!

Ich betone zwar die Notwendigkeit, die Prinzipien der Quantenmechanik auch in den Biowissenschaften anzuwenden, damit will ich jedoch nicht sagen, dass man die wertvollen Erkenntnisse, die mittels Isaac Newtons Prinzipien erlangt wurden, über Bord werfen sollte. Die neueren Gesetze der Quantenmechanik machen die Ergebnisse der klassischen Physik nicht überflüssig. Die Planeten bewegen sich immer noch auf den von der Newton'schen Mathematik berechneten Bahnen.

Die Quantenphysik bezieht sich auf einen größeren Bewusstseinsraum, der die Informationen der Newton'schen Physik einbezieht und sie erweitert. Die Quantenmechanik erklärt also sowohl das Bekannte als auch einen neuen Bereich bislang unerkannter Kräfte, die an der Entfaltung unseres Universums mitwirken.

Der Unterschied zwischen den beiden Zweigen der Physik besteht darin, dass sich die Quantenphysik stärker auf die molekulare und atomare Ebene bezieht, während die Newton'schen Gesetze eher für höhere Organisationsformen wie organische Systeme, Menschen oder Bevölkerungen gelten. Die Manifestation einer Krebserkrankung zeigt sich auf der Makroebene möglicherweise als Tumor, doch der Prozess, der den Krebs ausgelöst hat, begann auf der molekularen Ebene der betroffenen Zellen. Tatsächlich beginnen die meisten biologischen Fehlfunktionen (außer Verletzungen durch physisches Trauma) auf der Ebene der zellulären Moleküle und Ionen; daher die Notwendigkeit für eine Biologie, die den Newton'schen und den quantenphysikalischen Ansatz vereint.

In konventionellen Physikkursen wird vermittelt, die Prinzipien der Quantenmechanik würden nur in Bezug auf die Wellen-Teilchen-Interaktionen der atomaren Ebene gelten. Indem die Quantenphysik auf die subatomare Welt beschränkt wurde, nahm man allgemein an, sie hätte nichts mit unserem persönlichen Leben und unseren alltäglichen Angelegenheiten zu tun.

Deshalb haben die Physiker der Öffentlichkeit nie etwas über das rein mentale Wesen unseres Universums vermittelt. Zum Glück haben führende Persönlichkeiten dieses Feldes wie der Physiker Richard Conn Henry von der Johns Hopkins University diese Fehleinschätzung der Bedeutung der materiellen Welt immer wieder benannt. »Das Universum ist immateriell – mental und spirituell. Lebe und genieße!«, hat Henry es wundervoll auf den Punkt gebracht (2005). Die Mechaniken der Quantenphysik gelten einfach auf jeder Ebene des Universums: vom Urknall bis zu den Quarks in den Atomen.

Erfreulicherweise hat es bereits einige visionäre Biologen gegeben, die sich für diese Integration eingesetzt haben. Vor mehr als einem halben Jahrhundert veröffentlichte der Physiologe und Nobelpreisträger Albert Szent-Györgyi ein Buch mit dem Titel *Einführung in eine submolekulare Biologie* [Szent-Györgyi 1960]. Er versuchte darin, Biologen und Medizinern die Bedeutung der Quantenphysik für biologische Systeme nahezubringen. Leider hielten seine traditionell gesinnten Kollegen das Buch für die Fantastereien eines einst brillanten, aber inzwischen leider etwas senilen ehemaligen Kollegen und betrauerten ihren »Verlust«.

Die meisten Biologen haben bis heute die Bedeutung von Szent-Györgyis Buch nicht erkannt, doch die neuen Forschungsergebnisse weisen darauf hin, dass ihnen früher oder später nichts anderes übrig bleibt.

Erinnern Sie sich an die Bewegungen der Proteinmoleküle, der Grundstoffe des Lebens? Die Wissenschaftler haben erfolglos versucht, diese Bewegungen nach den Gesetzen der Newton'schen Physik zu berechnen. Wahrscheinlich können Sie schon erraten, warum. Im Wissenschaftsmagazin *Nature* wurde im Jahr 2000 ein Artikel von V. Pophristic und L. Goodman veröffentlicht, demzufolge die lebenserzeugenden Bewegungen in einem Molekül nicht den Newton'schen, sondern den quantenphysikalischen Gesetzen gehorchen [Pophristic und Goodman 2001].

In seinem Kommentar zu diesem Artikel schrieb F. Weinhold: »Wann werden die Chemiebücher endlich eine Hilfe und kein Hindernis zum Verständnis der erforderlichen quantenmechanischen Perspektive bezüglich der Turnstile-Rotation von Molekülen sein?« Er betonte darüber hinaus: »Welche Kräfte steuern die Drehung und Faltung der Moleküle zu ihren komplexen Formen? Suchen Sie die Antwort nicht in Ihren Lehrbüchern über Organische Chemie!« [Weinhold 2001] Dennoch ist die Organische Chemie immer noch der mechanistische Grundpfeiler der Biomedizin, obgleich Weinhold moniert, dieser Wissenschaftszweig sei mittlerweile so veraltet, dass in den entsprechenden Lehrbüchern die Quantenphysik noch gar keine Beachtung findet. Die konventionelle medizinische Forschung hat keine Ahnung von den molekularen Mechanismen, der Grundlage aller Lebensvorgänge.

Aus neuesten Forschungen über die Mechanismen, welche Proteine dazu bringen, ihre Form zu verändern, wird deutlich, wie wesentlich die Quanteneigenschaften zu den Bewegungen beitragen, die Leben hervorbringen. Diese Studien zeigen, dass die Manipulation der Quanteneigenschaften von Materie den Verlauf biochemischer Reaktionen beeinflussen kann [Schulten 2000; Chergui 2006; Gaidos 2009].

Hunderte von wissenschaftlichen Studien haben in den letzten Jahrzehnten festgestellt, dass diese »unsichtbaren Kräfte« aus dem elektromagnetischen Spektrum eine tiefgreifende Wirkung auf alle biologischen Regelsysteme haben. Zu diesen »Kräften« gehören Mikrowellen, akustische Frequenzen und sogar die inzwischen entdeckten Skalarwellen. Spezifische Frequenzen und elektromagnetische Strahlungsmuster steuern die DNA-, RNA- und Protein-Synthese, verändern Form und Funktion der Proteine, kontrollieren die Genregulation, Zellteilung, Zelldifferenzierung, Morphogenese (Prozess, in dem sich die Zellen zu Organen und Geweben zusammenschließen), Hormonausschüttung sowie Nervenwachstum und Nervenfunktion. Jede dieser Zellaktivitäten ist unabdingbar für die Entfaltung des Lebens. Obwohl diese Forschungsarbeiten in den angesehensten biomedizinischen Magazinen veröffentlicht wurden, fanden ihre Ergebnisse bis 2010 keinen Eingang in die Lehrpläne der Universitäten [Liboff 2004; Goodman und Blank 2002; Sivitz 2000; Jin et al., 2000; Blackman et al., 1993; Rosen 1992, Blank 1991; Tsong 1989; Yen-Patton 1988].

Vor mehr als vierzig Jahren berechnete und verglich eine wichtige Studie der Universität Oxford unter dem Biophysiker C.W.F. McClare die Effizienz von energetischen Signalen mit jener von chemischen Signalen für den Informationstransfer in biologischen Systemen. Seine in den Annalen der New York Academy of Science veröffentlichte Studie *Resonance in Bioenergetics* zeigte, dass energetische Signalmechanismen, zum Beispiel elektromagnetische Frequenzen, Umweltinformationen hundertfach effizienter weiterleiten, als dies bei biochemischen Signalen wie Hormonen oder Neurotransmittern der Fall ist [McClare 1974].

Dieses Ergebnis ist nicht überraschend. In Molekülen entspricht die Information, die übertragen werden kann, der im Molekül verfügbaren Energie. Die chemischen Verbindungen, die für die Übertragung der Information erforderlich sind, gehen jedoch mit einem massiven Energieverlust einher, da beim Auf- und Abbau dieser Verbindungen viel Wärme freigesetzt wird. Weil dabei ein Großteil der Energie eines Moleküls verbraucht wird, bleibt nur noch eine kleine Energiemenge übrig, die als Signalenergie dienen kann.

Wir wissen, dass lebendige Organismen Umweltsignale empfangen und interpretieren müssen. Das Überleben ist direkt von der Geschwindigkeit und Effizienz dieser Signalübertragung abhängig. Ein elektromagnetisches Signal kann mit 186.000 Meilen pro Sekunde übertragen werden, während diffundierende Substanzen es nur auf weniger als einen Zentimeter pro Sekunde bringen. Energetische Signale sind also 100-mal effizienter und unendlich viel schneller als biochemische Signale. Welche Art von Signalen würde Ihre Gemeinschaft von Milliarden Zellen bevorzugen? Rechnen Sie es sich doch einmal aus.

Alles dreht sich ums Geschäft

Meiner Ansicht nach lässt sich der Hauptgrund, weshalb es kaum Forschungen über energetisches Heilen gibt, in Dollar und Cent ausdrücken. Die milliardenschwere Pharmaindustrie steckt ihre Forschungsgelder in die Suche nach neuen Wundermitteln in Form chemischer Medikamente, weil Pillen Geld bringen. Ließe sich energetisches Heilen in Tablettenform pressen, wären Heilmittelhersteller weltweit sicher stärker daran interessiert.

Stattdessen bezeichnen sie ein Aussehen oder ein Verhalten, das von irgendeiner hypothetischen Norm abweicht, als Störung oder Fehlfunktion und bringen der Öffentlichkeit bei, sich vor diesen Abweichungen zu fürchten. Die grob vereinfachten Symptome, mit denen diese Abweichungen dann in der Werbung verkauft werden, lassen die Verbraucher glauben, sie litten ebenfalls unter dieser Störung. »Neigen Sie dazu, sich Sorgen zu machen? Ständige Sorgen und Ängstlichkeit sind das vorherrschende Symptom der ›generalisierten Angststörung‹. Aber keine Sorge. Bitten Sie Ihren Arzt, Ihnen Addictazac zu verschreiben, die neue Rosarote-Brille-Pille.«

Währenddessen meiden die Medien das Thema Todesfälle durch Fehlmedikation und lenken die Aufmerksamkeit lieber auf die Gefahren illegaler Drogen. Wir hören die ständigen Warnungen, dass Flucht in Drogenkonsum keine Probleme löst. Komisch – den gleichen Satz wollte ich soeben auch schreiben, um meine Bedenken bezüglich des Medikamentenkonsums auszudrücken.

Sind Medikamente denn gefährlich? Fragen Sie doch einfach die Leute, die letztes Jahr daran gestorben sind. Die Unterdrückung körperlicher Symptome durch Medikamente ermöglicht uns, die Ursache dieser Symptome, Probleme in unserer Lebenswirklichkeit, zu ignorieren. Der übermäßige Medikamentenkonsum verschafft uns eine Art Ferien von der persönlichen Verantwortung für unser Wohlergehen.

Das Ganze erinnert mich an eine Situation aus meiner Studentenzeit, als ich einen Job in einer Autowerkstatt hatte. An einem Freitagnachmittag um halb fünf kam eine gereizte Frau in die Werkstatt. Das Motorwarnlicht blinkte, obwohl ihr Wagen schon ein paarmal mit dem gleichen Problem in der Werkstatt gewesen war.

Wer will sich schon am Freitagnachmittag um halb fünf an ein schwer bestimmbares Problem setzen und mit einer wütenden Kundin verhandeln? Wir verhielten uns alle ganz still, nur einer der Mechaniker sagte zu ihr: »Ich kümmere mich darum.« Er fuhr den Wagen nach hinten in die Werkstatt, setzte sich an das Armaturenbrett, drehte die Glühbirne aus der Lampe und warf sie weg. Dann öffnete er eine Dose Cola und rauchte eine Zigarette. Nach einer angemessenen Zeit, während die Kundin dachte, er arbeite an dem Wagen, kehrte er zurück und verkündete, das Auto sei okay.

Als die Kundin sah, dass das Licht nicht mehr blinkte, fuhr sie glücklich vom Hof. Die Ursache des Problems war zwar noch vorhanden, aber das Symptom war verschwunden.

Genauso unterdrücken die pharmazeutischen Medikamente die Symptome unseres Körpers, und die meisten kümmern sich dann nicht mehr um die Ursache des Problems.

Jetzt meinen Sie vielleicht, die Zeiten hätten sich inzwischen etwas geändert. Wir wissen doch heute um die Gefahren von Medikamenten und sind offener geworden für alternative Heilmethoden. Das stimmt, etwa die Hälfte der Amerikaner geht heutzutage zu Heilpraktikern, das können auch die Schulmediziner nicht mehr leugnen. Manche Versicherungen haben schon begonnen, für Dienste zu zahlen, die sie früher für Quacksalberei hielten, und einige große Kliniken lassen eine begrenzte Anzahl dieser Therapien auch in ihren Häusern zu.

Doch selbst heutzutage schenkt die Wissenschaft alternativen Heilmethoden nur wenig Aufmerksamkeit. Das amerikanische Bundesgesundheitsamt richtete zwar auf öffentlichen Druck eine Abteilung für »Alternativmedizin« ein, doch das ist nur eine symbolische Geste, um die kritische Öffentlichkeit und Patienten zu beruhigen, die ja schließlich viel Geld für ihre alternative Gesundheitsvorsorge ausgeben. Doch es gibt keine ernsthaften Forschungsmittel für die energetische Medizin. Und das Absurde daran ist, dass diese Heilmethoden so lange offiziell als unwissenschaftlich bezeichnet werden können, wie es keine entsprechenden wissenschaftlichen Studien dazu gibt.

Gute Schwingungen, schlechte Schwingungen und die Sprache der Energie

Die Schulmedizin hat zwar die Rolle der Energie als Informationsträger weitgehend ignoriert, aber sie hat sich noninvasive Scanning-Techniken zunutze gemacht, die genau solche Energiefelder ablesen. Die Quantenphysiker haben Geräte entwickelt, mit denen sich die Frequenzabstrahlung spezifischer chemischer Substanzen analysieren lässt. Diese Geräte ermöglichen eine Ermittlung der molekularen Zusammensetzung von Materialien und Objekten. Für die Medizin wurden diese Geräte dahingehend weiterentwickelt, dass sie das Energiespektrum lesen können, das unsere Körpergewebe und Organe abstrahlen. Weil Energie den Körper leicht durchfließt, können diese modernen Geräte durch noninvasive Methoden wie Computertomografien, Magnetresonanztherapien und Positron-Emissions-Tomografien Krankheiten aufspüren. Die Ärzte erkennen Störungen im Körperinneren, da sich die Spektralenergie des gesunden Gewebes von krankem unterscheidet.

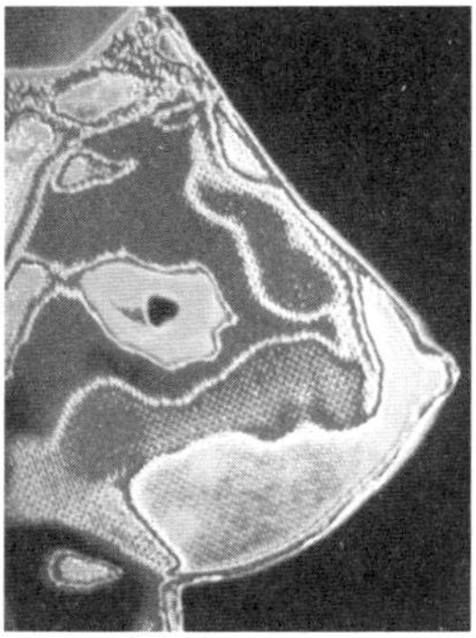

Abb. 4.4
Mammografie. Diese Abbildung ist keine Röntgenaufnahme einer Brust, sondern ein elektronisches Abbild der Strahlungsenergie von Zellen und Gewebe. Durch Unterschiede im Energiespektrum kann der Radiologe zwischen gesundem und krankem Gewebe (siehe schwarzer Punkt in der Mitte) unterscheiden.

Bei der Mammografie (Abb. 4.4) zeigt sich eine Krebsgeschwulst in der Brust. Das erkrankte Gewebe strahlt seine eigene, individuelle Energiesignatur ab, die sich von der Abstrahlung der gesunden Zellen unterscheidet. Diese Energiesignaturen bewegen sich in unsichtbaren Wellen durch unseren Körper, wie Wellen auf einem See.

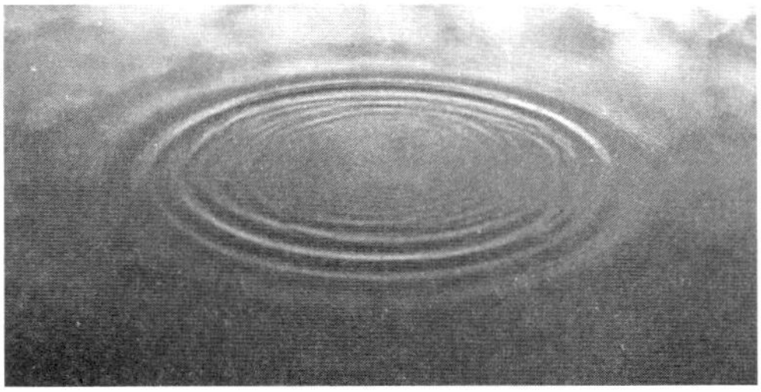

Abb. 4.5

Wenn man einen Kieselstein in einen Teich fallen lässt, wird die »Energie« des fallenden Kiesels (sie wird durch die Schwerkraft hervorgerufen, die seine Masse anzieht) auf das Wasser übertragen. Die dabei entstehenden Wellen sind eigentlich Energiewellen, die durch das Wasser verlaufen.

Wird mehr als ein Kiesel gleichzeitig ins Wasser geworfen, kann zwischen den sich ausbreitenden (Energie-)Wellen eine Interferenz entstehen. Wo sich zwei oder mehr Wellen begegnen, entstehen zusammengesetzte Wellen. Diese Interferenz kann konstruktiv (energieverstärkend; Abb. 4.6) oder destruktiv (energieabschwächend; Abb. 4.7) sein.

Lässt man zwei genau gleich große Kiesel aus gleicher Höhe zur gleichen Zeit ins Wasser fallen, dann koordinieren sich die Wellen und konvergieren miteinander. Wo sich die Wellen überschneiden, verdoppelt sich ihre Kraft, was man *konstruktive Interferenz* oder *harmonische Resonanz* nennt. Fallen die Kiesel nicht koordiniert ins Wasser, dann verlaufen ihre Wellen nicht harmonisch. Wo eine Welle nach oben geht, geht die andere nach unten. Beim Zusammentreffen annullieren sie sich gegenseitig – das Wasser wird ruhig. Dieses Phänomen wird *destruktive Interferenz* genannt.

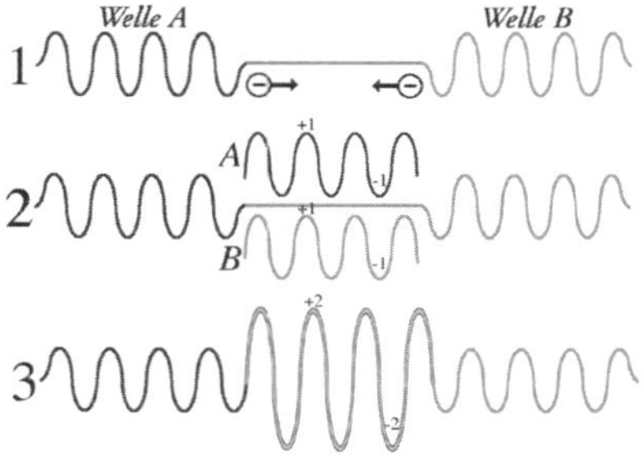

Abb. 4.6
Konstruktive Interferenz: Bei Bild 1 bewegen sich zwei Wellen über das Wasser aufeinander zu. Dabei sind in diesem Fall beide Wellen phasengleich - beide führen hier mit ihrer negativen Amplitude. Um die Konsequenzen dieses Zusammentreffens zu verdeutlichen, wurden beide Wellen in Bild 2 übereinander dargestellt. Wenn die Amplitude von Welle A auf +1 ist, ist auch die Amplitude von Welle B auf +1. Die zusammengesetzte Welle hat also an diesem Punkt eine Amplitude von +2. Genauso ist A an der gleichen Stelle -1 wie B, die gesamte Amplitude beträgt dann also -2. Die erhöhte Amplitude wird bei Bild 3 gezeigt.

Das Verhalten von Energiewellen ist für die Biomedizin wichtig, weil Schwingungsfrequenzen die physischen und chemischen Eigenschaften von Atomen genauso verändern können wie physische Signalstoffe, beispielsweise Histamin und Östrogen. Da sich Atome ständig in Bewegung befinden, was sich an ihrer Schwingung messen lässt, erzeugen sie ähnliche Wellenmuster wie die Kiesel-Wellen, die wir soeben besprochen haben. Jedes Atom ist einzigartig, denn seine Verteilung der positiven und negativen Ladungen und sein Spin erzeugen ein ganz spezifisches Schwingungsmuster [Oschman 2000].

Die Wissenschaftler haben eine Möglichkeit gefunden, ein Atom zum Stillstand zu bringen, indem sie seine Energiewellen ausnutzen. Sie identifizieren zuerst die Frequenz eines bestimmten Atoms und setzen dann einen Laserstrahl ein, der genau dieselbe Frequenz ausstrahlt, jedoch nicht phasengleich ist.

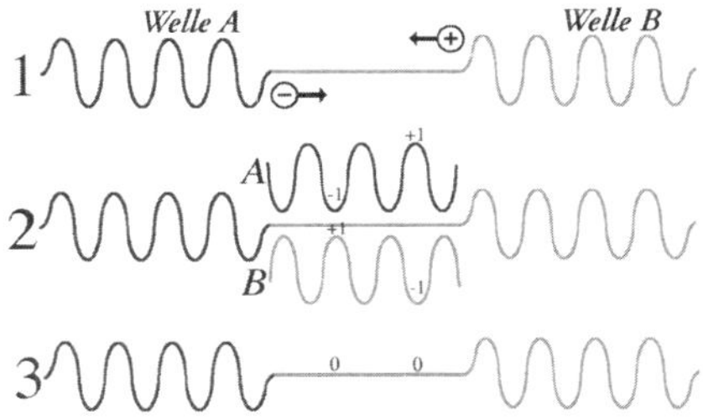

Abb. 4.7
Destruktive Interferenz: In Bild 1 bewegt sich die Welle A eines ersten Kiesels von links nach rechts. Welle B eines kurz danach eingeworfenen zweiten Kiesels fließt von rechts nach links. Da die Kiesel nicht zur gleichen Zeit auf das Wasser aufgetroffen sind, bewegen sich die Wellen nicht phasengleich. Hier führt Welle A mit einer negativen Amplitude und Welle B mit einer positiven. Wenn sie sich, wie bei Bild 2 dargestellt, begegnen, wirken sie wie Spiegelbilder. Die hohe Amplitude von Welle A trifft auf die niedrige von Welle B und umgekehrt. Wie bei Bild 3 deutlich wird, annullieren sich die Amplitudenwerte der Wellen, und die zusammengesetzte Welle hat die Amplitude 0 – sie ist also gar keine Welle mehr, sondern flach.

Wenn die Lichtwellen dann mit den atomaren Wellen zusammentreffen, annullieren sie sich durch die destruktive Interferenz und das Atom dreht sich nicht mehr [Chu 2002; Rumbles 2001].

Wollen die Wissenschaftler ein Atom nicht stoppen, sondern beschleunigen, dann setzen sie Wellen ein, die eine harmonische Resonanz bilden. Diese können elektromagnetischer oder akustischer Art sein. Sobald eine stimmgewaltige Sängerin, wie zum Beispiel Ella Fitzgerald, einen Ton hält, der in harmonischer Resonanz mit den Atomen eines Kristallglases schwingt, absorbieren die Kristallatome die Klangwellen. Durch die konstruktive Interferenz schwingen die Atome des Kristallglases schneller, bis sie so viel Energie aufgenommen haben, dass sie ihre Verbindung aufbrechen können und der Kelch explodiert.

Ärzte nutzen die konstruktive Interferenz, um Nierensteine zu behandeln. Das ist eines der seltenen Beispiele für den medizinischen Einsatz der Gesetze der Quantenphysik. Nierensteine sind Kristalle, deren Atome in einer bestimmten Frequenz schwingen. Der Arzt richtet auf noninvasive Art eine harmonische Frequenz auf die Nierensteine und erzeugt eine konstruktive Interferenz. Wie die Atome in dem Kristallkelch im vorherigen Beispiel, verstärkt sich die Schwingung in den Atomen der Nierensteine so, dass diese zertrümmert werden. Die kleinen Bruchstücke lassen sich dann leicht aus dem System ausschwemmen, ohne die heftigen Schmerzen, die mit großen Nierensteinen einhergehen.

Erkenntnisse aus der Physik weisen darauf hin, dass die gleiche harmonische Resonanz, mit der Klangwellen ein Glas oder einen Nierenstein zerstören können, sich auch in der Chemie unseres Körpers einsetzen ließe. Die Biologen verfolgen diese Ansätze jedoch nicht mit der gleichen Leidenschaft, mit der sie nach neuen Medikamenten forschen. Das ist schade, denn es gibt ausreichend wissenschaftliche Hinweise, dass wir Wellen in »maßgeschneiderten« Frequenzen für therapeutische Zwecke erzeugen könnten, so wie wir jetzt ganz bestimmte chemische Strukturen für neue Medikamente austüfteln.

Es gab allerdings eine Zeit, da war die Elektrotherapie weit verbreitet. Gegen Ende des 19. Jahrhunderts führte die Entwicklung von Batterien und Geräten, die ein elektromagnetisches Feld erzeugen, zu sinn- und planlos konstruierten Maschinen, die angeblich Krankheiten heilen sollten. Wie ein Lauffeuer verbreitete sich das Gerücht, diese Geräte seien sehr wirkungsvoll. Sie wurden so populär, dass es in den Zeitungen Anzeigen gab: »Werden Sie elektromagnetischer Heiler! Nur $ 9,99, mit Anleitung!« Bereits im Jahr 1894 verwendeten über 10.000 amerikanische Ärzte und eine unbekannte Anzahl von Privatpersonen regelmäßig elektromagnetische Geräte zur Heilung.

Im Jahre 1895 entwickelte D. D. Palmer die Wissenschaft der Chiropraktik. Palmer erkannte, dass der Energiefluss des Nervensystems für die Gesundheit eine wichtige Rolle spielt. Dabei konzentrierte er sich auf die Funktion der Wirbelsäule, denn über sie verteilen die Spinalnerven alle Informationen im Körper. Er entwickelte eine therapeutische Fertigkeit, diesen Informationsfluss durch das Ausgleichen von Spannungen und Druckstellen im Rückgrat positiv zu beeinflussen.

Die Schulmediziner fühlten sich durch die wachsende Zahl von Chiropraktikern, Homöopathen, Radiästheten und ähnlichen alternativen Heilern bedroht. Die Carnegie-Stiftung veröffentlichte 1910 den Flexner-Report, der alle medizinischen Praktiker aufrief, nur wissenschaftlich überprüfte Heilweisen anzuwenden. Da die Physiker das Quantenuniversum damals noch nicht entdeckt hatten, war das Wirken von Energie für die Wissenschaftler etwas Unbegreifliches. Infolge der Verurteilung durch die *American Medical Association* kamen die Chiropraktik und andere energetische Heilweisen in Verruf. Das Heilen mit elektromagnetischen Geräten und die Radiästhesie verschwanden fast völlig aus dem öffentlichen Bewusstsein.

Seit einigen Jahrzehnten hat bei uns die Heilkunst der Chiropraktik wieder Furore gemacht. 1990 gewannen die Chiropraktiker einen langen Rechtsstreit gegen das schulmedizinische Monopol. Das Gericht befand die *American Medical Association* für schuldig, auf illegale Weise versucht zu haben, die Therapieform der Chiropraktik aus dem Markt zu drängen. Seitdem konnte die Chiropraktik ihren Einflussbereich ausdehnen und wird jetzt sogar in einigen Kliniken angewandt.

Und trotz der schillernden Vergangenheit der Elektrotherapie führen Neurologen neue, spannende Studien über Therapien mit Schwingungsenergie durch. Man weiß seit Langem, dass das Gehirn ein elektrisches Organ ist, und versuchte deshalb zum Beispiel, Depressionen mit Elektroschocks zu behandeln. Doch mittlerweile arbeiten die Wissenschaftler an sanfteren Methoden. Vor etlichen Jahren berichtete das Magazin *Science* in einem Artikel über die positiven Wirkungen von Transcranialer Magnetstimulation (TMS) [Helmuth 2001; Hallett 2000]. TMS beruht auf den gleichen Prinzipien wie die elektromagnetischen Heilweisen des 19. Jahrhunderts, die von der Schulmedizin als Scharlatanerie angeprangert wurden. Neuere Untersuchungen weisen allerdings darauf hin, dass TMS ein wirkungsvolles therapeutisches Werkzeug sein kann. Richtig angewandt können damit Depressionen behandelt und die Wahrnehmung verändert werden.

Es ist klar, dass wir in diesem vielversprechenden neuen Feld eine interdisziplinäre Forschung brauchen, die sowohl Quantenphysik als auch Elektrotechnik, Chemie und Biologie einschließt. Aus solchen vereinten Forschungsbemühungen werden höchstwahrscheinlich Therapien hervorgehen, die sehr viel weniger Nebenwirkungen haben als Medikamente. Die Forschung wird einfach bestätigen, was Wissenschaftler und Laien bereits »wissen«, obwohl sie dieses Wissen vielleicht noch nicht richtig ernst nehmen und begriffen haben: Alle Organismen, auch Menschen, nehmen ihre Umgebung durch Energiefelder wahr und kommunizieren durch sie. Weil wir Menschen vorwiegend auf die gesprochene und geschriebene Sprache fixiert sind, haben wir unsere Wahrnehmung der energetischen Kommunikation vernachlässigt. Wie jede biologische Funktion verkümmert sie aber, wenn sie nicht gebraucht wird. Die Ureinwohner Australiens nutzen diese hypersensorischen Fähigkeiten auch heute in ihrem täglichen Leben; ihre Wahrnehmung ist noch nicht verkümmert. Ein australischer Ureinwohner kann zum Beispiel tief unter dem Sand Wasser spüren, und Schamanen aus dem Amazonasgebiet kommunizieren mit ihren Heilpflanzen.

Zweifellos haben auch Sie ab und zu eine Ahnung von Ihrem uralten Spürsinn. Vielleicht sind Sie schon einmal nachts eine dunkle Straße entlanggegangen und fühlten sich danach schwach und ausgelaugt. Die Ursache dafür lag in destruktiver Interferenz, ähnlich wie bei den nacheinander ins Wasser geworfenen Kieseln, oder umgangssprachlich ausgedrückt: in schlechten Schwingungen. Oder erinnern Sie sich daran, wie Sie einmal unerwartet einem Menschen, den Sie sehr mögen, begegnet sind und sich dadurch belebt fühlten? Das war eine Erfahrung von konstruktiver Interferenz oder von guten Schwingungen.

Als ich meine Überzeugung, wir seien nichts als träge Masse, über Bord warf, erkannte ich nicht nur, dass die von mir gewählte Wissenschaft veraltet war, sondern dass ich in meinem eigenen Leben für mehr konstruktive Interferenz sorgen musste. Ich brauchte einen durch die Quantenphysik inspirierten persönlichen Aufschwung! Statt mich auf die Erzeugung harmonischer Energien in meinem Leben zu konzentrieren, hatte ich mich recht und schlecht durchs Leben geschlagen und gedankenlos meine Energien vergeudet. Ich hatte so gelebt, als würde ich mitten im Winter ein Haus heizen und dabei alle Türen und Fenster offen lassen. Also fing ich an, Türen und Fenster zu schließen, und achtete sorgfältig darauf, wo ich meine Energie verschwendete.

Manche dieser Türen waren leicht zu schließen. Zum Beispiel konnte ich problemlos die ermüdenden Fakultätspartys meiden. Bei meinem gewohnheitsmäßigen negativen Denken war das schon etwas schwieriger. Auch Gedanken verbrauchen Energie, genauso wie ein Marathonlauf, wie Sie im nächsten Kapitel sehen werden.

Ich brauchte also einen Quantensprung, genauso wie die Biomedizin. Wie ich bereits sagte, befinden wir uns mitten in einem sehr langsamen Paradigmenwechsel der Medizin, der allerdings dadurch vorangetrieben wird, dass immer mehr Menschen ihre Hoffnung auf alternative Heilmethoden setzen. Es hat lange gedauert, aber die biologische Quantenrevolution ist nahe. Die Schulmedizin wird nicht darum herumkommen, auch wenn sie sich noch so verzweifelt wehrt.

Die biologische Quantenrevolution, die ich vor einem Jahrzehnt kommen sah, ist inzwischen in vollem Gange. (Wie ich im Prolog erklärt habe, bin ich persönlich inzwischen auch durch ein gewisses Quanten-Tune-up gegangen!) Neue Studien an verschiedenen biophysikalischen Fronten konnten immer mehr Biologen davon überzeugen, dass es hinter den Zellsignalen, dem Proteinverhalten und selbst den Ursprüngen des Lebens eine gewisse Quantenmagie gibt.

Jüngere Studien über Proteinverhalten verweisen auf den Einfluss einer Reihe von Quantenmechanismen, die biologisches Verhalten mitgestalten, darunter Energieverschränkung (das heißt, eine Energiequelle verbindet sich mit einer anderen, und sie beeinflussen einander), der Tunneleffekt (bei dem sich Teilchen durch physische Barrieren bewegen) und Superposition (bei der Teilchen gleichzeitig verschiedene Pfade erkunden und sich dann entlang des effektivsten bewegen – diese Teilchen sind tatsächlich gleichzeitig an vielen verschiedenen Orten!) [Sarovar et al., 2010].

Die mit diesen widersinnig anmutenden Phänomenen befassten Wissenschaftler haben auf klassischem Newton'schen Territorium einen Quantenbrückenkopf geschaffen. Zu diesem Brückenkopf gehört auch die European Science Foundation, die 2011 die Initiative Farquest gründete, die sich der gemeinschaftlichen Erforschung der Rolle von Quanteninformationen besonders in biologischen Systemen widmet. Die große Bedeutung dieser neuen Quantenbiophysik ließ 2010 auch DARPA, die Forschungsabteilung des US-Verteidigungsministeriums, ein nationales Quantenbiologie-Netzwerk aufbauen, um dieses neue Forschungsfeld zu erkunden.

Dieses rasch wachsende Netzwerk produziert Ergebnisse, die viele der sogenannten »Fakten«, die Biologen wie ich einst auswendig lernen mussten, infrage stellen. Zum Beispiel die »Tatsache«, dass die Signale, die das Zellverhalten und die Genetik steuern, nur aus chemischen Substanzen wie Hormonen und Medikamenten bestehen und diese wiederum aus Atomen und Ionen wie Ca+, Na+ und K+. Diese Annahme musste revidiert werden, nachdem Chaban 2013 festgestellt hatte, dass Nervenzellen durch eine physische Barriere hindurch die Aktivität anderer Nervenzellen beeinflussen können. Wenn sich außerhalb der physisch undurchdringlichen Barriere gesunde Nervenzellen befinden, weisen die eingeschlossenen Nervenzellen eine normale Calcium-Verarbeitung auf; wenn draußen jedoch Krebszellen oder sterbende Zellen sind, verarbeiten die eingeschlossenen Nervenzellen das Calcium völlig anders. Weil die Barriere den Einfluss physischer Signale auf das Zellverhalten ausschließt, müssen die Nervenzellen auf eine nicht physikalische, energetische Art durch die Blockade miteinander kommunizieren [Chaban et al., 2013].

In der Pflanzenwelt entdecken Wissenschaftler ebenfalls vermehrt unorthodoxe Kommunikationskanäle. Pflanzenökologen wissen längst, dass sich benachbarte Pflanzen positiv oder negativ beeinflussen können, indem sie miteinander konkurrieren oder kooperieren. Benachbarte Pflanzen beeinflussen den Zeitpunkt der Keimung der Samen und die Robustheit der Sämlinge. Durch den Austausch mit den Nachbarn kann die Pflanze sich besser an den Standort und seine Umweltbedingungen anpassen. Eine Reihe von Studien hat für diese Kommunikation drei Kanäle ausgemacht:

Licht, physische Berührung und chemische Substanzen. Doch neueste Forschungen verweisen auch auf nicht physikalische (energetische) Methoden der Kommunikation.

So haben sich beispielsweise australische Wissenschaftler einer neueren Studie von der alten Gärtner-Weisheit inspirieren lassen, dass Chilipflanzen in der Nachbarschaft von Basilikum besser gedeihen und mehr Früchte ansetzen. Sie teilten 3600 Chilisamen in drei Gruppen, untersuchten die Keimungsrate und wiederholten das Experiment mit einer Kontrollgruppe aus 3600 Samen. Das Ergebnis entsprach dem, was die Gärtner schon lange wissen: Die Nähe zum Basilikum erhöhte die Keimungsrate der Samen. Doch das Interessanteste daran war, dass dies selbst dann geschah, wenn alle drei Signalwege (Licht, Chemie und physische Berührung) ausgeschlossen wurden. Die Wissenschaftler kamen zu dem Schluss, diese drei Signalmechanismen seien »offensichtlich nicht notwendig, damit die Chili- und Basilikumpflanzen einander wahrnehmen können«. Die Autoren erklären weiterhin: »Bislang haben wir keine mechanische Erklärung dafür, wie die Pflanzen die beobachtete Leistung erbringen«, und fahren fort, so ein Kommunikationskanal erfordere »die Aussendung eines Signals, welches sich nicht nur rasch verbreitet, damit die Information auch aktuell ist, sondern auch schnell verarbeitet werden kann« [Gagliano und Renton 2013]. Klingt mir sehr nach energetischer Quantenkommunikation!

Die Quantenmagie wird derzeit auch in einer der wichtigsten biologischen Aktivitäten des Lebens entdeckt: der Fotosynthese. In der Fotosynthese fängt sich das Chlorophyll, ein Multiproteinkomplex, ein Photon und verwendet diese Lichtenergie zur Mobilisierung von Elektronen, um aus den anorganischen Stoffen CO_2 und Wasser organische Substanz zu bilden. Die in diesen Prozess involvierten Elektronen könnten sich auf vielen verschiedenen Pfaden durch den Proteinkomplex bewegen.

Doch die Fotosynthese ist ein hocheffizienter Prozess: Die Elektronen wählen immer wieder denselben Pfad. Aber wie? Durch das Quantenphänomen der Superposition können Quantenteilchen, wie zum Beispiel Elektronen, gleichzeitig alle möglichen Pfade abtasten und sich dann für den effektivsten entscheiden [Richards et al., 2012].

Damit die Fotosynthese gelingt, ist eine spezifische und präzise Ausrichtung der molekularen Komponenten in diesem Komplex notwendig. 2006 zeigten kanadische Physiker und Chemiker, dass sich das Verhalten von Atomen und molekularen Systemen durch Manipulation der Schwingungsfrequenzen und durch Ausnutzen der wellenartigen Natur der Materie beeinflussen lässt [Prokhorenko et al., 2006]. Zum Beispiel müssen Chlorophyll-Proteine auch unter hohen Temperaturen funktionieren, die diese Moleküle in unregelmäßige thermische Schwingungen versetzen. Wie können sich die Elektronen effizient durch den Chlorophyll-Komplex bewegen, wenn sie dabei immer wieder diesen zufälligen Schwingungen ausgesetzt sind?

Physiker der Universität von Kalifornien in San Diego kombinierten die Molekulardynamik mit der Quantenchemie, um diese Elektronen-Transfer-Prozesse zu untersuchen. Sie kamen auf eine beeindruckende Lösung: Ihrer Studie gemäß erfolgt der Elektronen-Transfer durch ein Netz von Quantentunnelpfaden, die durch die für die wellenartigen Prozesse der Quantenmechanik typischen konstruktiven oder destruktiven Interferenzmuster entstehen, wie ich weiter vorne beschrieben habe [Balabin und Onuchic, 2000].

Die Herausforderung all dieser neuen Forschungsergebnisse: Sie beweisen zwar unwiderlegbar, dass immaterielle, energetische Signale die Biologie beeinflussen, jedoch kennen wir keine konventionellen Mechanismen, mit denen sich diese Phänomene erklären ließen. Zumindest nicht im klassischen Newton'schen Sinne. In unserer derzeitigen Welt muss etwas messbar sein, um als wirklich zu gelten und von den Wissenschaftlern angenommen zu werden. Und die Erforschung des biologischen Einflusses von Quantensignalen hat das große Problem, dass sich diese Energie nur sehr schwer messen lässt.

Diese Form der Kommunikation ist so subtil, dass die Amplitude der lebensbeeinflussenden Signale weit unterhalb der Auflösung wissenschaftlicher Instrumente liegt. 2014 berichtete ein internationales Forschungsteam über die Tatsache, dass die zellulären Signale der Membranproteine der Ras-Familie, die zu den wichtigsten Komponenten der biologischen Signalnetzwerke gehören, so fein sind, dass sie sich nicht von dem »Hintergrundrauschen«

unterscheiden lassen, welches in Experimenten in der Regel als zu den technischen Apparaten gehörend ignoriert wird [Iversen et al., 2014].

Die auf die Zellmembran-Rezeptoren einwirkenden Energiefelder, wie zum Beispiel jene, die die Ras-Proteine steuern, bilden die Schnittstelle, über die Umweltsignale die Zellfunktionen beeinflussen. Die experimentelle Manipulation von elektromagnetischen Feldfrequenzen der Umgebung hat erwiesenermaßen einen großen Einfluss auf die Aktivität der Natrium (Na+)-, Kalium (K+ATPase)- und Calcium (Ca2+ATPase)-Proteinkanäle der Zelle [Guan und Reed 2012]. Da diese Membranproteine die elektrischen Aktivitäten der Zelle steuern, darunter auch die Entwicklung und Erhaltung des Zellmembranpotenzials, haben die elektromagnetischen Felder der Umgebung eine wesentliche Bedeutung für die Gesundheit von biologischen Systemen. So ist beispielsweise inzwischen klar erwiesen, dass Mikrowellenstrahlung (zum Beispiel von Handys, Smartphones oder anderen elektronischen Geräten) sich auf das Zellverhalten auswirkt und es beeinträchtigt, was möglicherweise zu Störungen und Krankheiten führen kann [Kesari et al., 2013].

Wie immer in der Biologie gab es auch in der Quantenbiologie Pioniere, deren vorausschauende Erkenntnisse keine Anerkennung fanden. Ende der 1930er-Jahre versuchte zum Beispiel der Anatomieprofessor Harold Saxton Burr von der Yale University School of Medicine, die immateriellen »bio-magnetischen Felder« lebendiger Organismen zu messen und zu definieren. Burr war fest davon überzeugt, dass sich lebendige Organismen nicht nur durch elektromagnetische Merkmale auszeichnen, sondern dass ihnen ein Organisationsprinzip zugrunde liegt, welches das Wachstum und die Entwicklung von Zellen, Geweben und Organen bestimmt. Seine 1938 veröffentlichten Ergebnisse enthielten nach damaligen Maßstäben vollkommen korrekte Messungen, die seine Hypothese unwiderlegbar bewiesen [Burr und Northrop 1939].

Unabhängig davon wurde Burrs Hypothese zu derselben Zeit von dem amerikanischen Erfinder Royal Rife bestätigt und weitergeführt. Rife erfand eine »Strahlungsmaschine«, die Pathogene und Krebszellen schwächen oder zerstören konnte, indem sie deren Zytoplasma-Chemie bestimmten konstruktiven oder destruktiven

Interferenz-Energiefeldern aussetzte [Valone 2000]. Die Experimente von Burr und Rife zeigten, dass dem Auftreten bestimmter Krankheiten wie Krebs eine messbare Veränderung der Energiefelder des Organismus vorausgeht. Das Wichtigste daran ist: Durch die Veränderung der Frequenz der Zellenergiefelder konnten sie diese pathologischen Störungen mindern. Doch da die konventionellen, materialistischen Wissenschaftler sich nur auf die Chemie lebendiger Organismen konzentrierten, blieben die Denkanstöße von Burr, Rife und vielen anderen über die Bedeutung unsichtbarer Energiefelder für das Leben unbeachtet und wurden begraben.

Durch den Einsatz hochmoderner Technologien wie Mikroskopen mit unglaublich starker Auflösung, die Bilder lebendiger Zellen zeigen, sowie Leuchtmarkern, die Wissenschaftler an Proteine hängen können, um ihre Bewegungen nachzuvollziehen, sind die neueren Untersuchungen zu diesen Themen schwerer zu ignorieren, auch wenn sie altvertrauten Annahmen widersprechen. Diese Instrumente schenken uns nicht nur Einblicke in die alltäglichen biologischen Auswirkungen der Quantenmechanik, sie geben uns auch ein besseres Verständnis dafür, wie biologische Systeme Quantenmechanismen einsetzen, und inspirieren Forscher zur Entwicklung neuer, effizienter Technologien der organischen Synthese und Energiegewinnung (zum Beispiel Solarzellen) [Arndt et al., 2009].

Eine Erfindung dieses sogenannten »Bioengineering« ist die Optogenetik, eine Technologie, durch die Zellen programmiert werden können, auf bestimmte Umweltfrequenzen zu reagieren. Die Optogenetik macht deutlich, dass Zellmoleküle, insbesondere Proteine, physikalischen Nanogeräten gleichen, deren Verhalten durch die gezielte Beeinflussung ihrer elektrischen und magnetischen Eigenschaften mittels äußerer Energiefelder gesteuert werden kann. In der Optogenetik wird zum Beispiel DNA dahingehend manipuliert, dass an einem bestimmten Zellmembran-Rezeptor ein lichtempfindliches Pigmentmolekül entsteht. Diese DNA wird mithilfe eines Virus in eine Nervenzelle eingeschleust. Die derart infizierte DNA führt dann zur Bildung entsprechender Rezeptorproteine, die auf natürliche Weise in die Zellmembran eingebaut werden. Mit einer bestimmten Lichtschwingung können diese neuen Rezeptoren dann aktiviert werden, was eine bestimmte Funktion der Zelle auslöst [Fenno et al., 2011].

Trotz dieser bahnbrechenden Erkenntnisse der Quantenbiophysik und zum Teil dank der enormen Ressourcen der Pharmaindustrie, die vom Verkauf von Medikamenten lebt und die medikamentenfreie Energiemedizin verabscheut, wird der formende Einfluss der Energie auf die Biologie von der konventionellen Medizin weiterhin größtenteils ignoriert. Als ich dieses Kapitel vor zehn Jahren schrieb, äußerte ich die Vermutung, die Medizin könne sich der Quantenrevolution letztlich nicht entziehen, auch wenn sie sich verzweifelt dagegen wehrt. Leider wehrt sie sich heutzutage immer noch. In seinem Vortrag auf der Tagung der Nobelpreisträger 2004 in Lindau am Bodensee meinte Brian Josephson, der Nobelpreisträger und Physiker der Universität von Cambridge, das wissenschaftliche Establishment leide unter »pathologischer Ungläubigkeit«, einem Zustand, den er mit dem Satz zusammenfasste: »Ich würde es nicht glauben, selbst wenn es wahr wäre.« Er begann seinen Vortrag mit der Bemerkung: »Warnung: Manche der in diesem Vortrag vorgestellten Ideen könnten verstörend wirken, weil sie verschiedenen tiefen Überzeugungen widersprechen.«

Josephson erinnerte daran, dass auch die Existenz von Meteoriten oder der Kontinentalplatten-Verschiebung unter Wissenschaftlern lange Zeit als unmöglich verschrien waren. Doch als die Fülle des Beweismaterials irgendwann nicht mehr zu übersehen war, gaben sie nach und akzeptierten das Unmögliche als real [Josephson 2004].

Josephson hinterfragte auch die negative Haltung der heutigen Wissenschaften gegenüber der Homöopathie, einem über 200 Jahre alten, alternativen Heilungssystem, welches von der Schulmedizin routinemäßig als Quacksalberei abgetan wird. Selbst die Tatsache, dass die britische königliche Familie sich homöopathisch behandeln lässt, konnte die British Medical Association nicht davon abhalten, sie als »Hexenwerk« zu bezeichnen. Als ihn die Herausgeber des Magazins *New Scientist* fragten, wie er dazu gekommen sei, sich für die unkonventionelle Medizin einzusetzen, erzählte Josephson von einem Vortrag des französischen Immunologen Jacques Benveniste, den er auf einer Konferenz erlebte

(Benveniste veröffentlichte in dem angesehenen Wissenschaftsjournal *Nature* den ersten Forschungsartikel, der die Homöopathie befürwortete). Josephson bemerkte, wie Benvenistes Präsentation bei den Wissenschaftlern »irrational heftige Reaktionen« auslöste. »Ich war entsetzt, wie schlecht sie ihn behandelten«, ergänzte er [George 2006].

Der französische Virologe Luc Montagnier, der 2008 für die Entdeckung des Aids-Virus den Nobelpreis erhielt, hat Homöopathie studiert und Benveniste als »modernen Galileo« bezeichnet.

Benveniste wurde angegriffen und dämonisiert, weil er ein Thema erforschte, welches die orthodoxen medizinischen Wissenschaftler als metaphysische Kuriosität abtaten. Die hohen Potenzen, mit denen die Homöopathie arbeitet, wurden von den konventionellen Wissenschaftlern als unwirksam betrachtet, weil sie davon ausgingen, dass diese starke Verdünnung der homöopathischen Mittel kein einziges Molekül der Ausgangssubstanz mehr enthalten könne. Montagnier antwortete in *Science* auf diese Kritik der Verdünnungen: »Starke Verdünnungen von etwas sind nicht nichts. Sie sind Wasserstrukturen, die die Originalmoleküle nachahmen« [Enserink 2010].

Die »einfältige Annahme« – wie Josephson es nennt –, flüssige Wassermoleküle hätten keine Struktur, um Informationen zu speichern, ist überholt. Dieses beschränkte Denken berücksichtigt nicht die neuen Erkenntnisse der Wissenschaft über Flüssigkristalle, die verdeutlichen, dass auch Flüssigkeiten wie Wasser über makroskopische Entfernungen hinweg geordnete Strukturen aufrechterhalten können. Diese Entdeckungen machen all die Standardargumente gegen die Homöopathie zunichte.

Die Pharmaindustrie und das Scheuklappendenken mögen manche Wissenschaftler davon abhalten, auf den Quantenzug aufzuspringen, doch die Öffentlichkeit schreitet munter voran Richtung Energiemedizin. Eine Auswertung von Umfragen des amerikanischen Gesundheitsministeriums von 2007 ergab, dass 83 Millionen Amerikaner in den vorhergehenden zwölf Monaten 38 Milliarden Dollar für komplementäre und alternative Heilmittel und Therapien ausgaben. Es gibt zwar keine aktuellere Statistik dazu, doch zahlreiche Hinweise darauf, dass die öffentliche Begeisterung für die

Alternativmedizin ungebrochen ist [Nahin et al., 2009]. Die von mir in der ersten Ausgabe dieses Buches erwähnte Wissenschaft der *Transkraniellen Magnetstimulation* (TMS) beispielsweise wurde inzwischen von zahlreichen Menschen begeistert aufgegriffen, die elektromagnetische Feldstimulatoren zur Verbesserung der Hirnfunktionen gebaut und gekauft haben. Die neueste Version dieser Technologie, die *Transkranielle direkte elektrische Stimulation* (tDCS), leitet kleine Mengen eines stabilen elektrischen Stroms in die Kopfhaut. Je nach der Hirnregion, die damit stimuliert wird, kann tDCS die neurale Aktivität beeinflussen, was zu erhöhter Aufmerksamkeit, besserem Erinnerungsvermögen, besserem Sehvermögen, besserem mathematischem Geschick und zur Minderung von Depressionssymptomen führt [Sanders 2014].

Die öffentliche Verwendung von elektrischen Reizen zur Beeinflussung der Hirnfunktionen, gewissermaßen eine moderne Version der Radiästhesie, ist noch selten, doch das Interesse daran wächst, wie die zunehmende Teilnahme an dem Onlineforum über den »Do-it-yourself-Zapper« des 22-jährigen Nathan Whitmore, einem neurowissenschaftlichen Forscher des National Institute on Aging und Befürworter des Do-it-yourself-Gehirn-Zapper, zeigt.

Die biophysikalische Quantenrevolution ist in vollem Gange. Und ja ..., sie schafft es vielleicht sogar ins Fernsehen!

5

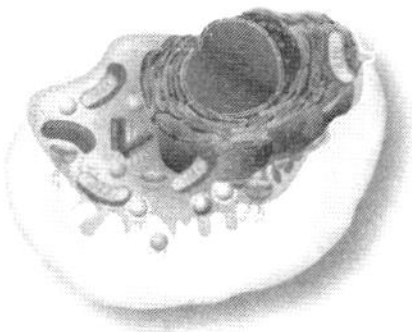

Die Biologie tiefer Überzeugungen und die Macht der Gedanken

Im Jahre 1952 machte Dr. Albert Mason, ein junger britischer Arzt, einen Fehler, der ihm zu kurzer Berühmtheit verhalf. Er behandelte die Warzen eines fünfzehnjährigen Jungen mit Hypnose. Mason und andere Ärzte hatten schon öfter mit Hypnose bei Warzen Erfolg gehabt, aber dies war ein besonders schwerer Fall. Die lederne Haut des Jungen ähnelte mehr der Haut eines Elefanten als der eines Menschen; nur auf seiner Brust war sie normal.

Bei seiner ersten Hypnosesitzung konzentrierte sich Mason auf einen Arm des Jungen. Während der Junge in einer hypnotischen Trance war, erzählte ihm Mason, die Haut auf seinem Arm werde heilen und er werde bald ganz normale rosafarbene Haut haben. Als der Junge eine Woche später wiederkam, sah der Arm zu Masons Freude sehr gesund aus. Doch als Mason den Jungen zu einem Chirurgen mitnahm, der dem Jungen zuvor erfolglos zu helfen versucht hatte, erfuhr er, dass er eine Fehldiagnose gestellt hatte. Der Chirurg war bass vor Erstaunen, als er den Arm des Jungen sah, und teilte Mason mit, der Junge leide nicht an Warzen, sondern an einer unheilbaren Erbkrankheit namens kongenitale Ichthyose (angeborene Verhornungsstörung der Haut).

Durch die Kraft des Geistes hatten Mason und der Junge etwas erreicht, das zu jener Zeit als unmöglich galt. Mason setzte die Hypnosesitzungen fort, und zum allgemeinen Erstaunen wurde die gesamte Haut des Jungen allmählich gesund und rosa. Der Junge, der bis dahin wegen seiner merkwürdig aussehenden Haut gnadenlos gehänselt worden war, konnte endlich ein normales Leben führen.

Als Mason im *British Medical Journal* einen Artikel über seine wundersame Behandlung der Ichthyose veröffentlichte, gab es eine Sensation [Mason 1952]: Die Medien stürzten sich auf ihn, und zahllose Patienten mit dieser bis dahin unheilbaren Krankheit baten ihn um Hilfe. Doch es zeigte sich, dass die Hypnose nicht das Wundermittel war, auf das sie gehofft hatten. Mason arbeitete mit einigen anderen Ichthyose-Patienten, doch es gelang ihm nie mehr, ähnliche Ergebnisse zu erzielen wie bei dem Jungen. Mason selbst schrieb dieses Versagen seiner eigenen inneren Einstellung zu. Er konnte nicht wieder zu der unbefangenen Haltung zurückkehren, in der er nach seiner festen Überzeugung »einen schweren Fall von Warzen« behandelt hatte. Jetzt war sich Mason vollkommen bewusst, dass er etwas behandelte, was alle anerkannten Mediziner als eine angeborene, unheilbare Krankheit betrachteten. Mason tat zunächst so, als sei er davon unbeeindruckt, aber später erzählte er in einem Interview im *Discovery Channel,* dass er diese Leichtigkeit nur vorgetäuscht habe [Discovery Health Channel 2003].

Wie ist es möglich, dass der menschliche Geist stärker ist als eine genetische Programmierung? Wie konnte Masons innere Einstellung zu der Heilung ihr Ergebnis beeinflussen? In der Neuen Biologie finden wir ein paar Antworten auf diese Fragen. Im letzten Kapitel haben wir gesehen, dass Materie und Energie zusammenhängen. Der logische Zusammenhang besteht darin, dass der Geist (Energie) und der Körper (Materie) auf ähnliche Weise zusammenhängen, auch wenn die westliche Medizin sie seit Jahrhunderten getrennt zu sehen versucht.

Im 17. Jahrhundert verwarf René Descartes die Vorstellung, der Geist beeinflusse die physischen Eigenschaften des Körpers. Descartes nahm an, der Körper bestehe aus Materie und der Geist aus einer nicht identifizierbaren, aber auf jeden Fall immateriellen Substanz. Weil er das Wesen des Geistes nicht erfassen konnte, hinterließ Descartes ein unlösbares philosophisches Rätsel: Wie kann der immaterielle Geist mit dem Körper verbunden sein, wenn Materie nur durch Materie beeinflusst werden kann? Die traditionelle Biomedizin, deren Wissenschaft auf dem rein materiellen Universum Newtons beruht, übernahm Descartes' Trennung von Geist und Körper. Es erschien sehr viel einfacher, einen mechanischen Körper wieder in Ordnung zu bringen, ohne sich dabei mit einem dazwischenfunkenden Geist befassen zu müssen.

Die Wirklichkeit des Quantenuniversums führt wieder zusammen, was Descartes getrennt hat. Ja, der Geist (die Energie) entspringt dem physischen Körper, wie Descartes angenommen hatte. Unser neues Verständnis des Universums offenbart uns jedoch, wie der physische Körper vom immateriellen Geist beeinflusst werden kann. Die Energie des Geistes (der Gedanke) hat einen direkten Einfluss auf die Steuerung der Körperphysiologie durch das Gehirn. Durch die im vorigen Kapitel beschriebene konstruktive und destruktive Interferenz kann die Gedankenenergie die Proteinproduktion der Zelle mit allen daraus abzuleitenden Funktionen direkt aktivieren oder hemmen.

Aus diesem Grund achtete ich sehr darauf, wofür ich meine gedankliche Energie einsetzte, als ich die ersten Schritte zur Veränderung meines Lebens unternahm. Ich musste mit dieser Energie genauso sorgfältig umgehen, wie ich darauf achte, wann und wofür ich wie viel meiner körperlichen Energie einsetze.

Trotz der Entdeckungen der Quantenphysik herrscht in der westlichen Medizin immer noch eine Trennung zwischen Geist und Körper. Wissenschaftler werden dazu ausgebildet, solche Fälle wie die des Jungen, der sich durch die Kraft des Geistes von einer genetisch bedingten Krankheit heilte, einfach zu ignorieren. Ich glaube hingegen, dass sich die Wissenschaftler solchen »Anomalien« ganz besonders widmen sollten. In diesen außergewöhnlichen Fällen liegen die Wurzeln für ein umfassenderes Verständnis der Natur, denn die Prinzipien hinter diesen Ausnahmen übertrumpfen offensichtlich die etablierten »Wahrheiten«. Es ist eine Tatsache, dass die Kraft des Geistes effektiver sein kann als die Medikamente, von denen Ihnen beigebracht wurde, dass Sie sie brauchen. Die im letzten Kapitel aufgeführten Studien haben gezeigt, dass Energie Materie deutlich effizienter beeinflusst als Chemikalien.

Leider neigen die Wissenschaftler dazu, Ausnahmen eher zu leugnen als zu nutzen. Mein Lieblingsbeispiel für die wissenschaftliche Leugnung der Körper-Geist-Beziehung stammt aus einem Artikel über den deutschen Physiker Robert Koch, der zusammen mit Louis Pasteur im 19. Jahrhundert die Mikroben-Theorie begründete. Dieser Theorie zufolge sind Bakterien und Viren die Ursache von Krankheiten. Die Theorie ist heutzutage allgemein akzeptiert, doch zu Kochs Zeiten war sie heftig umstritten. Einer von Kochs Kritikern war so davon überzeugt, diese Theorie sei falsch, dass er forsch ein ganzes Glas Wasser mit Vibrio Cholerae (den Bakterien, die Koch als Ursache der Cholera-Erkrankung ansah) austrank. Zum allgemeinen Erstaunen schienen die virulenten pathogenen Bakterien dem Mann überhaupt nichts auszumachen. In dem *Science*-Artikel von 2000 wird über das Ereignis berichtet: »Aus unerklärlichen Gründen entwickelte er keinerlei Symptome, doch nichtsdestotrotz hatte er unrecht« [DiRita 2000].

Der Mann überlebte, und *Science* besaß die Dreistigkeit, zu behaupten, er habe unrecht? Wenn man behauptet, dieses Bakterium verursache Cholera, und er gezeigt hat, dass die Bakterien ihm nichts anhaben können, wie kann man dann behaupten, er habe trotzdem unrecht gehabt? Statt herauszufinden, wie es dem Mann gelang, nicht krank zu werden, wischte die Wissenschaft diese und andere »unsaubere« Ausnahmen, die ihre Theorien infrage stellen könnten, munter beiseite.

Sie erinnern sich an das Dogma, dass unsere Biologie durch unsere Gene bestimmt wird? Die Mikroben-Theorie ist ein weiteres Beispiel dafür, wie Wissenschaftler so darauf fixiert sind, ihre Wahrheiten zu behaupten, dass sie alle störenden Ausnahmen ignorieren. Eine Theorie kann per se jedoch keine Ausnahmen zulassen – Ausnahmen bedeuten schlichtweg, dass die Theorie nicht vollständig zutreffend ist.

Ein weiteres Beispiel eines Phänomens, das die allgemein anerkannten Grundsätze der Wissenschaft infrage stellt, ist die alte spirituelle Praxis des Gehens über glühende Kohlen. Jeden Tag versammeln sich irgendwo auf der Welt Suchende, um ihr gewöhnliches Bewusstsein durch das Feuerlaufen zu erweitern. Die Temperatur der Kohlen und die Dauer des Kontakts reichen aus, ernsthafte Verbrennungen hervorzurufen, doch Tausende von Teilnehmern haben den Prozess vollkommen unversehrt überstanden. Aber bevor Sie jetzt meinen, vielleicht seien die Kohlen doch nicht so richtig heiß gewesen, sei Ihnen versichert, dass es immer wieder auch Teilnehmer gibt, die sich beim Gang über die gleichen Kohlen durchaus verletzen.

Auf ähnliche Weise hält die Wissenschaft unbeeindruckt an ihrer Behauptung fest, dass der HIV-Virus Aids verursacht, ohne erklären zu können, warum es viele Menschen gibt, die mit dem Virus infiziert sind, ohne Krankheitssymptome zu zeigen.

Noch erstaunlicher sind die Fälle von todkranken Krebspatienten, die nach einer Spontanheilung ihr normales Leben wieder aufnehmen konnten. Weil sich solche Heilungen im Rahmen der konventionellen Wissenschaft nicht erklären lassen, tut man dort so, als wären sie nie passiert. Spontane Remissionen gelten als unerklärliche Ausnahmen von der Regel, oder sie werden als Fehldiagnosen abgetan.

Wann positives Denken scheitert

Bevor ich mich weiter über die unglaubliche Kraft unserer Gedanken und meine Studien über die Zusammenhänge zwischen Körper und Geist auslasse, möchte ich noch eines klarstellen: Ich bin keineswegs der Meinung, dass positives Denken immer körperliche Heilung bringt. Es braucht mehr als »positives Denken«, um Kontrolle über seinen Körper und sein Leben zu erlangen. Natürlich ist es für unsere Gesundheit und unser Wohlbefinden wichtig, lebensfördernde Gedanken zu denken und die allgegenwärtigen, schwächenden negativen Gedanken zu meiden. Aber, und ich meine dieses ABER so deutlich wie möglich: Positives Denken allein muss noch überhaupt keine Wirkung auf unser Leben haben! Und wenn Menschen nur so tun, als dächten sie positiv, schwächen sie sich sogar umso mehr, weil sie meinen, nun all ihre Möglichkeiten, etwas in ihrem Leben zu ändern, erschöpft zu haben.

Diese Menschen haben nicht verstanden, dass die scheinbar getrennten Abteilungen Bewusstsein und Unterbewusstsein sehr wohl voneinander abhängen. Das Bewusstsein – welches den Sitz unserer persönlichen Identität, Quelle oder des Spirit repräsentiert – ist kreativ. Es kann in die Zukunft sehen, die Vergangenheit Revue passieren lassen oder sich vom jetzigen Augenblick trennen, während es Probleme in unserem Kopf löst. Mit seiner kreativen Fähigkeit birgt es unsere Wünsche und Sehnsüchte. Es ist der Geist, der unsere »positiven Gedanken« heraufbeschwört.

Das Unterbewusstsein hingegen ist ein Speicher instinktiver und erlernter Verhaltensweisen, die durch entsprechende Reize abgerufen werden. Das Unterbewusstsein funktioniert gewohnheitsmäßig – es reagiert zu unserem Leidwesen auf die gleichen Lebenssignale immer mit dem gleichen Verhalten.

Haben Sie sich auch schon unzählige Male über etwas so Banales wie eine offene Zahnpastatube aufgeregt? Als Kind hat man Ihnen beigebracht, die Tube zuzuschrauben. Wenn Sie heute eine offene Tube sehen, löst es in Ihnen automatisch Ärger aus. Das ist eine einfache Stimulus-Reaktion eines im Unterbewusstsein gespeicherten, erlernten Verhaltens.

Was die rein neurologischen Verarbeitungsfähigkeiten betrifft, ist das Unterbewusstsein über eine Million Mal machtvoller als das Bewusstsein. Es ist also nicht schwer, zu erraten, wer gewinnt, wenn die Wünsche des bewussten Denkens mit den Programmen des Unterbewusstseins in Konflikt geraten. Sie können die positive Affirmation, Sie seien liebenswert oder Ihr Krebstumor werde schrumpfen, endlos wiederholen, doch wenn Sie als Kind wiederholt gehört haben, Sie seien nutzlos oder kränklich, werden diese im Unterbewusstsein verankerten Botschaften all Ihre bewussten Bemühungen um Veränderung sabotieren. Erinnern Sie sich noch daran, wie schnell sich Ihre letzten guten Vorsätze, weniger zu essen, beim Duft von Gänsebraten verflüchtigt haben?

Ich glaube, unser größtes Problem liegt in der Annahme, unser Leben würde durch die Wünsche und Bestrebungen bestimmt, die unser bewusstes Denken hervorbringt. Wenn wir uns damit schwertun, unsere Ziele zu erreichen, oder sie verfehlen, neigen wir dazu, uns für Opfer äußerer hinderlicher Kräfte zu halten. Doch die Neurowissenschaft hat festgestellt, dass der Verstand nur etwa 5 Prozent der Zeit das Sagen hat. Die übrigen 95 Prozent unserer Lebenserfahrungen werden durch erworbene, unterbewusst gespeicherte Programmierungen bestimmt [Szegedy-Maszak 2005]. Da unterbewusste Programmierungen ohne die Überwachung durch das Bewusstsein ablaufen, merken wir gar nicht, dass unser Unterbewusstsein unsere alltäglichen Entscheidungen trifft. Unser Leben ist letztlich ein Abbild unserer unterbewussten Programmierungen, die wir bis zum Alter von sechs Jahren im Wesentlichen von unseren Eltern und anderen Bezugspersonen erworben haben. Psychologen stellen dabei fest, dass die meisten dieser in der Kindheit erworbenen Programme einschränkend und entmachtend sind.

Im siebten Kapitel über bewusste Elternschaft erfahren Sie noch mehr über die Ursprünge selbstzerstörerischer unterbewusster Programmierungen. Deshalb will ich an dieser Stelle nur schon mal sagen, dass es Hoffnung gibt, selbst für jene von Ihnen, die es mit positivem Denken versucht haben und kläglich gescheitert sind. Es ist eine Tatsache, dass die entkräftenden Programmierungen des Unterbewusstseins durch Techniken wie Hypnotherapie, Affirmationen, Körpertherapien und viele neue Modalitäten, die sich unter dem Begriff »Energiemedizin« zusammenfassen lassen, umgeschrieben werden können.

Der Geist überragt den Körper

Was haben wir bis jetzt über die Zellen erfahren? In den vorherigen Kapiteln wurde gezeigt, wie die Funktionen der Zellen direkt aus den molekularen Bewegungen des »Protein-Getriebes« entstehen. Die durch Protein-Ansammlungen erzeugte molekulare Bewegung sorgt für die physiologischen Funktionen, die Leben ermöglichen. Die Bewegung dieser Protein-Bausteine wird durch entsprechende Umweltsignale ausgelöst. Die Berührungsstelle zwischen den Umweltsignalstoffen und den verhaltenserzeugenden zytoplasmischen Proteinen ist die Zellmembran. Die Membran empfängt Reize und erzeugt dann die angemessene, lebenserhaltende zelluläre Reaktion. Die Zellmembran funktioniert als »Gehirn« der Zelle. Die physikalische Untereinheit der »Intelligenz« dieses Zellgehirns sind die integralen Rezeptor- und Effektorproteine der Membran (IMPs). Diese Proteine funktionieren als »Wahrnehmungsschalter«, welche die aus der Umwelt empfangenen Reize in reaktionserzeugende Proteinprozesse umsetzen.

Zellen reagieren auf eine Vielzahl sehr grundlegender »Wahrnehmungen« in ihrer Welt. Zum Beispiel merken sie, ob es in ihrer Nähe solche Dinge wie Kalium, Calcium, Sauerstoff, Glukose, Histamin, Östrogen, Gifte, Licht oder andere Reize gibt. Die gleichzeitige Reaktion Zehntausender solcher reflexiver Wahrnehmungsschalter in der Membran, die alle einem bestimmten Umweltsignal zugeordnet sind, erzeugen gemeinsam das komplexe Verhalten einer lebenden Zelle.

Während der ersten drei Milliarden Jahre des Lebens auf diesem Planeten bestand die Biosphäre aus freilebenden Einzellern wie Bakterien, Algen und Protozäen. Traditionellerweise betrachten wir diese Lebensformen als Einzelwesen, doch inzwischen wissen wir, dass individuelle Zellen bestimmte Signalmoleküle freisetzen können, die das Verhalten anderer Organismen beeinflussen. Diese Signale führen zu einem koordinierten Verhalten einer verstreuten Population einzelliger Organismen. Die Bildung primitiver Gemeinschaften durch das Freisetzen von Signalmolekülen verbesserte die Überlebenschancen der Einzeller.

Die einzelligen Schleimpilz-Amöben bieten ein gutes Beispiel dafür, wie Signalmoleküle zur Bildung einer Gemeinschaft führen. Diese Amöben leben vereinzelt im Boden und suchen nach Nahrung. Wenn sie alle in ihrer Umgebung verfügbare Nahrung aufgebraucht haben, erzeugen diese Zellen einen Überschuss eines Stoffwechselprodukts namens cAMP, das sie an ihre Umgebung abgeben. Wenn mehrere Amöben hungern, verstärkt sich die Konzentration von cAMP. Verbinden sich die freigesetzten cAMP-Moleküle mit den cAMP-Rezeptoren anderer Schleimpilz-Amöben, dann erzeugt es in ihnen ein Aggregationsverhalten, und sie bilden einen mehrzelligen sogenannten Fruchtkörper. Dieser Fruchtkörper stellt das Reproduktionsstadium des Schleimpilzes dar. Während der Hungerperiode teilen die alternden Zellen ihre DNA miteinander und erzeugen eine nächste Generation. Die jungen Amöben überdauern zunächst als inaktive Sporen. Sobald es wieder Nahrung gibt, bilden die Nahrungsmoleküle das Signal der Aktivierung, und eine neue Population von Einzellern beginnt ihr Dasein.

Mir geht es hier vor allem darum, dass einzellige Organismen in einer Gemeinschaft leben, in der sie ihre »Wahrnehmung« einander mitteilen und ihr Verhalten koordinieren, indem sie Signalmoleküle freisetzen. Das cAMP war eine der evolutionär frühesten Formen eines regulativen, verhaltenssteuernden Sekrets. Lange Zeit nahm man an, die grundlegenden menschlichen Signalmoleküle wie Hormone, Neuropeptide, Zytokine und Wachstumsfaktoren, die unsere eigenen Zellgemeinschaften regulieren, seien mit der Bildung komplexer, mehrzelliger Lebensformen entstanden. Die jüngere Forschung hat jedoch gezeigt, dass sich die primitiven Einzeller in den frühesten Stufen der Evolution bereits solcher Botenstoffe bedienten [Naokuni und Kanji 1993; Burton et al., 2002; Kawashima et al., 2007].

Im Laufe der Evolution maximierten die Zellen die Anzahl der IMP-»Wahrnehmungsproteine« in der Membran. Um mehr wahrzunehmen und damit die Wahrscheinlichkeit ihres Überlebens zu steigern, sammelten sich die Zellen zunächst in Form von Kolonien und später in Form von hoch organisierten Zellgemeinschaften. Wie bereits zuvor beschrieben, teilten die mehrzelligen Organismen ihre physiologischen Funktionen spezialisierten Zellverbänden zu, die dann die Organe und Gewebe des Körpers bilden. In gemeinschaftlichen Organisationsformen wird die intelligente Informationsverarbeitung der Zellmembran von den spezialisierten Zellen des Nerven- und Immunsystems übernommen.

Erst vor 700 Millionen Jahren, also vor relativ kurzer Zeit, wenn man das Alter des Lebens auf diesem Planeten betrachtet, erkannten die Zellen einen Vorteil darin, sich zu den eng geknüpften mehrzelligen Gemeinschaften zusammenzuschließen, die wir als Pflanzen und Tiere bezeichnen. Die koordinierenden Signalmoleküle der freilebenden Einzeller wurden auch von diesen neuen geschlossenen Gemeinschaften verwendet. Indem sie das Freisetzen und die Verteilung dieser steuernden Signalmoleküle genau regulierten, konnten die Zellgemeinschaften ihre Funktionen koordinieren und als »ein« Lebewesen agieren. In den primitiveren Mehrzellern, die noch kein Nervensystem ausgebildet haben, erfüllen diese Signalmoleküle eine Art elementares »Denken«, indem sie die Information zwischen den Zellen koordinieren. In solchen Organismen nimmt jede Zelle die Reize der Umgebung wahr und stimmt ihr Verhalten darauf ab.

Als die Zellgemeinschaften größer und komplexer wurden, musste dafür eine neue Lösung gefunden werden. In einer geschlossenen

Gemeinschaft kann nicht jede Zelle einfach tun und lassen, was sie will. Die Gemeinschaft kann nur funktionieren, wenn sich alle Beteiligten auf einen gemeinsamen Plan einlassen. In den mehrzelligen Tieren kann jede einzelne Zelle »sehen«, was unmittelbar außerhalb ihrer eigenen »Haut« vor sich geht, aber sie hat keine Wahrnehmung dessen, was sich in einiger Entfernung oder gar außerhalb des gesamten Organismus abspielt.

Kann eine tief in Ihren Eingeweiden verborgene Leberzelle sich auf angemessene Weise verhalten, wenn Sie ein Straßenräuber anspringt? Die komplexen Verhaltenskontrollen, die ein mehrzelliger Organismus zum Überleben braucht, liegen in seiner zentralen Informationsverarbeitung.

Als sich die komplexeren Tiere entwickelten, übernahmen spezialisierte Zellen die Aufgabe, den Informationsfluss der verhaltenssteuernden Signalmoleküle zu überwachen und zu organisieren. Diese Zellen bildeten ein weit verbreitetes Nervennetzwerk und eine zentrale Verarbeitungsstelle, das Gehirn. Die Funktion des Gehirns besteht darin, in der Gemeinschaft den Austausch zwischen den Signalmolekülen zu koordinieren. Konsequenterweise muss sich in einer Zellgemeinschaft jede Zelle den informierten Entscheidungen der höchsten Wahrnehmungsautorität fügen: dem Gehirn. Das Gehirn kontrolliert das Verhalten der Körperzellen. Dieser wichtige Punkt sollte berücksichtigt werden, wenn wir die Zellen unserer Organe und Gewebe für unseren Gesundheitszustand verantwortlich machen.

Emotionen: Die Sprache der Zellen

In höheren, bewussteren Lebensformen entwickelte das Gehirn eine Spezialisierung, die es dem gesamten System ermöglichte, sich auf seine regulatorischen Signale einzuschwingen. Die Evolution des limbischen Systems erzeugte einen einzigartigen Mechanismus; er übersetzte die chemischen Kommunikationssignale in Empfindungen, die von allen Zellen der Gemeinschaft wahrgenommen werden konnten. In unserem Bewusstsein erfahren wir diese Signale als Emotionen. Das Bewusstsein nimmt nicht nur den Fluss der koordinierenden Zellsignale wahr, sondern kann auch Emotionen erzeugen, die sich im Nervensystem in Form kontrollierter Freisetzung von regulatorischen Signalen manifestieren.

Zur gleichen Zeit, in der ich mich mit dem Gehirn der Zelle und seinen Parallelen zum menschlichen Gehirn befasste, untersuchte Candace Pert das menschliche Gehirn und erkannte die Parallelen zu den Funktionsweisen des zellulären Gehirns. In ihrem Buch *Moleküle der Gefühle* erzählt Candace Pert, wie ihre Erforschung der informationsverarbeitenden Rezeptoren in den Nervenzellmembranen zu der Entdeckung führte, dass die gleichen »neuralen« Rezeptoren in den meisten, wenn nicht gar in allen Körperzellen auftreten. Ihre raffinierten Experimente offenbarten, dass der menschliche Geist nicht nur im Kopf sitzt, sondern durch Signalmoleküle im ganzen Körper verteilt ist.

Genauso wichtig war ihre Erkenntnis, dass Emotionen nicht nur durch ein Feedback der Umweltinformationen des Körpers entstehen, sondern dass der seiner selbst bewusste Geist auch durch das Gehirn »Gefühlsmoleküle« erzeugen und das System damit überlagern kann. So kann der angemessene Einsatz des Bewusstseins einen kranken Körper gesunden lassen, während eine unangemessene Kontrolle der Gefühle einen gesunden Körper krank machen kann. Im sechsten und siebten Kapitel werde ich noch weiter auf dieses Thema eingehen.

Moleküle der Gefühle ist ein hochinteressantes Buch über die wissenschaftliche Entdeckung dieses Zusammenhangs. Es berichtet unter anderem auch über die Schwierigkeiten, denen man begegnet, wenn man in den eingefahrenen Wissenschaftsclub neue Ideen einbringt [Pert 1997] – ein Thema, das mir nur allzu bekannt ist!

Durch seine Fähigkeit, den Fluss der verhaltensregulierenden Signale in der Zellgemeinschaft zu spüren und zu koordinieren, stellte das limbische System einen großen evolutionären Fortschritt dar. Je effizienter sich das interne Signalsystem herausbildete, desto größer konnte das Gehirn werden. Die mehrzelligen Organismen entwickelten immer mehr Zellen, die auf eine zunehmende Anzahl von äußeren Umweltreizen reagieren konnten. Eine einzelne Zelle kann auf einfache sensorische Wahrnehmungen wie »rot, rund, aromatisch und süß« reagieren, doch erst die zusätzliche Geisteskraft der mehrzelligen Lebewesen kann diese einfachen Empfindungen zu einer höheren Komplexität zusammensetzen und den Apfel erkennen.

Evolutionär erlerntes, grundlegendes Reflexverhalten wird durch genetisch festgelegte Instinkte an die Nachkommen weitergegeben. Die Evolution des größeren Gehirns mit seiner höheren Anzahl von Neuralzellen bot den Organismen die Chance, sich nicht nur auf instinktives Verhalten zu verlassen, sondern auch aus Lebenserfahrungen zu lernen. Neues Reflexverhalten entsteht durch Konditionierung. Das klassische Beispiel dafür sind die Hunde, denen Pawlow beibrachte, beim Klingeln einer Glocke zu geifern. Zuerst konditionierte er sie darauf, dass dem Klingeln einer Glocke eine Futtergabe folgte. Nach einer Weile ließ er die Glocke ertönen, ohne Futter anzubieten. Die Hunde waren inzwischen so programmiert, dass sie beim Klang der Glocke automatisch zu geifern anfingen, auch wenn weit und breit kein Futter war. Dies war eindeutig ein unbewusstes, erlerntes Reflexverhalten.

Es gibt sehr einfache Reflexverhalten wie das Ausschlagen des Beins, wenn das Reflexhämmerchen auf das Knie schlägt, und sehr komplexe wie mit 100 Stundenkilometern bei dichtem Verkehr über die Autobahn zu fahren, während man gleichzeitig tief in ein Gespräch verwickelt ist. Konditionierte Verhaltensweisen können so anspruchsvoll sein, wie sie wollen, man braucht dabei nicht zu denken. Die neuralen Verbindungen zwischen dem auslösenden Reiz und der Reaktion sind durch den Lernprozess so fest »verdrahtet«, dass eine immer gleiche Reaktion sichergestellt ist. Man nennt solche fest verankerten Reaktionsmuster auch »Gewohnheiten«. Bei niederen Tieren dient das gesamte Gehirn der rein gewohnheitsmäßigen Reaktion auf Reize. Pawlows Hunde sabbern reflexhaft, nicht absichtlich. Das Unterbewusstsein handelt immer reflexhaft, es unterliegt nicht der Vernunft oder dem Denken. Physisch gesehen wird diese Art des Bewusstseins mit den Aktivitäten jener Gehirnstrukturen assoziiert, die in nicht selbstbewussten Tieren vorkommen.

Menschen und eine Reihe anderer, höherer Tiere haben einen besonderen Bereich des Gehirns entwickelt, mit dem sie denken, planen und Entscheidungen treffen: die vordere Großhirnrinde. Dieser Bereich des Vorderhirns ist offensichtlich der Sitz des selbstbewussten Denkvermögens. Der »selbst-bewusste« Geist kann sich selbst reflektieren. Er ist eine Art Sinnesorgan, mit dem wir unser eigenes Verhalten und unsere Gefühle überwachen. Der selbstbewusste Geist kann sich auch der meisten Daten unserer langfristig gespeicherten Erinnerungen bedienen. Dies ist eine äußerst wichtige Fähigkeit, die es uns erlaubt, unsere Zukunft in Anbetracht unserer Geschichte zu planen.

Die Fähigkeit der Selbstreflexion verleiht dem selbstbewussten Geist große Macht. Er kann unser programmiertes Verhalten beobachten, das Verhalten bewerten und sich entscheiden, dieses Verhalten zu verändern. Wir können aktiv wählen, ob und wie wir auf die meisten Umweltsignale reagieren wollen. Die Fähigkeit des Bewusstseins, die vorprogrammierten Verhaltensweisen des Unterbewusstseins zu verändern, ist die Grundlage unseres freien Willens.

Diese besondere Gabe geht jedoch mit einer besonderen Schwäche einher. Während fast alle anderen Organismen die Reize unmittelbar erfahren müssen, ist die Lernfähigkeit des Gehirns so weit entwickelt, dass wir Wahrnehmungen auch indirekt von unseren Lehrern übernehmen können. Und wenn wir dann diese Wahrnehmungen anderer erst mal als »Wahrheiten« akzeptiert haben, verankert sich diese Sichtweise in unserem eigenen Gehirn und wird zu unserer eigenen »Wahrheit«. Doch was ist, wenn die Wahrnehmung unserer Lehrer unzutreffend ist? Dann wird unser Gehirn mit Fehlwahrnehmungen gefüttert. Das Unterbewusstsein reagiert auf Reize gemäß seiner Programmierung – es gibt in diesem Bereich nichts, was sich über die langfristigen Konsequenzen unserer Programmierungen Gedanken machen könnte. Das Unterbewusstsein wirkt nur im Jetzt. Unsere einprogrammierten Fehleinschätzungen werden also nicht überprüft, weshalb wir uns in manchen Dingen immer wieder auf unangemessene Weise verhalten.

Hätte ich als besonderen »Zaubertrick« in dieses Kapitel eine Schlange hineingeschmuggelt, die Ihnen jetzt aus den Seiten heraus entgegenzischt, würden die meisten von Ihnen aus dem Zimmer rennen oder das Buch aus dem Fenster werfen, weil Ihnen beim ersten Kennenlernen von Schlangen vermittelt wurde: Schlange – böse! Das unterbewusste Gedächtnis reagiert blitzschnell auf Wahrnehmungen Ihrer Umgebung, die es als gefährlich einstuft. Falls Sie also gelernt haben, dass Schlangen gefährlich sind, werden Sie jedes Mal, ohne darüber nachzudenken, flüchten oder sich schützen, sobald Sie eine Schlange in Ihrer Nähe sehen.

Doch wenn ein Herpetologe (ein Reptilienkundler) dieses Buch läse und eine Schlange daraus hervorspränge, wäre er von diesem besonderen Effekt wahrscheinlich begeistert – jedenfalls nachdem er sich vergewissert hat, dass die Schlange harmlos ist. Er würde die Schlange nehmen und sich an ihr freuen. Und er würde Ihr reflexhaftes Verhalten vermutlich für irrational halten, weil nicht alle Schlangen gefährlich sind. Vielleicht wäre er auch betrübt, weil so viele Menschen nicht in den Genuss kommen, sich mit diesen hochinteressanten Tieren näher zu beschäftigen. Die gleiche Schlange, der gleiche Reiz – aber völlig unterschiedliche Reaktionen.

Unsere Reaktionen auf Umweltreize werden durch unsere Wahrnehmungen gesteuert, doch nicht alle unsere erlernten Wahrnehmungen sind zutreffend. Nicht alle Schlangen sind gefährlich. Ja, die Wahrnehmung steuert die Biologie, doch wie wir gesehen haben, kann die Wahrnehmung zutreffend oder falsch sein. Daher wäre es richtiger, diese steuernde Wahrnehmung als *Überzeugung* zu bezeichnen. *Unsere Überzeugungen steuern unsere Biologie!*

Lassen Sie diesen Satz einen Augenblick auf sich wirken. Wir sind in der Lage, unsere Reaktionen auf Umweltreize bewusst zu überprüfen und jederzeit alte Verhaltensweisen zu ändern – sofern wir uns dem mächtigen Unterbewusstsein stellen, über das ich im siebten Kapitel noch mehr sagen werde. Wir sind weder unseren Genen noch unseren Schutzreflexen hilflos ausgeliefert!

Wie der Geist den Körper steuert

Meine Erkenntnis, dass unsere tiefen Überzeugungen biologische Prozesse steuern können, beruhen auf meinen Studien mit geklonten Endothelzellen (Zellen aus der Innenwand der Blutgefäße). Die Endothelzellen meiner Kulturen beobachteten ihre Umwelt genau und veränderten ihr Verhalten je nach den ihnen zur Verfügung stehenden Informationen. Wenn ich ihnen Nährstoffe gab, bewegten sie sich auf diese Nährstoffe mit »offenen Armen« zu. Vergiftete ich ihre Umgebung, zogen sich die Zellen von diesem Reiz zurück und versuchten, sich vor diesen schrecklichen Stoffen zu schützen. Meine Forschung konzentrierte sich auf die »Wahrnehmungsschalter« in der Membran, die den Übergang von dem einen zum anderen Verhalten steuern.

Der wichtigste dieser Schalter, mit dem ich mich befasste, hat einen Proteinrezeptor, der auf Histamin reagiert, ein Molekül, das der Körper als eine Art Alarmsystem einsetzt. Ich fand zwei verschiedene Arten von Schaltern, H1 und H2, die auf das gleiche Histamin-Signal reagieren. Wenn sie aktiviert werden, rufen die Schalter der H1-Histaminrezeptoren eine Schutzreaktion hervor, ähnlich wie die Zellen in den Kulturschalen mit giftiger Umgebung. Die Schalter der H2-Histaminrezeptoren bewirken dagegen einen Wachstumsimpuls, ähnlich wie in den Kulturen, denen ich Nährstoffe gegeben hatte.

Ich erfuhr dann, dass das Signal Adrenalin, mit dem der Körper auf allgemeine Notsituationen reagiert, auch zwei verschiedene adrenalinsensitive Rezeptoren hat, die mit *Alpha* und *Beta* bezeichnet werden. Die Adrenalinrezeptoren führten zum gleichen Zellverhalten, wie es beim Histamin zustande kam. Sitzt in einem IMP-Schalter ein Alpha-Adrenalinrezeptor, dann löst die Anwesenheit von Adrenalin eine Schutzreaktion aus. Wenn zu dem Schalter ein Beta-Rezeptor gehört, aktiviert das gleiche Adrenalinsignal eine Wachstumsreaktion [Lipton et al., 1992].

Das alles war schon ganz interessant, doch meine aufregendste Entdeckung bestand darin, was geschah, wenn ich meinen Zellkulturen gleichzeitig Histamin und Adrenalin zufügte. Ich stellte fest, dass die vom Zentralnervensystem freigesetzten Adrenalin-Signale stärker sind als die lokal erzeugten Histamin-Signale. An dieser Stelle kommt die bereits zuvor beschriebene hierarchische Ordnung von Gemeinschaft ins Spiel. Angenommen, Sie arbeiten in einer Bank, und Ihr Abteilungsleiter gibt Ihnen eine Anweisung. Dann kommt der Direktor herein und gibt Ihnen genau die entgegengesetzte Order. Welchem Auftrag würden Sie folgen? Falls Sie Ihren Job behalten wollen, machen Sie natürlich, was der Direktor sagt. In Ihrer Biologie gibt es eine ähnliche Hierarchie. Im Zweifelsfall folgen die Zellen den Anweisungen des Oberbosses des Nervensystems, selbst wenn es einem örtlichen Reiz widerspricht.

Ich fand meine Ergebnisse sehr aufregend, denn ich war davon überzeugt, dass sie auf der Ebene der einzelnen Zelle etwas aussagten, was sich auf mehrzellige Organismen übertragen ließ, nämlich dass der Geist – über das Adrenalin des zentralen Nervensystems – stärker ist als der Körper, dem das lokale Histaminsignal entspricht. Ich wollte die Konsequenzen dieser Entdeckung in meinem Forschungsbericht erläutern, doch meine Kollegen traf fast der Schlag bei der Vorstellung, dass in einem zellbiologischen Bericht etwas über die Beziehung zwischen Geist und Körper stehen sollte. Also fügte ich nur einen kryptischen Kommentar über die Bedeutung dieser Studie hinzu, ohne zu erklären, worin diese Bedeutung bestand. Meine Kollegen wollten nicht, dass ich diese Dinge in meinen Bericht aufnahm, da der Geist kein anerkanntes biologisches Modell abgibt. Biologen sind Newtonianer: Wenn etwas keine Materie hat, zählt es nicht. Der Geist ist eine nicht örtlich bestimmbare Energie und spielt daher für die materiegebundene Biologie keine Rolle. Leider ist auch diese Wahrnehmung eine erlernte Überzeugung, die sich im Quantenuniversum als grundlegend verkehrt erwiesen hat!

Placebos: Die Wirkung von Überzeugungen

Jeder Medizinstudent lernt zumindest ein bisschen etwas über die Wirkung, die der Geist auf den Körper hat, indem er erfährt, dass sich manche Patienten besser fühlen, wenn sie (irrigerweise) annehmen, ein Medikament zu erhalten. Die Besserung, die viele Patienten verspüren, nachdem sie eine Zuckerpille genommen haben, wird in der Medizin als *Placebo-Effekt* bezeichnet.

Mein Freund Rob Williams, Gründer der Energetischen Psychotherapie-Methode PSYCH-K®, hält für diesen Mechanismus den Begriff *Wahrnehmungseffekt* für sinnvoller. Ich selbst nenne ihn *Überzeugungseffekt*, um zu betonen, dass unsere Überzeugungen eine Wirkung auf unser Verhalten und unseren Körper haben – seien sie nun zutreffend oder unzutreffend.

Ich begrüße den *Überzeugungseffekt* als einen erstaunlichen Beweis für die Heilkraft des Körper-Geist-Systems. Für die Schulmedizin grenzt der »eingebildete« Placebo-Effekt jedoch an Quacksalberei, oder sie führen ihn auf schwache, leicht beeinflussbare Patienten zurück. In den medizinischen Fakultäten wird er rasch abgehandelt, damit man sich den »wirksamen« Heilmethoden der modernen Medizin zuwenden kann: den Medikamenten und Operationen.

Ich halte das für einen kapitalen Fehler. Der Placebo-Effekt sollte in der medizinischen Ausbildung eine wesentliche Rolle spielen. Ich meine, man sollte den Ärzten beibringen, die Macht unserer inneren Ressourcen zu erkennen. Sie sollten die Kraft des Geistes nicht als etwas ansehen, das weniger wirksam ist als Chemikalien und Skalpelle. Es wäre sinnvoll, wenn sie ihre Überzeugung aufgeben, dass der Körper mit all seinen Teilen im Grunde genommen dumm ist und wir unsere Gesundheit nur mit äußerer Hilfe aufrechterhalten können.

Der Placebo-Effekt bedarf gründlicher wissenschaftlicher Untersuchungen. Könnte man herausfinden, wie man den Placebo-Effekt steuern kann, hätten Ärzte zur Krankheitsbekämpfung ein effizientes, energetisches, nebenwirkungsfreies Instrument zur Hand. Die Energie-Heiler sagen, sie hätten bereits solche Instrumente, aber ich bin Wissenschaftler und ich meine, je besser wir die Wirkungsweise des Placebo-Effekts kennen, desto wirkungsvoller können wir ihn im klinischen Bereich einsetzen.

Ich glaube, der Geist wird in der Schulmedizin nicht nur aus dogmatischen, sondern auch aus finanziellen Gründen so allgemein missachtet. Wenn wir unseren kranken Körper kraft unseres Geistes heilen können, brauchen wir nicht mehr zum Arzt zu gehen, und vor allem brauchen wir keine Medikamente mehr.

Vor einiger Zeit erfuhr ich zu meiner Bestürzung, dass die Pharmakonzerne tatsächlich Patienten genauer untersuchen, die auf Zuckerpillen reagieren, jedoch mit dem Ziel, sie aus den klinischen Versuchsreihen herauszuhalten. Es stört die Hersteller nämlich, dass in den meisten klinischen Versuchen die Patienten mit der »falschen« Droge fast genauso gut abschneiden wie mit ihren Chemie-Cocktails [Greenberg 2003]. Obwohl die Pharmakonzerne behaupten, dass sie die Zulassung unwirksamer Medikamente nicht fördern, stellt die Wirksamkeit von Placebo-Pillen eine Bedrohung für sie dar. Die Botschaft ist einfach: Wenn ich die Wirksamkeit des Placebo-Effekts nicht überflügeln kann, dann versuche ich, ihn aus den Versuchsreihen auszuschalten!

Es ist schon sehr schade, dass den Ärzten nicht beigebracht wird, sich intensiver mit dem Placebo-Effekt zu beschäftigen, denn manche Historiker weisen darauf hin, dass Placebo-Effekte in der Medizin seit jeher eine große Rolle gespielt haben. Während des größten Teils der Medizingeschichte verfügten die Ärzte im Umgang mit vielen Krankheiten über keine wirksamen Methoden. So war es lange Zeit allgemein üblich, Krankheiten mit Aderlass und Wunden mit Arsen zu behandeln, und wenn gar nichts mehr half, gab es noch das berühmt-berüchtigte Allheilmittel Klapperschlangenöl.

Zweifellos ging es manchen Patienten – zumindest dem als konservativ eingeschätzten Drittel der Bevölkerung, das sich als für den Placebo-Effekt empfänglich erweist – nach diesen Behandlungen besser. Sobald in der heutigen Welt ein Arzt im weißen Kittel eine Behandlung im Brustton der Überzeugung vorschlägt, glaubt der Patient, dass sie wirkt – und dann tut sie es auch, ganz gleich, ob es eine Zuckerpille ist oder eine echte Droge.

Obwohl die Frage, *wie* Placebos funktionieren, im Großen und Ganzen von der Medizin ignoriert wird, haben sich doch in letzter Zeit ein paar angesehene Wissenschaftler damit beschäftigt [Erdmann 2008; Price et al., 2008; Niemi 2009]. Ihre Ergebnisse legen nahe, dass nicht nur die altertümlichen, fragwürdigen Behandlungen vergangener Jahrhunderte den Placebo-Effekt hervorbringen, sondern auch moderne, hoch entwickelte medizinische Technologien, sogar die folgenreichste Therapie von allen, die Operation.

Eine im Jahre 2002 im *New England Journal of Medicine* veröffentlichte Studie der *Baylor School of Medicine* überwachte Patienten mit schweren Knieschmerzen, die sich operieren lassen wollten [Moseley et al., 2002]. Dr. Bruce Moseley, der Leiter der Untersuchung, »wusste«, dass die Knieoperation seinen Patienten half. »Alle guten Chirurgen wissen, dass es im Bereich der Operation keinen Placebo-Effekt gibt.« Dr. Moseley wollte jedoch herausfinden, welche Art von Operation seinen Patienten am besten half. Er teilte die Patienten der Studie in drei Gruppen auf: In der einen wurde dem Patienten der geschädigte Knorpel abgeschliffen, und in der zweiten wurde das Gelenk gespült und damit alles Material entfernt, das eine Entzündung verursachen konnte. Beides waren Standardbehandlungen für chronische Knieentzündungen. Die dritte Gruppe wurde nur zum Schein operiert: Der Patient wurde betäubt, Moseley machte die drei Standard-Einschnitte und redete und bewegte sich so, als führe er eine Operation durch; er planschte sogar etwas mit Salzwasser, um die Geräusche der Kniewaschung nachzuahmen. Nach vierzig Minuten nähte Moseley die Schnitte wieder zu, wie er es bei einer gewöhnlichen Operation getan hätte. Alle drei Gruppen erhielten genau die gleiche postoperative Behandlung, zu der auch ein Gymnastikprogramm gehörte.

Die Ergebnisse waren schockierend: Ja, die Gruppen, die operiert wurden, erfuhren wie erwartet Besserung. Doch der Placebo-Gruppe ging es genauso gut! Trotz der Tatsache, dass jedes Jahr 650.000 arthritische Knie operiert werden, was jeweils ungefähr 5000 Dollar kostet, war Moseley die Sache klar: »Nicht meine Operationskünste haben diesen Menschen geholfen – der Nutzen der Operation osteoarthritischer Knie ist allein dem Placebo-Effekt zuzuschreiben.«

Die Fernsehprogramme stellten die erstaunlichen Ergebnisse deutlich dar. Sie zeigten Mitglieder der Placebo-Gruppe, die wandern gingen und Basketball spielten – lauter Dinge, die ihnen vor ihrer »Operation« unmöglich waren. Man hatte diesen Patienten erst zwei Jahre nach der Operation mitgeteilt, dass man an ihrem Knie nichts verändert hatte. Ein Mitglied dieser Gruppe namens Tim Perez konnte vor der Operation nur mit einem Stock gehen – jetzt spielte er mit seinen Enkeln Fußball. Er brachte das Thema dieses Buches auf den Punkt, als er bei einem Interview im Discovery-Channel erklärte: »In dieser Welt ist alles möglich, wenn man es sich in den Kopf setzt. Ich weiß, dass unser Geist Wunder vollbringen kann.«

Auch bei der Behandlung anderer Krankheiten, darunter Asthma und Parkinson, hat der Placebo-Effekt eine starke Wirkung gezeigt. Bei der Behandlung von Depressionen sind die Placebos so effektiv, dass der Psychiater Walter Brown von der Brown University School of Medicine Placebo-Pillen als Erstbehandlung für leichte und mittlere Depressionen vorschlug [Brown 1998]. Den Patienten wurde sogar mitgeteilt, dass sie ein Mittel ohne aktive Inhaltsstoffe erhielten, dass die Wirksamkeit der Tabletten dadurch jedoch nicht beeinträchtigt würde. Die Untersuchungen haben gezeigt: Die Placebo-Pillen funktionieren sogar, wenn die Patienten wissen, dass sie kein wirkstoffhaltiges Medikament erhalten!

Ein weiterer Hinweis auf die Macht des Placebo-Effekts kommt von einem Bericht des amerikanischen Gesundheitsministeriums. Darin steht, dass sich in einer Studie die Hälfte der untersuchten depressiven Patienten durch die Einnahme eines Medikaments besser fühlten, während es bei der Placebo-Kontrollgruppe 32 Prozent waren [Horgan 1999]. Und selbst diese beachtliche Zahl unterschätzt möglicherweise die Kraft des Placebo-Effekts, denn viele Patienten finden heraus, dass sie das echte Medikament erhalten, weil sie Nebenwirkungen verspüren, die mit dem Placebo natürlich nicht einhergehen. Sobald sie wissen, dass sie das Medikament nehmen, sind sie natürlich noch empfänglicher für den Placebo-Effekt.

Angesichts dieser Wirksamkeit des Placebo-Effekts ist es nicht erstaunlich, dass die 8,2 Milliarden Dollar schwere Antidepressiva-Industrie sich der Kritik stellen muss, die Pharmakonzerne übertrieben die Wirksamkeit ihrer Mittel. Unter dem Titel »The Empereror's New Drugs« (»Des Kaisers neue Drogen«) schreibt der Psychologieprofessor Irving Kirsch 2002 in einem Artikel der Zeitschrift des amerikanischen Psychologen-Verbands *Prevention & Treatment,* dass gemäß klinischen Studien 80 Prozent der Wirkung von Antidepressiva dem Placebo-Effekt zugeschrieben werden könnten [Kirsch 2002]. Kirsch musste sich auf die verfassungsrechtliche Informationsfreiheit berufen, um an die Daten der klinischen Untersuchungen zu den meistverkauften Antidepressiva heranzukommen. Die Gesundheitsbehörden wollten sie nicht freigeben. Aus diesen Daten wird ersichtlich, dass in mehr als der Hälfte der klinischen Versuche zu den sechs führenden Antidepressiva die Medikamente nicht besser abschnitten als die Placebos. In einem Interview mit dem Discovery-Channel sagte er: »Der Unterschied zwischen der Reaktion auf das Medikament und der Reaktion auf das Placebo betrug im Durchschnitt weniger als zwei Punkte auf einer klinischen Skala, die fünfzig bis sechzig Punkte erreicht. Das ist ein sehr kleiner Unterschied. Dieser Unterschied ist klinisch bedeutungslos.«

Eine weitere interessante Tatsache zur Wirksamkeit von Antidepressiva ist, dass sie in den klinischen Versuchen im Laufe der Jahre immer besser abschnitten. Das lässt darauf schließen, dass ihre Wirkung zum Teil auf geschickter Vermarktung beruht. Je stärker die wundersame Wirkung eines Mittels in den Medien und der Werbung angepriesen wird, desto besser wirkt es. Überzeugungen sind ansteckend! Wir leben heute in einer Kultur, in der die Menschen *glauben,* dass Antidepressiva helfen – also tun sie es.

Eine kalifornische Designerin namens Janis Schonfeld nahm 1997 an einem Test zur Wirksamkeit von Effexor teil. Sie war genauso verblüfft wie Perez, als sie erfuhr, dass sie Placebos genommen hatte. Die Pillen hatten sie nicht nur von ihrer jahrelangen Depression befreit, die EEGs zeigten auch, dass ihre Großhirnrinde viel aktiver war als zuvor [Leuchter et al., 2002]. Ihre Besserung fand nicht nur »im Kopf« statt. Wenn sich das Denken verändert, beeinflusst das unsere Biologie. Schonfeld hatte auch unter Übelkeit gelitten, einer bekannten Nebenwirkung von Effexor. Sie ist ein typisches Beispiel für Patienten, denen es mit einem Placebo besser geht – sie war zunächst davon überzeugt, dass die Ärzte einen Fehler gemacht hatten, denn sie war sich ganz sicher, dass sie das echte Medikament eingenommen hatte. Die Wissenschaftler mussten ihren Bericht zweimal überprüfen, bis sie ihnen glaubte.

Nocebos: Die Macht negativer Überzeugungen

Während es viele Mediziner gibt, die sich des Placebo-Effekts bewusst sind, machen sich doch nur wenige Gedanken darüber, was das für die Selbstheilungskraft bedeutet.

Wenn positives Denken Sie aus einer Depression holen und ein entzündetes Knie heilen kann, was wird dann negatives Denken in Ihrem Leben anrichten! Wenn der Geist durch positive Suggestion zur Heilung beiträgt, nennt man das den *Placebo-Effekt.* Wenn im Umkehrschluss der Geist durch negative Suggestionen die Gesundheit schädigt, nennt man das den *Nocebo-Effekt.*

In der Medizin kann der Nocebo-Effekt genauso mächtig sein wie der Placebo-Effekt. Das sollten Sie jedes Mal bedenken, sobald Sie ins Sprechzimmer eines Arztes treten. Durch ihre Worte und ihre Haltung können Ärzte ihren Patienten alle Hoffnung nehmen. Solche Botschaften sind meiner Ansicht nach unverantwortlich. Albert Mason hielt, wie zuvor geschildert, seine Unfähigkeit, seinen Patienten ausreichend Optimismus zu vermitteln, für ein wesentliches Hindernis bei seinen Bemühungen, seine Ichthyose-Patienten durch Hypnose zu heilen.

Ein anderes Beispiel ist die potenzielle Macht der Aussage: »Sie haben noch sechs Monate zu leben.« Falls Sie sich entscheiden, Ihrem Arzt zu glauben, wird Ihnen vermutlich auch nicht viel mehr Zeit auf Erden bleiben.

Ich habe in diesem Kapitel wiederholt die Sendereihe »Placebo: Mind over Matter« (»Placebo: Der Geist beherrscht den Körper«) des Discovery-Channel von 2003 zitiert, weil sie eine gute Zusammenstellung höchst interessanter medizinischer Fälle enthielt. Ein Bericht handelte von einem Arzt aus Nashville. Clifton Meador hat über dreißig Jahre lang die potenzielle Macht des Nocebo-Effekts erforscht. 1974 hatte Meador bei dem Patienten Sam Londe, einem Schuhverkäufer im Ruhestand, Speiseröhrenkrebs diagnostiziert. Diese Krankheit galt zu jener Zeit als hundertprozentig tödlich. Londes Krebs wurde behandelt, aber unter Medizinern war klar, dass sein Krebs wiederkehren würde. Daher war niemand überrascht, als er wenige Wochen nach der Diagnose starb.

Die Überraschung war jedoch groß, als man bei der Autopsie nur sehr wenig Krebs in seinem Körper fand, jedenfalls nicht genug, um daran zu sterben. In seiner Leber und Lunge fand man ein paar Flecken, aber keine Spur von dem Speiseröhrenkrebs, der angeblich für seinen Tod verantwortlich sein sollte. Meador sagte dem Discovery-Channel: »Er starb *mit* Krebs, aber nicht *an* Krebs.« Woran war Londe gestorben, wenn nicht an Krebs? Starb er, weil er glaubte, dass er sterben würde?

Dieser Fall verfolgte Meador noch drei Jahrzehnte nach Londes Tod. »Ich dachte, er habe Krebs. Er dachte, er habe Krebs. Jeder um ihn herum dachte, er habe Krebs. Habe ich ihm irgendwie die Hoffnung genommen?«

Solche Nocebo-Fälle legen den Verdacht nahe, dass Ärzte, Eltern und Lehrer uns die Hoffnung nehmen können, indem sie uns darauf programmieren, dass wir ohnmächtig sind.

Unsere positiven und negativen Überzeugungen beeinflussen nicht nur unsere Gesundheit, sondern jeden Aspekt unseres Lebens. Henry Ford hatte recht, sowohl in Bezug auf die Effizienz der Fließbandarbeit als auch in Bezug auf die Macht des Geistes: »Ob du glaubst, du kannst es, oder ob du glaubst, du kannst es nicht – du hast recht.«

Oder erinnern Sie sich an den Mann, der mutig das Wasser, verseucht mit Bakterien, trank, von denen die Medizin beschlossen hatte, dass sie Cholera verursachen. Denken Sie an die Menschen, die über glühende Kohlen gehen, ohne sich zu verbrennen: Wenn sie in ihrer Überzeugung schwanken, verbrennen sie sich die Füße. Unsere Überzeugungen sind wie die Filter vor einer Kamera: Sie verändern unseren Blick auf die Welt, und unsere Biologie passt sich diesem Blick an. Wenn wir wirklich anerkennen, dass unsere Überzeugungen derart mächtig sind, haben wir den Schlüssel zur Freiheit gefunden. Unsere genetische Veranlagung können wir nicht so leicht ändern – unsere Meinung schon.

In meinen Vorträgen verteile ich an dieser Stelle rote und grüne Plastikfilter an die Zuhörer. Jeder kann sich einen aussuchen und dann durch den Filter auf eine leere Leinwand sehen. Dann bitte ich sie, laut in den Raum zu rufen, ob sie die nächsten Bilder, die ich projiziere, als friedlich oder als angsterregend wahrnehmen. Die mit den roten »Überzeugungsfiltern« sehen auf dem einen Dia das einladende Bild eines Häuschens, Blumen, einen sonnigen Himmel und auf dem nächsten die Botschaft »Ich lebe in Liebe und Frieden«. Die mit den grünen Filtern vor Augen sehen auf dem einen Bild einen bedrohlichen, dunklen Himmel, Fledermäuse, Schlangen, ein Gespenst über einem dunklen, unheimlichen Haus und auf dem anderen die Worte »Ich lebe in Angst«. Es begeistert mich immer wieder, zu sehen, wie angesichts desselben in roten und grünen Farben gehaltenen Bildes die eine Hälfte des Publikums liest: »Ich lebe in Liebe und Frieden«, und die andere: »Ich lebe in Angst.«

Dann bitte ich die Teilnehmer, durch den anderen Filter zu schauen. Es geht mir darum, zu zeigen, *dass wir wählen können, was wir sehen*. Sie können Ihr Leben durch einen rosaroten Filter betrachten, der Ihren Körper gesunden lässt, oder Sie können einen dunklen Filter einsetzen, durch den alles grau erscheint und der Ihren Körper und Geist anfällig macht. Sie können ein Leben in Liebe und Frieden leben oder in Angst. Sie haben die Wahl! Ich kann Ihnen jedoch sagen, dass Ihr Körper mit zunehmender Gesundheit reagieren wird, wenn Sie die Welt voller Liebe sehen. Falls Sie sich für ein

Leben in einer Welt voller Angst entscheiden, wird Ihre Gesundheit in dem Maße nachlassen, wie Sie sich als Reaktion darauf hinter einen Schutzpanzer zurückziehen.

Das Geheimnis des Lebens liegt darin, unseren Geist auf Wachstum auszurichten. Natürlich ist das Geheimnis des Lebens kein Geheimnis. Lehrer wie Buddha und Jesus haben uns schon seit Jahrtausenden die gleiche Geschichte erzählt. Jetzt hat es auch die Wissenschaft gemerkt. Nicht unsere Gene, sondern unsere Überzeugungen steuern unser Leben. Oh, ihr Kleingläubigen!

Dieser Gedanke ist eine gute Überleitung zum nächsten Kapitel, in dem ich detailliert darstelle, wie ein Leben in Angst und ein Leben in Liebe und Frieden gegensätzliche Wirkungen in Körper und Geist auslösen. Bevor wir dieses Kapitel abschließen, möchte ich noch einmal unterstreichen, dass es kein Fehler ist, mit der sprichwörtlichen rosaroten Brille durchs Leben zu gehen. Tatsächlich tut diese rosarote Brille Ihren Zellen außerordentlich gut. Positive Gedanken sind eine biologische Voraussetzung für ein glückliches, gesundes Leben. Mit den Worten Mahatma Gandhis:

Deine Überzeugungen werden deine Gedanken
Deine Gedanken werden deine Worte
Deine Worte werden dein Handeln
Dein Handeln wird zu deinen Gewohnheiten
Deine Gewohnheiten werden zu deinen Werten
Deine Werte werden zu deiner Bestimmung

Seit der Veröffentlichung der ersten Ausgabe von *Intelligente Zellen* ist ein ganz neues Forschungsfeld entstanden, das sich damit beschäftigt, warum der Blick durch die rosa Brille und das Pflegen sozialer Beziehungen unsere Zellen gedeihen lässt: die Verhaltens-Epigenetik. Die Mission der Verhaltens-Epigenetiker ist nicht mehr und nicht weniger, als herauszufinden, wie das Soziale die Natur formt. Mit *Natur* sind hier die Gen-relevanten Merkmale gemeint, und das *Soziale* bezieht sich auf den Einfluss unserer Lebenserfahrungen und Verhaltensweisen: von sozialen Interaktionen über Ernährung bis zu einer positiven geistigen Einstellung.

Die Ergebnisse dieser Forschungen haben bestätigt, dass Gehirnzellen die mentalen Wahrnehmungen (Überzeugungen) der Welt in entsprechende spezifische, chemische Profile übersetzen, die, wenn sie ins Blut ausgeschüttet werden, das Schicksal unseres 50-Billionen-Zellen-Körpers steuern. Das Blut, der Nährboden des Körpers, nährt nicht nur die Zellen, sondern seine neurochemischen Komponenten beeinflussen auch die Genetik und das Verhalten der Zellen. Wie der Epigenetiker Steve Cole von der UCLA School of Medicine dem Magazin *Pacific Standard* erklärte: »Eine Zelle ist eine Maschine, die aus Erfahrungen Biologie macht« [Dobbs 2013].

Wenn wir unsere Weltsicht – das heißt unsere Überzeugungen – ändern, ändert sich auch die neurochemische Zusammensetzung des Bluts, was zu entsprechenden Veränderungen in den Körperzellen führt. Die Aufgabe des Geistes besteht darin, die Übereinstimmung zwischen unseren Überzeugungen und der Wirklichkeit, die wir erfahren, zu sichern. Das erklärt, warum, wie im Prolog erwähnt, meine Gesundheit und meine Lebensenergie so stark zunahmen, nachdem ich meine alte, depressive, fatalistische Weltsicht aufgegeben hatte.

Natürlich ist auch wissenschaftlich anerkannt, dass wir manche physiologischen Systeme bewusst steuern können, wie zum Beispiel die Skelettmuskulatur. Doch es gab auch schon immer Phänomene, die die biomedizinische Überzeugung, alle übrigen körperlichen Funktionen seien nicht willentlich zu beeinflussen und unterlägen dem autonomen Nervensystem, infrage stellten. Yogis, die mit ihrem Bewusstsein die autonomen Steuerungssysteme des Körpers ausschalten können, indem sie beispielsweise ihre Körpertemperatur, ihren Blutdruck oder ihren pH-Wert verändern, beweisen damit die Fähigkeit des Bewusstseins, die Körperintelligenz zu beeinflussen.

Ein weiteres Beispiel sind hypnotische Zustände. Sagt ein Hypnotiseur einem Menschen in Trance, er würde mit einer brennenden Zigarette berührt, reagiert er nur auf eine Berührung der Fingerspitze des Hypnotiseurs mit einer vollständigen Verbrennungsreaktion samt Blase und Entzündung [Paul 1963]. Offensichtlich reicht die Überzeugung, selbst wenn sie wie in diesem Fall auf einer Sinnestäuschung beruht, um auf gesunder Haut eine Brandwunde entstehen zu lassen – genau so, wie die am Anfang dieses Kapitels beschriebene irrige Annahme von Dr. Albert Mason zur Heilung einer unheilbaren Krankheit führte.

Die Schlussfolgerung ist einfach: Positive geistige Sichtweisen fördern die Gesundheit, indem sie die Immunfunktionen stärken, während die Hemmung der Immunaktivitäten durch negative Sichtweisen Krankheiten hervorrufen kann. Solche negativen Auffassungen können auch zu chronischem Stress führen, der sich deutlich negativ auf die Gen-Funktionen auswirkt. Forschungen an Mäusen haben beispielsweise gezeigt, dass lang anhaltender Stress zu nachhaltigen Veränderungen des Genoms führt und das Verhalten der für die Stimmung und für das Verhalten zuständigen Gene beeinflusst.

Um im Zusammenhang mit Depression zu prüfen, auf welche Weise Stress epigenetisch die Gene beeinflusst, wurde das Trinkwasser einer Gruppe von Mäusen vier Wochen lang mit Corticosteron (der Mäuseversion von Cortisol) versetzt. Die Kontrollgruppe trank reines Wasser. Die unter Corticosteron-Wirkung stehenden Mäuse zeigten sich in Verhaltenstests ängstlicher, und in ihren Genen war ein deutlicher Anstieg von Fkbp5 zu bemerken, einem Protein, dessen menschliche Entsprechung im Zusammenhang mit psychischen Erkrankungen wie Depression und bipolarer Störung steht [Lee 2010].

Unsere natürlichen Stressreaktionen sind für den kurzfristigen Einsatz ausgelegt, um gelegentlich vor Höhlenbären oder Säbelzahntigern zu fliehen. Der ständig anhaltende chronische Stress unserer Zeit ist für unsere Stressbewältigungsmechanismen jedoch eine enorme epigenetische Herausforderung und führt entsprechend oft zu Depression und anderen psychischen Störungen. Es überrascht daher nur wenig, dass der berühmte Professor für Mind-Body-Medizin der Harvard Medical School, Prof. Dr. Herbert Benson, zu dem Schluss kommt, Stress sei für über 90 Prozent aller Arztbesuche verantwortlich [Benson 1997].

Der Epigenetiker Cole von der UCLA, der zu den ersten Forschern gehörte, die Untersuchungen an ganzen Genom-Expressionen aus sozialpsychologischer Sicht betrachteten, kommt zu der Erkenntnis, dass soziale Isolation – mehr als der Stress – ein besonders starker und unterschätzter gesundheitlicher Risikofaktor sei. »Was wir unter Stress messen, so gut wir dazu heutzutage in der Lage sind, kann dem, was wir im Zusammenhang mit sozialer Isolation feststellen, nicht im Entferntesten das Wasser reichen. Nach allem, was wir wissen, ist soziale Isolation der mit Abstand wirksamste soziale oder psychologische Risikofaktor für Krankheit«, erklärte er in einem Interview des Magazins *Pacific Standard* [Dobbs 2013].

Cole entdeckte, dass in einsamen Menschen ganze Gen-Bereiche deutlich anders aussehen als in Menschen, die sich sozial sicher fühlen. Von den ungefähr 19.000 menschlichen Genen unterscheiden sich einsame und nicht einsame Menschen in 209 Genen, von denen viele mit der Immunreaktion auf Entzündungen zu tun haben. Wenn sozialer Stress eindeutig zu diesem Immun-Genprofil führt, schlussfolgerte er, könne das die Ergebnisse seiner früheren Studien erklären, denen zufolge einsame HIV-Träger sehr viel schneller der Krankheit erlagen als sozial aktive HIV-Träger [Cole et al., 1996].

Später entdeckte Cole den destruktiven Einfluss von sozialem Stress auch durch Interviews mit 103 gesunden jungen Frauen zwischen 15 und 19 Jahren aus der Gegend von Vancouver. Sein Team befragte die Frauen über chronischen zwischenmenschlichen Stress in ihrem Leben, nahm Blutproben und erstellte Genexpressionsprofile. Sechs Monate später wurden wieder Blutproben entnommen und Genprofile erstellt. Aus den Ergebnissen der ersten Tests zum sozialen Stressniveau ließ sich vorhersagen, welche Frauen auch sechs Monate später noch Veränderungen in ihrer Gen-Aktivität aufweisen würden. Diese Ergebnisse lassen vermuten, »dass chronische zwischenmenschliche Schwierigkeiten die Expression von pro- und anti-entzündlichen Signalmolekülen beeinflussen« und dass »diese Dynamiken den Hintergrund für die im Zusammenhang mit sozialem Stress nachgewiesene höhere Sterblichkeit bilden, vor allem bei entzündungsbetonten Erkrankungen wie Depression und Arteriosklerose« [Miller et al., 2009].

In einer anderen Studie fanden Cole und seine Kollegen bei armen Kindern und depressiven Patienten mit Asthma ähnlich unausgeglichene Genexpressions- und Immunreaktions-Profile. Die Immunfunktionen der ärmeren Kinder wiesen im Vergleich zu Kindern aus wohlhabenden Familien mehr aktive Entzündungsgene auf und gleichzeitig langsamere Reaktionen der anti-entzündlichen Gennetzwerke, die gegen die Entzündung angehen würden. Die Gesundheitsberichte der ärmeren Kinder wiesen auch mehr Asthmaanfälle und andere gesundheitliche Probleme auf.

Coles Team vermutete, hier könnten noch andere Faktoren als Armut das Verhalten des Immunsystems der Kinder beeinflussen. Also zeigten sie allen Kindern Filme mit unklaren oder unangenehmen sozialen Situationen und befragten sie, wie beängstigend diese auf sie wirkten. Im Durchschnitt empfanden die ärmeren Kinder die Situationen als bedrohlicher als die wohlhabenden. Doch in beiden Gruppen gab es Sonderfälle: Für ein paar ärmere Kinder waren die Situationen weniger Furcht einflößend und für ein paar wohlhabende Kinder mehr. Als die Ergebnisse der Genexpression der Kinder mit stärkerem Unsicherheitsempfinden unabhängig von ihrem sozioökonomischen Umfeld betrachtet wurden, zeigte sich deutlich, dass die Unterschiede weniger durch das Einkommensniveau des familiären Umfelds der Kinder als durch ihre Wahrnehmung ihrer Verletzlichkeit und ihre Wahrnehmung der Welt als einem gefährlichen Ort geprägt waren. In Kontrollstudien zur unterschiedlichen Wahrnehmung von Bedrohungen spielte der sozioökonomische Kontext dann fast gar keine Rolle mehr [Cole 2009].

Die Frage, warum diese Kinder die Welt als gefährlich empfanden, war nicht Gegenstand der Studie, aber Cole geht davon aus, dass Isolation dabei eine zentrale Rolle spielt. Diese Hypothese wurde von der Psychiaterin Joan Kaufman aus Yale bestätigt: Im Jahr 2004 untersuchte sie 75 Schulkinder, die wegen Missbrauch und Misshandlungen aus ihren Familien genommen worden waren. In der Studie wurde das Serotonin-Transporter-Gen (SERT) gemessen, das es in einer langen und in einer kurzen Form gibt.

Frühere Studien hatten gezeigt, dass Menschen mit der kurzen Form eher depressiv oder ängstlich reagieren, wenn sie unter Stress geraten. Die Kinder mit kürzerem SERT litten tatsächlich doppelt so viel unter psychischen Problemen wie die Kinder mit der langen Variante.

Doch es gab auch erstaunliche Zusammenhänge. Als Kaufman die Ergebnisse mit der sozialen Unterstützung der Kinder abglich (die vereinfacht definiert wurde als: mindestens einmal im Monat außerhäuslicher Kontakt mit einer vertrauten erwachsenen Person), wog selbst diese dürftige soziale Verbindung ungefähr 80 Prozent des Depressionsrisikos der kurzen SERT-Variante auf [Kaufman et al., 2004]. Der Wissenschaftsjournalist David Dobbs fragt: »Wenn soziale Kontakte fast vollständig vor den wohlbekannten Auswirkungen ernsthaften Missbrauchs schützen können, ist die Isolation dann nicht genauso schädlich wie die Schläge und die Vernachlässigung?« [Dobbs 2013]

Viele der von den Verhaltens-Epigenetikern untersuchten Merkmale werden nachgewiesenermaßen an nachfolgende Generationen weitergegeben. Ein Beispiel sind die anhaltenden Gesundheitsprobleme, unter denen viele Menschen aus niedrigen Einkommensschichten leiden, oder der Teufelskreis, dass aus missbrauchten Kindern missbrauchende Eltern werden, oder die Drogensucht, die aus selbstzerstörerischen Impulsen entsteht. Die Ergebnisse der Verhaltens-Epigenetik bedeuten jedoch nicht, dass Menschen allein durch ihre Abstammung zu Krankheit oder schädlichem Verhalten verdammt sind, denn epigenetische Merkmale sind nicht unveränderlich genetisch codiert.

Die Botschaft dieser Jubiläumsausgabe ist immer noch dieselbe wie die der ersten Ausgabe von *Intelligente Zellen* und anderer Bücher, die danach zu diesem Thema erschienen sind: *Unsere Gene bestimmen nicht unser Leben, sondern wir können unser Leben ändern, indem wir unsere Überzeugungen ändern.* Wie der Harvard-Dozent und Bestsellerautor Shawn Achor in seinem Buch *The Happiness Advantage: The Seven Principles of Positive Psychology That Fuel Success and Performance at Work* schreibt:

»Die Überzeugung, unsere Gene würden bestimmen, wer wir sind, gehört zu den hartnäckigsten Mythen unserer modernen Kultur – diese tückische Haltung, wir kämen mit einem festgelegten Repertoire an Fähigkeiten auf die Welt, das sich nicht mehr verändern ließe. Die Wissenschaft ist mit schuld daran, denn die Wissenschaftler weigern sich seit Jahrzehnten, anzuerkennen, welches Veränderungspotenzial direkt vor ihrer Nase liegt.« [Achor 2010]

In Achors Studie wird noch einmal betont, wie sehr wir kulturell darauf programmiert sind, zu glauben, wir wären glücklich, wenn wir nur unser Ziel erreichten (zum Beispiel eine gute Ausbildung abschließen, zehn Kilo abnehmen, einen hoch dotierten Job erhalten). Tatsächlich wird genau umgekehrt ein Schuh daraus: *Glücklichsein fördert Erfolg, nicht anders herum!* Einfach ausgedrückt: Nicht Erfolg macht glücklich, sondern Glücklichsein macht erfolgreich. Diese Tatsache wird von einer Fülle von psychologischen und neurowissenschaftlichen Studien untermauert, die alle zeigen, wie sehr eine positive Haltung die Gehirnaktivität fördert und zu einer kreativeren, motivierteren und produktiveren Arbeitserfahrung beiträgt.

Achors Studie an 1600 Harvard-Studenten – einem Fünftel der jungen Leute, die sich in dem Dampfdruckkessel dieser Elitehochschule behaupten – bestätigt Coles Aussage über die Bedeutung sozialer Kontakte. Achor erzählt die Geschichte von zwei temperamentvollen Zimmergenossinnen, Amanda und Brittney. Beide fingen gemeinsam neu an und fanden leicht neue Freunde, doch nach etwa einem halben Jahr begannen sich ihre Wege zu trennen. Amanda neigte dazu, sich zum Lernen in die Bibliothek zurückzuziehen und von ihren Kommilitonen abzusondern. Brittney hingegen organisierte sich eine Lerngruppe, in der es auch Zeit für persönlichen Austausch gab, und wenn sie alleine lernte, sorgte sie dafür, immer mal wieder eine Pause einzulegen. Im Januar war Amanda so weit, dass sie lieber auf eine weniger leistungsorientierte Schule gehen wollte, während Brittney, die sich stärker um ihre sozialen Kontakte gekümmert hatte, »glücklich war, sich gut angekommen fühlte und in allen Kursen gute Leistungen zeigte« [Achor 2010].

Jetzt kommen wir zu den »guten Nachrichten« – und nicht nur für die wenigen Menschen in der Welt, die in Harvard studieren können! *Eine Änderung der Überzeugungen schlägt sich sehr rasch in Veränderungen der Gen-Aktivität nieder.* Wenn Menschen ihren Optimismus steigern und ihre sozialen Verbindungen vertiefen können, werden sie dadurch nicht nur glücklicher, sondern sie verbessern sich auch drastisch in jeder wirtschaftlichen und intellektuellen Hinsicht, die geprüft wurde.

Eine jüngere Studie zeigte beispielsweise, dass allein acht Stunden Achtsamkeitsmeditation ausreichten, um vitale Genfunktionen signifikant zu verbessern. Im Vergleich zur Kontrollgruppe wiesen die Meditierenden eine ganze Reihe von genetischen und molekularen Unterschieden auf, darunter eine geringere Aktivität entzündungsfördernder Gene und Veränderungen in der Gen-regulierenden Maschinerie. Die beobachteten Veränderungen der Genexpression hatten mit schnellerer körperlicher Erholung von stressigen Situationen zu tun. Achtsamkeitspraktiken können demgemäß durch profunde epigenetische Veränderungen des Genoms eindeutig die Gesundheit verbessern [Kaliman et al., 2014].

Die Forschung zeigt, dass eine positive Geisteshaltung sogar manche Alterungsprozesse aufhalten kann. In einer ganzen Reihe von Studien wurde festgestellt, dass Menschen mit eher positiven Ansichten über das Altern sich mit zunehmendem Alter anders verhalten als Menschen mit eher negativen Ansichten, selbst wenn die Lebensbedingungen und der Gesundheitszustand ansonsten in vieler Hinsicht ähnlich sind.

Vor Kurzem beschlossen Forscher von Yale und der Universität von Kalifornien, Berkeley, zu untersuchen, ob es möglich ist, der eindeutig negativen Einstellung unserer Kultur zum Alter entgegenzuwirken und dadurch die Gesundheit zu verbessern. Sie teilten 100 Individuen zwischen 60 und 99 Jahren in vier Gruppen ein: Die erste Gruppe wurde mit impliziten positiven Ansichten über das Altern versorgt, die zweite Gruppe erlebte Interventionen zu expliziten positiven Aussagen über das Altern, die dritte Gruppe war sowohl impliziten als auch expliziten positiven Ansichten über das Altern ausgesetzt, und die vierte Gruppe diente der Kontrolle [Levy et al., 2014].

Die besten Ergebnisse erzielte die Gruppe mit den impliziten positiven Aussagen über das Altern. Diese Gruppe beobachtete unbewusst pro Woche viermal je eine Viertelstunde lang positive Worte, die mit dem Altern zu tun hatten. Auf ihren Computerbildschirmen wurden für Bruchteile von Sekunden Worte wie »weise«, »kreativ«, »geschickt« und »fit« im Zusammenhang mit »alt« eingeblendet. Die Worte blitzten so kurz auf, dass sie nur vom Unterbewusstsein wahrgenommen wurden, während das langsamer arbeitende Bewusstsein sie nicht bemerkte. Nachfolgende Tests ergaben, dass diese implizite Intervention die positive Haltung gegenüber dem Altern im Allgemeinen und im Persönlichen signifikant steigerte, doch noch beeindruckender waren die damit einhergehenden körperlichen Veränderungen. Die Teilnehmenden erhielten eine Woche und drei Wochen nach der letzten Sitzung verschiedene körperliche Aufgaben: Sie sollten wiederholt von einem Stuhl aufstehen und sich wieder setzen, durch einen Raum gehen und Haltungen einnehmen, die einen guten Gleichgewichtssinn erfordern. Die Gruppe mit den impliziten positiven Botschaften schnitt dabei nach dem Experiment deutlich besser ab als vorher. Ihre Ergebnisse waren sogar besser als die von ähnlich alten Erwachsenen, die vier Monate lang Sport getrieben hatten.

Die Gruppe mit den expliziten Interventionen, die Aufsätze über positive, fitte, energiegeladene ältere Menschen geschrieben hatte, wies keine nennenswerten Verbesserungen auf. Die Ergebnisse veranlassten die Yale-Wissenschaftlerin Becca Levy zu der Spekulation, implizite Botschaften könnten ein wirksames Mittel sein gegen die allgegenwärtigen negativen Stereotypen unserer Kultur über das Altern, die schon Kinder »im Alter von drei bis vier Jahren« verinnerlicht haben. Die Menschen begegnen diesen negativen Ansichten überall, in den Medien, im Marketing, in alltäglichen Gesprächen, sodass sie sich ihnen unweigerlich einprägen. Implizite Interventionen können diese Prägungen umgehen, weil die unterschwelligen Botschaften direkt ins Unterbewusstsein eingehen, wo die negativen Programmierungen über das Altern sitzen, genauso wie all die anderen negativen Botschaften, die wir in unserer Jugend absorbiert haben.

Die Tatsache, dass eher das implizite als das explizite Lernen wirkte, bestätigt einen wichtigen Punkt, den ich auch in der Originalfassung dieses Kapitels bereits erwähnt habe: Unsere Lebenserfahrungen werden primär durch unser Unterbewusstsein gesteuert, deshalb müssen wir vor allem unser Unterbewusstsein umprogrammieren und nicht nur unsere bewussten Überzeugungen. Als ein Siebziger, der noch nicht bereit ist, das Spielfeld zu verlassen, programmiere ich mich täglich neu, um zu vermeiden, dass irgendeine Überzeugung über das Älterwerden meine körperlichen oder geistigen Aktivitäten einschränkt. Im Spiegel mag ein alternder Körper zu sehen sein, doch das Bewusstsein hinter meinen Augen macht das nicht zu seiner Wirklichkeit, sondern operiert aus einer eher alterslosen Perspektive. Ich unterstütze diese Strategie, indem ich Spiegel meide!

In der gegenwärtigen Forschung werden auch die Ergebnisse eines radikalen Experiments wieder einbezogen, welches vor über 30 Jahren unter der Leitung der Psychologin Ellen Langer aus Harvard stattfand. Acht Männer, alle in den Siebzigern, zogen für fünf Tage in ein ehemaliges Kloster in New Hampshire. Einige von ihnen litten unter Arthritis und hatten einen krummen Rücken, zwei gingen an Stöcken. Mit dem Eintritt in das Gebäude begaben sie sich auf eine Art Zeitreise. Aus alten Radios ertönte Musik von 1959, Schwarz-Weiß-Fernseher spielten alte Filme und Fernsehshows von damals, auf den Regalen lagen Bücher und Magazine aus jener Zeit. Die Testpersonen hatten die Aufgabe, sich während ihres Aufenthalts möglichst viel an diese Zeit zu erinnern und sich darüber zu unterhalten [Langer 2009].

Vor und nach ihrem Aufenthalt dort wurden alle möglichen altersrelevanten Biomarker getestet wie Feinmotorik, Muskelkraft, Beweglichkeit, das Hör-, Seh-, Erinnerungs- und Begriffsvermögen. Nach den fünf Tagen übertrafen die Werte der Teilnehmer in etlichen Punkten die Werte einer Kontrollgruppe, die ebenfalls fünf Tage in dem Haus verbracht hatte, jedoch ohne Zeitreise. Sie waren beweglicher, ihre Feinmotorik war besser, und sie saßen aufrechter. Überraschenderweise hatte sich auch ihre Sehkraft verbessert, und unabhängige Juroren meinten, sie sähen jünger aus. Langer meinte, die Männer hätten sich »geistig in eine frühere Zeit zurückversetzt« und ihre Körper hätten mitgemacht. Leider konnte das Experiment wegen der komplexen Versuchsanordnung und der damit verbundenen Kosten nicht wiederholt werden.

2010 wiederholte jedoch die BBC Langers Experiment für eine vierteilige Sendung mit dem Titel »The Young Ones«. Sie gewannen dafür sechs alternde frühere Berühmtheiten als Testpersonen. Die Männer wurden in Oldtimern in ein Landhaus gebracht, welches akribisch im Stil der 1970-Jahre hergerichtet worden war. Nach einer Woche, in der sie 35 Jahre alte Nachrichten und Sportberichte sahen und sich gemeinsam erinnerten, wiesen die alternden Stars dieselben deutlichen Verbesserungen auf wie in Langers Experiment in New Hampshire. Einer von ihnen war im Rollstuhl angekommen und ging aufrecht am Stock wieder hinaus. Ein anderer, der zuvor sogar seine Socken nicht ohne Hilfe anziehen konnte, spielte auf der abschließenden Dinnerparty den Gastgeber und bewegte sich an dem Abend mit Leichtigkeit und Begeisterung. Und wer vorher eine gebeugte Haltung hatte, ging aufrechter und sah jünger aus [Grierson 2014].

Die Produktion wurde für den britischen Emmy nominiert und erneuerte das Interesse an Langers Studien. Diese werden derzeit durch eine Reihe unterschiedlicher Ansätze erweitert, bei denen es immer darum geht, wie eine Veränderung der Wahrnehmung der Zeit zu physiologischer und mentaler »Verjüngung« beitragen kann. Der Psychologe Jeffrey Rediger, ein Harvard-Kollege von Ellen Langer, bestätigte: »Gesundheit und Krankheit sind viel stärker in unserem Geist, in unserem Herzen und in unserer Art, uns selbst in der Welt zu erfahren, verankert, als unsere Modelle auch nur annähernd erfassen.«

In einem weiteren verblüffenden Experiment von 2007 ging es um Gewichtsreduzierung. Die Forscher sagten einer Hälfte der Reinigungskräfte von sieben Hotels, sie würden bei ihrer täglichen Arbeit so viele Kalorien verbrennen, dass es vollkommen den ärztlichen Empfehlungen für einen aktiven Lebensstil entspricht. Die andere Hälfte der Gruppe hörte diese positive Meldung nicht. »Obwohl sich an dem Verhalten selbst nichts änderte, fühlte sich die derart informierte Gruppe vier Wochen nach der Intervention deutlich sportlicher als zuvor.« Und nicht nur das: Die Testpersonen, die glaubten, sie würden sich mehr bewegen, nahmen ab und senkten ihren Blutdruck, ihr Körperfett, ihre Taille-Hüften-Proportion und ihren Body-Mass-Index [Crum und Langer 2007].

Die Beweise für den starken Einfluss von Überzeugungen auf unsere Physiologie, die Genexpression und das Verhalten hat den Epigenetiker Cole zu der Bemerkung veranlasst: »Wir sind die Baumeister unserer Erfahrungen, und zwar in einem Umfang, der von Immunologen und Psychologen nur selten wirklich anerkannt wird. Unsere subjektive Erfahrung ist machtvoller als unsere objektive

Situation.« [Dobbs 2013] Coles Begriff der »subjektiven Erfahrung« entspricht letztlich der persönlichen *Wahrnehmung* oder *Überzeugung,* und das, was er als »objektive Situation« bezeichnet, können wir auch *Wirklichkeit* nennen. Sein Zitat würde dann lauten: »Unsere Überzeugungen sind machtvoller als unsere Wirklichkeit.« Daher der ursprüngliche Titel dieses Buches: *Die Biologie der Überzeugungen.*

6

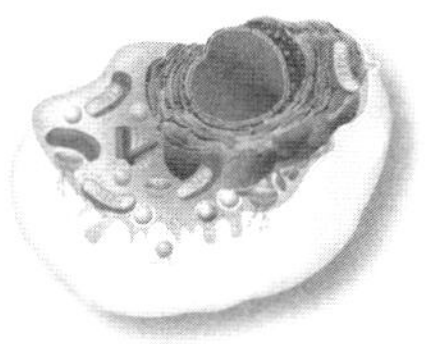

Wachstum und Schutz

Die Evolution hat uns mit vielen Überlebensmechanismen ausgestattet. Sie lassen sich grob in zwei funktionale Kategorien einteilen: Wachstum und Schutz. Die Wachstums- und Schutzmechanismen sind die fundamentalen Verhaltensweisen, die ein Organismus braucht, um zu überleben. Ich bin sicher, Sie wissen, wie wichtig es ist, sich zu schützen, aber vielleicht ist Ihnen nicht bewusst, dass Wachstum für Ihr Überleben genauso wichtig ist, selbst wenn Sie ein ausgereifter Erwachsener sind. Jeden Tag nutzen sich in Ihrem Körper Milliarden von Zellen ab und müssen ersetzt werden.

Zum Beispiel wird die gesamte zelluläre Innenoberfläche Ihres Darms alle zweiundsiebzig Stunden ausgetauscht. Um diese ständige Zellerneuerung zu gewährleisten, muss Ihr Körper jeden Tag eine gewisse Energiemenge aufbringen.

Mittlerweile wird es Sie nicht mehr überraschen, zu erfahren, dass ich bei meinen Studien über Einzeller erstmals auf die Bedeutung des Wachstumsimpulses und des Schutzverhaltens aufmerksam wurde. Als ich menschliche Endothelzellen klonte, zogen sie sich vor den Giften zurück, die ich ihnen in die Petrischale gab, genauso wie sich Menschen vor Löwen und Straßenräubern zurückziehen. Auf Nährstoffe bewegten sie sich jedoch zu, wie sich auch Menschen auf eine Mahlzeit oder eine geliebte Person zubewegen würden. Diese entgegengesetzten Bewegungen sind die beiden fundamentalen zellulären Reaktionen auf Umweltreize. Die Bewegung hin zu einem lebensfördernden Signal charakterisiert eine Wachstumsreaktion, der Rückzug weg von bedrohlichen Signalen deutet auf eine Schutzreaktion hin. Manche Umweltreize sind auch neutral: Sie rufen weder eine Wachstums- noch eine Schutzreaktion hervor.

Meine Forschungsarbeit in Stanford zeigte, dass sowohl Wachstumsimpuls als auch Schutzverhalten für das Überleben von Mehrzellern wie Menschen eine grundlegende Voraussetzung darstellen. Allerdings können dabei die Mechanismen, die Wachstum und Schutz gewährleisten, nicht gut gleichzeitig ablaufen. Zellen können sich nicht gleichzeitig vorwärts und rückwärts bewegen. Die menschlichen Blutgefäßzellen, die ich in Stanford untersuchte, zeigten eine bestimmte mikroskopische Anatomie für eine Wachstumsreaktion und eine vollkommen andere mikroskopische Anatomie für eine Schutzreaktion. Sie waren nicht in der Lage, beide Konfigurationen gleichzeitig zu zeigen [Lipton et al., 1991].

Genauso wie die Zellen sind auch Menschen nicht in der Lage, ihren Wachstumsimpuls vollständig beizubehalten, wenn sie in ein Schutzverhalten übergehen. Während Sie vor einem Löwen flüchten, ist es keine gute Idee, Energie in Ihr Wachstum zu investieren. Zum Überleben brauchen Sie in jenem Augenblick all Ihre Energie für Flucht oder Kampf. Die Umleitung von Energien zugunsten der Schutzreaktion geht immer auf Kosten des Wachstums.

Dabei wird nicht nur die zur Erhaltung der Organe und Gewebe notwendige Energie abgezogen. Wachstumsprozesse erfordern auch einen offenen Austausch zwischen dem Organismus und der Umgebung, zum Beispiel wird Nahrung aufgenommen und Abfallprodukte werden ausgeschieden. Eine Schutzreaktion erfordert jedoch, das System zu schließen, um den Organismus vor der erwarteten Gefahr abzuschotten.

Das Unterbinden von Wachstum ist jedoch auch schwächend, weil der Wachstumsprozess nicht nur Energie verbraucht, sondern auch produziert. Wird die Schutzhaltung also über längere Zeit aufrechterhalten, hemmt das die Produktion lebenserhaltender Energie. Je länger Sie in der Schutzhaltung bleiben, desto stärker leidet Ihr Wachstum darunter. Sie können Ihre Wachstumsprozesse sogar so weit unterbinden, dass Sie sich wirklich »zu Tode fürchten«.

Glücklicherweise fürchten sich die meisten von uns nicht zu Tode. Anders als bei Einzellern ist die Wachstums- bzw. Schutzreaktion bei mehrzelligen Organismen keine Entweder-oder-Entscheidung und nicht alle unserer 50 Billionen Zellen müssen gleichzeitig in eine Wachstums- oder Schutzreaktion gehen. Der Anteil der Zellen, die an einer Schutzreaktion beteiligt sind, hängt von der Schwere der wahrgenommenen Gefahr ab. So können Sie auch unter Stress weiter überleben, aber die chronische Einschränkung der Wachstumsmechanismen geht auf Kosten Ihrer Vitalität.

Es ist auch wichtig, zu beachten, dass zur vollen Entfaltung Ihrer Vitalität mehr nötig ist, als die Stressfaktoren in Ihrem Leben zu reduzieren.

In einem Wachstums-/Schutz-Kontinuum versetzt Sie die Beseitigung der Stressfaktoren nur in eine neutrale Position. Um zu blühen und zu gedeihen, müssen wir nicht nur die Stressfaktoren loswerden, wir müssen auch aktiv nach einem freudvollen, liebevollen, erfüllenden Leben streben, das uns Wachstumsreize vermittelt.

Die Biologie der Selbstverteidigung

In mehrzelligen Organismen wird das Wachstums- bzw. Schutzverhalten durch das Nervensystem gesteuert. Die Aufgabe des Nervensystems besteht darin, die Umweltreize wahrzunehmen, zu interpretieren und eine angemessene Verhaltensreaktion zu organisieren. In einer mehrzelligen Gemeinschaft übernimmt das Nervensystem die Funktion der Regierung, die die Aktivitäten der zellulären Bürger organisiert. Wenn das Nervensystem in seiner Umgebung eine Bedrohung wahrnimmt, alarmiert es die Zellgemeinschaft, um sie vor der Gefahr zu warnen.

Der Körper besitzt zwei getrennte Schutzsysteme, die beide überlebenswichtig sind. Das erste ist das System zum Schutz gegen *äußere* Gefahren; man nennt es die HHN-Achse (Hypothalamus-Hypophysen-Nebennierenrinden-Achse). Wenn keine Gefahr droht, ist die HHN-Achse inaktiv und das Wachstum gedeiht. Sobald der Hypothalamus jedoch eine äußere Gefahr wahrnimmt, sendet er durch die HHN-Achse ein Signal an die Hypophyse, die »Meister-Drüse«, in deren Verantwortung es liegt, die 50 Billionen Zellen der Gemeinschaft im Hinblick auf diese Gefahr hin zu organisieren.

Denken Sie an die Rezeptor-/Effektorproteine der Zellmembran – der Hypothalamus und die Hypophyse sind unsere Äquivalente. Ähnlich wie das Rezeptorprotein empfängt und erkennt der Hypothalamus Umweltsignale, während die Aufgabe der Hypophyse den Effektorproteinen ähnelt, weil sie den Körper in Aktion versetzt. Die Hypophyse reagiert auf die wahrgenommene Bedrohung, indem sie ein Signal an die Adrenalindrüsen sendet, das diese veranlasst, die Kampf-oder-Flucht-Reaktion des Körpers zu koordinieren.

Technisch gesehen folgt dieser Prozess einer einfachen Kaskade: Auf die Wahrnehmung von Stress durch das Gehirn hin setzt der Hypothalamus CRF (Corticotropin-releasing Factor) frei, das zur Hypophyse wandert. CRF aktiviert bestimmte Zellen in der Hypophyse, die ACTH (Adrenocorticotropes Hormon) ins Blut ausschütten. ACTH wandert dann zu den Adrenalindrüsen und signalisiert ihnen, Adrenalin-Hormone freizusetzen. Diese Stresshormone koordinieren die Funktion der Körperorgane und verleihen uns für die Flucht oder den Kampf zusätzliche Körperkraft.

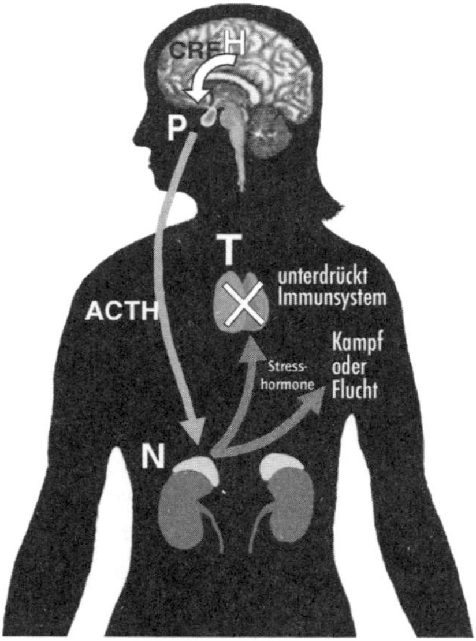

Abb. 6.1 H - Hypothalamus P - Hypophyse
T - Thymus N - Nebenniere

Nachdem der Adrenalin-Alarm ausgelöst wurde, kontrahieren die Stresshormone die Blutgefäße im Verdauungstrakt, damit das nährende Blut bevorzugt die Arme und Beine versorgt, die uns aus der Gefahrenzone bringen können. Normalerweise ist das Blut eher in den Eingeweiden konzentriert. Wenn es von dort in die Extremitäten geschickt wird, um eine Kampf-oder-Flucht-Reaktion zu unterstützen, werden die Wachstumsprozesse reduziert, denn ohne die entsprechende Blutversorgung können die Eingeweide nicht richtig funktionieren. Diese unterbrechen ihre lebenserhaltende Arbeit wie Verdauung, Absorption und Ausscheidung, die für das Wachstum der Zellen und für die Bildung von Energiereserven verantwortlich sind. Die Stressreaktion behindert also die Wachstumsprozesse und das Überleben des Körpers, weil sie die Bildung lebenswichtiger Energiereserven stört.

Das zweite Schutzsystem des Körpers ist das Immunsystem, welches uns vor Gefahren schützt, die unter unserer Haut stecken, zum Beispiel hervorgerufen durch Bakterien und Viren. Wenn das Immunsystem mobilisiert wird, kann es eine Menge Körperenergie verbrauchen. Erinnern Sie sich nur daran, wie schwach Sie sich fühlen, während Ihr Immunsystem gegen eine Erkältung ankämpft. Wenn die HHN-Achse den Körper auf eine Kampf-oder-Flucht-Reaktion vorbereitet, unterdrücken die Adrenalin-Hormone das Immunsystem des Körpers, um Energie zu sparen. Die Stresshormone sind bei der Unterdrückung des Immunsystems so wirksam, dass sie von Ärzten bei Transplantationen eingesetzt werden, um eine Immunreaktion auf das Fremdgewebe zu vermeiden.

Warum unterdrückt das Adrenalinsystem das Immunsystem? Stellen Sie sich vor, Sie sitzen in Afrika in Ihrem Zelt und leiden unter einer Durchfall verursachenden Bakterieninfektion. Plötzlich hören Sie draußen das Knurren eines Löwen. Ihr Gehirn muss sich entscheiden, welches die größere Bedrohung ist. Es nützt Ihrem Körper gar nichts, die Bakterien zu besiegen, wenn er in der Zwischenzeit von einem Löwen verspeist wird. Also unterbricht der Körper seinen Kampf gegen die Infektion, um seine Energie dafür einzusetzen, dem Löwen zu entkommen. Eine sekundäre Folge der aktiven HHN-Achse ist also, dass sie unsere Fähigkeit der Krankheitsabwehr mindert.

Die Aktivierung der HHN-Achse schränkt auch unsere Fähigkeit, klar zu denken, ein. Die Umsetzung von Information im Vorderhirn, dem Bereich der Vernunft und der Logik, ist sehr viel langsamer als die reflexhafte Aktivität des Hinterhirns. In einem Notfall kann eine möglichst schnelle Informationsverarbeitung möglicherweise lebensrettend sein. Die Stresshormone verengen die Blutgefäße im Vorderhirn und reduzieren damit seine Funktionsfähigkeit. Außerdem unterdrücken diese Hormone die Aktivität der vorderen Großhirnrinde, dem Zentrum des bewussten, willentlichen Handelns. In einer Gefahrensituation unterstützen der Blutfluss und die Hormonwirkung die Aktivierung des Hinterhirns, aus dem die lebenserhaltenden Reflexe stammen, die unser Kampf-oder-Flucht-Verhalten am wirkungsvollsten steuern.

Nun ist es zwar notwendig, dass die Stresssignale das langsame bewusste Denken unterdrücken, um das Überleben zu sichern; das funktioniert aber nur um den Preis einer geminderten bewussten Wahrnehmung und einer reduzierten Intelligenz [Takamatsu et al., 2003; Arnsten und Goldman-Rakic 1998; Goldstein et al., 1996].

Angst bringt uns um

Erinnern Sie sich an die schreckensstarren Gesichter meiner Studenten in der Karibik, als sie in meinem Test durchgefallen waren? Wären sie in dieser Schreckstarre verblieben, so wären sie in den Abschlussprüfungen sicher durchgefallen, denn wenn man Angst hat, ist man einfach dümmer. Lehrer erleben das immer wieder bei Schülern mit Prüfungsangst. In ihrer Panik können sie mit ihren zitternden Händen nicht die richtigen Antworten ankreuzen, weil sie keinen Zugang mehr zu der sorgfältig erlernten Information haben.

Das HHN-System funktioniert wunderbar, wenn es darauf ankommt, mit akutem Stress umzugehen. Dieses Schutzsystem eignet sich jedoch nicht dazu, ständig aktiviert zu sein. In der heutigen Welt bestehen die meisten unserer Stressfaktoren nicht aus akuten, konkreten »Bedrohungen«, die wir eindeutig identifizieren, auf die wir reagieren und die wir dann abhaken könnten. Wir leiden ständig unter einer Vielzahl unlösbarer Sorgen im Hinblick auf unser persönliches Leben, unsere Arbeit und unsere durch Kriege und Katastrophen geplagte globale Gemeinschaft. Solche Bedrohungen gefährden zwar nicht unser unmittelbares Überleben, aber sie aktivieren unsere HHN-Achse, was zu einem chronisch hohen Stresshormonspiegel führt.

Um die schädliche Wirkung eines anhaltend hohen Adrenalinspiegels zu verdeutlichen, nehmen wir das Beispiel eines Wettrennens. Eine bestens trainierte, gesunde Gruppe von Spitzensportlern tritt an die Startlinie. Die Ansage ertönt: »Auf die Plätze!« Die Läufer knien nieder und richten ihre Füße in den Startblöcken ein. Dann ertönt das Kommando: »Fertig!« Die Muskeln der Sportler spannen sich an, und sie erheben sich auf Zehen- und Fingerspitzen. Bei dem Kommando »Fertig!« wird in ihren Körpern das Hormon der Fluchtreaktion, Adrenalin, freigesetzt, um die Muskeln auf die anstrengende Aufgabe vorzubereiten, die vor ihnen liegt. Während sie auf das Kommando »Los!« warten, sind ihre Körper aufs Äußerste angespannt. In einem normalen Wettlauf währt diese Anspannung nur ein bis zwei Sekunden, dann ertönt das Kommando »Los!«. In unserer Metapher warten wir jedoch ewig auf das erlösende »Los!«. Die Sportler stehen in den Startlöchern, das adrenalinhaltige Blut rauscht durch ihre Adern, und die Körper ermüden durch die Erwartung eines Rennens, das nie stattfindet. Sie können so fit sein, wie sie wollen – kein Mensch kann eine solche Anspannung länger als ein paar Minuten aushalten.

Wir leben in einer Welt des »Auf die Plätze – fertig«. Immer mehr Untersuchungen weisen darauf hin, dass unser angespannter Lebensstil gesundheitsschädlich ist. Unsere täglichen Stressfaktoren aktivieren ständig unsere HHN-Achse und versetzen den Körper in Aktionsbereitschaft. Im Gegensatz zu dem Sportler, der seine Anspannung dann in körperliche Aktivität umsetzen kann, werden wir den durch Angst und Sorgen erzeugten Stress niemals ganz los. Beinahe jede der weit verbreiteten Zivilisationskrankheiten wird mit chronischem Stress in Verbindung gebracht [Segerstrom und Miller 2004; Kopp und Réthelyi 2004; McEwen und Lasley 2002; McEwen und Seeman 1999]. Zwischen 75 und 90 Prozent der Konsultationen bei Allgemeinärzten beruhen auf Stress als zur Krankheit beitragendem Hauptfaktor [Atkinson 2000].

Das Magazin *Science* veröffentlichte 2003 eine interessante Studie, warum sich Patienten nach der Einnahme von SSRI-Antidepressiva wie Fluctin (Fluoxetin, Prozac) oder Zoloft (Sertralin, Gladem) nicht sofort besser fühlen. In der Regel dauert es mindestens zwei Wochen, bis eine spürbare Wirkung eintritt. Die Studie ergab, dass bei depressiven Menschen die Zellteilung in einem Bereich des Gehirns namens Hippocampus stark reduziert ist. Der Hippocampus ist ein Teil des Nervensystems, der mit dem Gedächtnis zu tun hat. Die Zellteilung im Hippocampus kam zu der gleichen Zeit wieder in Gang, als die Patienten eine Stimmungsaufhellung durch die Medikamente verspürten, oft Wochen nach Beginn der Einnahme. Diese und andere Untersuchungen stellen die Theorie infrage, dass Depression einfach ein »chemisches Ungleichgewicht« im Gehirn sei, das die Produktion von Monoamin-Botenstoffen, besonders des Serotonins beeinträchtigt. Wäre es wirklich so einfach, müsste das chemische Gleichgewicht bereits kurz nach der Einnahme wiederhergestellt sein.

Immer mehr Forscher sehen in der Unterdrückung des neuronalen Wachstums durch Stresshormone eine der Ursachen für Depressionen. Bei chronisch depressiven Menschen sind der Hippocampus und die vordere Großhirnrinde, der Bereich des vernünftigen Denkens, deutlich verkleinert. In einem Artikel über diese Studie steht in *Science*: »In den letzten Jahren hat die Stress-Hypothese gegenüber der Monoamin-Hypothese an Gewicht gewonnen. Sie geht davon aus, dass Depression entsteht, wenn die Stress-Maschinerie des Gehirns überlastet ist. Der wichtigste Faktor in dieser Theorie ist die HHN-Achse.« [Holden 2003]

Die Wirkung der HHN-Achse auf die Zellgemeinschaft lässt sich mit dem Effekt von Stress in einer menschlichen Bevölkerung vergleichen. Versetzen wir uns zurück in die Zeit des Kalten Krieges, als die Amerikaner sich vor kaum etwas mehr fürchteten als vor einem Atombombenangriff durch die Russen.

Stellen Sie sich eine lebendige Gemeinde vor, die genau wie die Zellen eines Organismus aktiv zusammenarbeitet, um das eigene und das gemeinschaftliche Wohl zu sichern und gut miteinander auszukommen. Die Fabriken produzieren, die Bauleute errichten neue Häuser, die Läden verkaufen ihre Waren, und die Kinder lernen in der Schule ihr ABC. Die Gemeinschaft ist gesund und wächst, weil ihre Mitglieder auf ein gemeinsames Ziel hinwirken.

Plötzlich ertönt die Luftschutzsirene. Alle unterbrechen, was sie gerade tun, und rennen in die Schutzräume. Die Harmonie der Gemeinde reißt ab, da jeder nur sein eigenes Überleben im Sinn hat und um Zugang zu den Schutzräumen kämpft. Nach fünf Minuten ertönt das Entwarnungssignal. Die Bürger kehren zu ihren Arbeitsplätzen zurück und nehmen ihr normales Leben in ihrer blühenden Gemeinschaft wieder auf.

Doch was wäre, wenn es kein Entwarnungssignal gäbe, das die Menschen wieder erlöst? Die Leute würden ewig in ihrer Schutzhaltung bleiben. Wie lange ließe sie sich aufrechterhalten? Irgendwann würde die Gemeinschaft zusammenbrechen, spätestens wenn die Vorräte knapp werden. Eine kurze Stressphase, etwa einen Probealarm, kann eine Gemeinschaft gut verkraften, doch solange der Stress andauert, findet kein Wachstum mehr statt und die Gemeinschaft bricht irgendwann auseinander.

Ein weiteres Beispiel für eine Bevölkerung unter Stress ist die Tragödie des 11. September. Bis zu dem Terrorangriff befanden sich die USA in einer Wachstumsphase. Als unmittelbar danach die Schockwelle nicht nur New York, sondern die gesamte Nation ergriff, fühlten wir uns alle in unserem Überleben bedroht. Die Regierungserklärungen, die immer wieder betonten, die Gefahr bestehe weiterhin, wirkten wie nationales Adrenalin. Sie versetzten die Mitglieder der Gemeinschaft von einer Wachstumshaltung in eine Schutzhaltung. Nach ein paar Tagen dieser drückenden Angst brach die Ökonomie des Landes derartig ein, dass der Präsident einschreiten musste. Immer wieder betonte er: »America is open for business« (»Das Geschäftsleben läuft ganz normal weiter«), um das Wachstum wieder anzuregen. Es dauerte eine Weile, bis die Angst nachließ und die Wirtschaft wieder anzog.

Die terroristische Bedrohung schwächt die USA jedoch nach wie vor. Wir sollten mehr darauf achten, wie unsere Angst vor Terroranschlägen unsere Lebensqualität untergräbt. In gewissem Sinne haben die Terroristen bereits gesiegt, denn es ist ihnen gelungen, die Bevölkerung in eine chronische Schutzhaltung zu versetzen, die an den seelischen Kräften zehrt.

Überprüfen Sie doch einmal selbst, welchen Einfluss Ihre Ängste und die daraus folgenden Schutzhaltungen auf Ihr Leben haben. Welche Ängste behindern Ihr Wachstum? Woher stammen diese Ängste? Sind sie nötig? Sind sie begründet? Bereichern sie Ihr Leben?

Im nächsten Kapitel werden wir uns noch intensiver mit diesen Ängsten und ihrer Entstehung befassen. Sobald wir unsere Ängste in den Griff bekommen, können wir die Kontrolle über unser Leben zurückgewinnen. Präsident Franklin D. Roosevelt hatte die zerstörerische Kraft der Angst im Sinn, als er angesichts der Weltwirtschaftskrise und eines drohenden Weltkrieges sagte: »Wir haben nichts zu befürchten außer der Furcht.« Unsere Ängste loszulassen ist der erste Schritt zu einem erfüllteren, zufriedeneren Leben.

Als ich dieses Buch damals schrieb, war Facebook noch nicht mehr als ein Glitzern im Auge eines Harvard-Studenten. Zehn Jahre später fand ich dort den Post einer jungen Frau mit einem Zitat von Roosevelt. Die häufig zitierte, Jahrzehnte nach dem Zweiten Weltkrieg geborene, junge Künstlerin Lupytha Hermin kombiniert schöne Bilder mit inspirierenden Sprüchen auf Facebook, darunter diese einfache Weisheit: *»Warum ist es so schwer, glücklich zu sein? Weil wir uns weigern, die Dinge loszulassen, die uns traurig machen.«* Ich halte das für eine sehr wichtige Erkenntnis, wenn es darum geht, zu lernen, die negativen Auswirkungen von Stress unter Kontrolle zu halten. Menschen, die mit negativen oder potenziell niederschmetternden Erfahrungen konfrontiert werden, halten oft an ihren Ängsten und schrecklichen Erinnerungen fest, was ihre Gesundheit und ihre Lebenserwartung beeinträchtigt.

So wichtig ich es finde, unsere Ängste und Stress auslösenden Erinnerungen loszulassen, möchte ich doch betonen, dass Stress nicht per se schlecht ist. Es gibt auch gute Formen, den sogenannten Eustress, der psychisch und körperlich zum Wohlbefinden beiträgt. Wenn wir uns beispielsweise auf eine anstrengende körperliche Übung einlassen, kann das ein für die Gesundheit sowie Fitness förderlicher Stress sein. (Wobei natürlich auch nicht jede Sportart positiv wirkt – die positive Wirkung des sportlichen Trainings der römischen Gladiatoren wurde sicher völlig dominiert von dem psychischen Stress, im Fall einer Niederlage getötet zu werden!) Ein anderer Fall sind lebensbedrohliche Situationen, wenn jemand körperlich angegriffen wird oder versucht, ein ins Schleudern geratenes Auto wieder unter Kontrolle zu bringen: Dann kann die Stressreaktion manchmal schier übermenschliche Kräfte generieren, blitzschnell und somit lebensrettend sein. Das ist die gute Seite des Stresses.

Die schlechte Seite erleben wir, wenn unser Körper beispielsweise ständig durch unbewältigte Trauer und durch Fehleinschätzungen stimuliert wird. (Leider kann unser Stressverarbeitungssystem nicht unterscheiden, ob eine vom Gehirn ausgelöste Reaktion auf einer echten oder einer eingebildeten Bedrohung beruht.) Das gefährdet unsere Gesundheit, weil wir damit eine ständige Alarmbereitschaft aufrechterhalten. Diese chronische Stressreaktion führt zu einer anhaltenden Ausschüttung des adrenalen Glucocorticoid-Hormons Cortisol. Die Überreizung dieser Hormonausschüttung steht in direktem Zusammenhang mit signifikanter Schädigung und anhaltenden funktionalen Veränderungen des Gehirns.

So gehen zum Beispiel chronische Stresserkrankungen wie Posttraumatische Belastungsstörung (PTBS) mit Veränderungen im Volumen der grauen und weißen Masse des Gehirns einher. Der Bereich des Hippocampus, der mit dem Gedächtnis und den Emotionen verbunden ist, schrumpft genau wie die Amygdala, das Bedrohungszentrum des Gehirns. Man geht davon aus, dass diese stressbezogenen Veränderungen im Gehirn zu der Erzeugung von fest installierten Pfaden zwischen dem Hippocampus und der Amygdala beitragen, die auf der Verhaltensebene den Teufelskreis einer stets kampf- oder fluchtbereiten Geisteshaltung fördern. Falls Sie je einen Chef hatten, der in einer ständigen Panikhaltung stecken blieb, oder falls Sie sich je angesichts eines wichtigen Abgabetermins nächtelang schlaflos wälzten, weil Sie fürchteten, den Termin nicht einhalten zu können, dann wissen Sie, wie fest installierter, chronischer Stress entstehen kann. Bei Kindern ist er besonders schädlich: Kinder mit chronischem Stressverhalten neigen später im Leben stärker zu Lernschwierigkeiten und psychischen Störungen wie Angstattacken und Gemütskrankheiten [Chetty et al., 2014].

Chronischer Stress unterdrückt auch das Immunsystem, indem er die Funktion der Glucocorticoid-Rezeptoren schädigt, die sonst entzündliche Reaktionen verhindern würden. Bei einer Kampf-oder-Flucht-Reaktion hilft das dem Körper, Energie zu sparen. Aus der Störung dieser Immunrezeptoren kann eine Glucocorticoid-Rezeptor-Resistenz (GCR) entstehen, eine Fehlfunktion, bei der sich die Entzündungsreaktion verstärkt und länger anhält; das erhöht das Risiko für Asthma und andere Autoimmunerkrankungen und fördert auch chronische entzündliche Krankheiten wie Herz-Kreislauf-Erkrankungen, Krebs und Typ-2-Diabetes. GCR tritt oft bei Menschen auf, die unter chronischem Stress leiden, zum Beispiel Eltern von Kindern mit Krebs, Partnern von Patienten mit Gehirntumoren und Menschen, die stark unter Einsamkeit leiden [Cohen et al., 2012].

Trotz der Risiken der Nebenwirkungen, die von Demenz bis zu vorzeitigem Tod reichen [Weich et al., 2014], greift die Schulmedizin bei Stress und Angst immer noch als Erstes zu Medikamenten. Und zwar nicht nur bei Menschen, sondern auch bei Tieren! Im Rahmen einer Studie des Iowa State University College of Veterinary Medicine wurde anhand von Stress-Biomarkern, darunter auch Cholesterol, nachgewiesen, dass Vieh weniger unter »Transportstress« leidet, wenn ihm vor dem Transport ein antientzündliches Präparat verabreicht wurde [Van Engen et al., 2014].

Doch es gibt auch immer mehr erstklassige Untersuchungen über die Wirksamkeit von *nicht* medikamentösen Behandlungsformen, was meinen beharrlichen Optimismus nährt, dass es eines Tages vorwiegend nicht medikamentöse Behandlungen geben wird. So haben beispielsweise eine ganze Reihe von überprüften Studien nachgewiesen, dass die »Entspannungsreaktion«, die definiert wird als »das körperliche und psychische Gegenteil der Kampf-oder-Flucht-Reaktion«, Symptome von Angst und vielen psychischen Störungen mindert und sich auch positiv auf Pulsschlag, Blutdruck, Sauerstoffaufnahme und Hirnaktivität auswirkt. Eine 2013 veröffentlichte, bahnbrechende Untersuchung dokumentierte zum ersten Mal, dass dieser durch Meditation, Yoga, tiefes Atmen oder Gebet hervorgerufene körperliche Zustand tiefer Ruhe eine unmittelbare Wirkung auf die Genexpression der Immunfunktionen, des Energiestoffwechsels und der Insulinausschüttung hat.

Diese Ergebnisse sollten selbst die härtesten Skeptiker unter den Forschern beeindrucken. »Viele Studien haben gezeigt, dass Körper-Geist-Interventionen wie die Entspannungsreaktion bei gesunden Individuen Stress mindern und Wohlbefinden steigern können und etlichen negativen klinischen Auswirkungen von Stress wie Bluthochdruck, Angststörungen, Diabetes und Altern entgegenwirken«, sagt Herbert Benson, M. D., der führende Mind-Body-Forscher und Koautor der Studie. »Zum ersten Mal haben wir die entscheidenden physiologischen Schaltstellen identifiziert, welche diese positiven Wirkungen auslösen.« [Bhasin et al., 2013]

Andere Forscher befassen sich mit den Auswirkungen von Lupytha Hermins und Franklin D. Roosevelts Weisheit, die ich am Anfang der Aktualisierung dieses Kapitels erwähnte. Wenn das Festhalten an Angst und Schmerz ein grundlegender Faktor für die Erzeugung von chronischem Stress ist, könnte dann Liebe, bekanntermaßen das Gegenteil von Angst, ein Gegenmittel für Stress und die damit verbundenen Krankheiten sein?

Forscher der Universität von Exeter verglichen mithilfe von funktioneller Magnetresonanztomografie (fMRT) die Hirnreaktionen von 42 Erwachsenen, die sich Bilder von Menschen mit einem Ausdruck von Liebe und emotionaler Unterstützung und von Menschen mit bedrohlich oder angstvoll wirkenden Gesichtern anschauten. Die Teilnehmer des Experiments sahen kurz die Bilder der Zuneigung und der emotionalen Unterstützung und danach die bedrohlichen Bilder. Den Personen der Kontrollgruppe wurden nur die bedrohlichen Bilder gezeigt.

In der Kontrollgruppe riefen die bedrohlichen Bilder eine hohe Aktivität der Amygdala hervor, jenes Teils des Gehirns, das auf Bedrohungen spezialisiert ist. Die Teilnehmer der Versuchsgruppe, die erst die Bilder mit liebevoll wirkenden Menschen und dann die bedrohlichen Bilder sahen, wiesen bei Letzteren keine Amygdala-Reaktion auf. Die Forscher nahmen an, die neurologische Reaktion auf die liebevollen Bilder unterdrücke den auf Bedrohungen ausgerichteten Mechanismus des Gehirns. In Bezug auf das von einer extrem hohen Wachsamkeit für Bedrohungen geprägte Posttraumatische Belastungsstörungs-Syndrom (PTBS) sagte die Forscherin Anke Karl: »Diese neuen Erkenntnisse der Forschung könnten erklären, warum zum Beispiel die erfolgreiche Genesung von psychischem Trauma eng mit der wahrgenommenen sozialen Unterstützung des Individuums korreliert. Wir berücksichtigen diese Erkenntnisse heutzutage, indem wir vorhandene Behandlungsansätze für PTBS so erweitern, dass möglichst starke Gefühle der Sicherheit und Unterstützung erzeugt werden, um die Verarbeitung traumatischer Erinnerungen zu fördern.« [Norman et al., 2014]

Eine Reihe von Studien bestätigt die heilsame Wirkung von liebevollen Beziehungen und Interaktionen. Der bekannte Neurobiologe Dr. Daniel Siegel berichtete in der *New York Times:*

»Wissenschaftliche Untersuchungen über Lebenserwartung, körperliche und geistige Gesundheit, Glück und selbst Weisheit zeigen, dass unterstützende Beziehungen der entscheidende Punkt sind, aus dem sich diese positiven Qualitäten in unserem Leben ableiten lassen.« [Ackerman 2012]

In einer weiteren Studie der Universität von Virginia untersuchte der Neurowissenschaftler James Coan die Rolle von Sozialkontakten für die Emotionsregulation unter Stress. In seiner Versuchsanordnung wurden 16 Frauen Elektroschocks in die Knöchel gegeben und gleichzeitig ihre Gehirnaktivitäten aufgezeichnet. Dies geschah in drei unterschiedlichen Situationen: während sie die Hand ihres Partners hielten; während sie die Hand eines ihnen unbekannten Mannes hielten, und ohne irgendjemandes Hand zu halten. Die Stresstests registrierten die Angst der Frauen vor und den Schmerz während der Elektroschocks. Wenn sie niemandes Hand hielten, zeigten die Frauen so viel Angst und Schmerz, wie erwartet wurde. Wenn sie die Hand ihres Partners hielten, waren die Angst und der Schmerz deutlich geringer. Die Hand eines Fremden zu halten, minderte das Angst- und Schmerzniveau nur mäßig. Bemerkenswert war, dass das Ausmaß der Verringerung von Angst und Schmerz durch das Händehalten mit dem Partner mit der Qualität zusammenhing, welche die Frau der Beziehung beimaß: Je höher sie die Qualität ihrer Beziehung einschätzte, desto weniger Angst und Schmerz empfand sie. (Beim Halten der Hand eines Fremden gab es keine derartigen Schwankungen.) In einer gesunden Beziehung reicht es, die Hand des Partners oder der

Partnerin zu halten, um den Blutdruck zu senken, Stresssymptome zu mindern, die Gesundheit zu verbessern und physischen Schmerz zu lindern [Coan et al., 2006].

Ich bin der Letzte, der davon überzeugt werden müsste, denn meine Partnerin Margaret und ich haben uns, wie in meinem 2013 veröffentlichten Buch *Der Honeymoon-Effekt* beschrieben, eine wundervolle liebevolle Beziehung erschaffen, die mir hilft, mich gegen Stress zu immunisieren. Vor dem Hintergrund meiner Geschichte schwieriger Beziehungen bin ich daher auch ein lebendiges Beispiel für die neuesten Erkenntnisse der Neuroplastizität, die immer und immer wieder gezeigt hat, dass es nie zu spät ist: Das Gehirn wird ständig strukturell und funktionell umgebaut, um sich den Einflüssen des Lebens und den Lernerfahrungen anzupassen. (Mehr dazu im nächsten Kapitel.)

Was Stress betrifft, lautet die Antwort auf die Frage eines Songs der ewig jungen und energiegeladenen Tina Turner »What's Love Got to Do with It?«: *»Alles!«* Liebevolle Verbindungen versichern dem Geist, dass uns in Gefahr und großer Not jemand retten wird. Zu wissen, dass wir bedingungslos unterstützt werden, befreit uns von der Notwendigkeit, unser Leben durch eine Brille der Angst zu betrachten. Mich hat es auf jeden Fall davon befreit. Menschen, denen es an sozialen Beziehungen und Gemeinschaft mangelt, rechnen hingegen nicht damit, dass ihnen irgendjemand helfen wird, und sie meinen, mit allem allein fertigwerden zu müssen.

Ich möchte jetzt gerne an den Anfang dieses Updates zurückkommen: zu Lupytha Hermins Botschaft (»Warum ist es so schwer, glücklich zu sein? – Weil wir uns weigern, die Dinge loszulassen, die uns traurig machen.«). Daher schließe ich mit der Geschichte von Scarlett Lewis, die die Weisheit dieser Worte verkörpert. Scarletts jüngster Sohn Jesse war eines der 20 Kinder, die 2012 bei dem Massaker in der Sandy-Hook-Grundschule in Newtown, Connecticut, ums Leben kamen. Der tapfere Jesse half noch, das Leben vieler seiner Mitschüler zu retten, indem er sie ermutigte wegzurennen, während er bei seiner Lehrerin blieb, um sie zu beschützen; doch beide wurden erschossen [Lewis 2014].

Bevor der sechsjährige Jesse an jenem Tag zur Schule ging, schrieb er, vielleicht in einer Art Vorahnung der Tragödie, zu Hause auf die Tafel: »Pflegen Heilen Lieben.« In ihrer niederschmetternden Trauer versuchte Scarlett, sich Jesses Worte zu eigen zu machen und sich für einen bewussten Umgang mit ihrem Leid zu entscheiden. Während viele der anderen Eltern ihren Schmerz durch Wut, Anklagen und Beschimpfungen abreagierten, wählte Scarlett bewusst Liebe, um mit diesem entsetzlichen Geschehen fertigzuwerden.

Um die Botschaft öffentlich bekannt zu machen, gründete Scarlett die Jesse Lewis Choose Love Foundation (http://www.jesselewischooselove.org). In den Zielen dieser Stiftung heißt es:

»Wir wollen in unseren Kindern und unseren Gemeinden das Bewusstsein fördern, dass wir uns für Liebe entscheiden können statt für Wut, für Dankbarkeit statt für Ansprüche und für Vergebung und Mitgefühl statt für Bitterkeit.«

Die Stiftung hat es sich zur Aufgabe gemacht, zur Manifestation einer friedlicheren und liebevolleren Welt beizutragen. Scarletts Weg der Heilung bestand darin, sich dafür einzusetzen, dass die Probleme der Welt mit mehr Liebe angegangen werden. Scarlett ist ein wundervolles Beispiel für die mächtige Möglichkeit der Heilung, die Jesus uns mit seinen letzten Worten anbietet: *»Vater, vergib ihnen, denn sie wissen nicht, was sie tun.«*

7

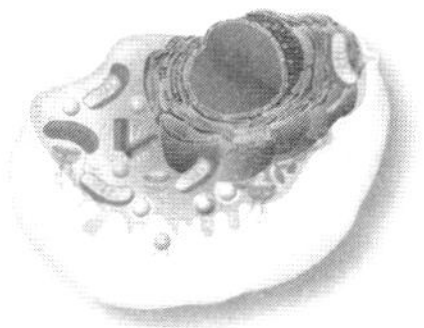

Bewusste Elternschaft: Eltern als Gentechniker

Zweifellos haben Sie irgendwann einmal das verführerische Argument gehört, Eltern könnten sich, sobald sie ihre Gene an ihre Kinder weitergegeben haben, zurücklehnen und ihren Kindern beim Aufwachsen zusehen: Solange sie die Kinder gut behandelten, ernährten und einkleideten, brauchten sie nur abzuwarten, was die Gene aus ihren Kindern machen. Eine solche Haltung erlaubt es Eltern, mit ihrem geschäftigen oder faulen Leben einfach fortzufahren und ihre Kinder irgendwelchen Einrichtungen oder Betreuungspersonen zu überlassen.

Das ist auch für einen Vater wie mich angenehm, der biologische Nachkommen mit vollkommen unterschiedlichen Persönlichkeiten hat. Ich hatte immer angenommen, meine Kinder seien deshalb so unterschiedlich, weil sie im Augenblick der Empfängnis einfach unterschiedliche Gene mitbekommen hätten. Schließlich waren sie meines Erachtens im gleichen Umfeld aufgewachsen, also musste der Grund für ihre Verschiedenheit in ihren Genen liegen.

Heute weiß ich, dass die Dinge ganz anders liegen. Die neuesten wissenschaftlichen Erkenntnisse bestätigen, was einfühlsame Mütter und Väter seit Langem wissen: Eltern sind wichtig! Dr. Thomas Verny, ein Pionier der pränatalen und perinatalen Psychologie, erklärt: »Seit Jahrzehnten finden wir immer wieder Hinweise darauf, dass Eltern auf die mentalen und physischen Eigenschaften der

Kinder, die sie aufziehen, einen überwältigenden Einfluss haben.« [Verny und Kelly 1981]

Dieser Einfluss beginnt laut Verny nicht erst nach der Geburt, sondern bereits davor. Als Verny seine Annahme, dass der Einfluss der Eltern bereits im Mutterleib beginnt, 1981 in seinem Aufsehen erregenden Buch *The Secret Life of the Unborn Child (Das Seelenleben des Ungeborenen)* veröffentlichte, gab es noch wenig wissenschaftliche Belege dafür, und die »Experten« reagierten skeptisch. Man nahm an, das menschliche Gehirn nehme erst nach der Geburt seine Funktion auf, und schloss daraus, dass ein Fötus keine Erinnerung hat und keinen Schmerz empfindet. Sigmund Freud, der den Begriff der »infantilen Amnesie« prägte, schloss dies aus der Tatsache, dass sich die meisten Menschen an nichts erinnern können, was vor ihrem dritten bis vierten Lebensjahr geschah.

Die experimentelle Psychologie zerschlägt jedoch diesen Mythos, dass Säuglinge sich an nichts erinnern und daher auch keine Erfahrungen machen können, und damit die Haltung, dass die Eltern bei der Persönlichkeitsentfaltung ihrer Kinder nur eine Zuschauerrolle einnehmen. Das Nervensystem des Fötus und des Neugeborenen hat immense sensorische Kapazität und Lernfähigkeit und eine Art Erinnerungsvermögen, das von den Neurologen »implizites Gedächtnis« genannt wird. Ein weiterer Pionier der prä- und perinatalen Psychologie, David Chamberlain, schreibt in seinem Buch *The Mind of Your Newborn Baby:* »Die Wahrheit ist, dass vieles, was wir traditionellerweise über Babys angenommen haben, falsch ist. Sie sind nicht einfache, schlichte Wesen, sondern komplexe, alterslose Geschöpfe mit unerwartet großen Gedanken.« [Chamberlain 1998]

Diese komplexen kleinen Geschöpfe haben ein Leben vor der Geburt, das ihr Verhalten und ihre Gesundheit langfristig beeinflusst. »Die Qualität des Lebens im Mutterleib, unserem vorübergehenden Zuhause vor unserer Geburt, programmiert unsere Anfälligkeit für Herzinfarkt, Schlaganfall, Diabetes, Fettleibigkeit und viele andere gesundheitliche Probleme unseres späteren Lebens«, schreibt Dr. Peter W. Nathanielsz in *Life in the Womb: The Origin of Health and Disease (Leben im Mutterleib)* [Nathanielsz 1999]. Vor Kurzem wurde bei einer noch viel größeren Anzahl chronischer Leiden Erwachsener wie Osteoporose, Gemütskrankheiten und Psychosen ein enger Zusammenhang mit prä- und perinatalen Einflüssen hergestellt [Gluckman und Hanson 2004; Shonkoff et al., 2009].

Diese starke Auswirkung des pränatalen Umfelds bei der Entstehung von Krankheiten erfordert auch einen neuen Blick auf den genetischen Determinismus. Nathanielsz schreibt:

»Es gibt zunehmend Hinweise darauf, dass die Zeit im Mutterleib genauso wichtig, wenn nicht sogar noch wichtiger für die Programmierung unserer lebenslangen Gesundheit ist als unsere Gene. Die gegenwärtig verbreitete Ansicht, unsere Gesundheit und unser Schicksal würden allein durch unsere Gene bestimmt, lässt sich am besten als *genetische Kurzsichtigkeit* beschreiben. [...] Im Gegensatz zu dem relativen Fatalismus der genetischen Kurzsichtigkeit können wir durch ein Verständnis der Mechanismen, die die Programmierungen im Mutterleib bewirken, das Leben unserer Kinder und Kindeskinder von Anfang an verbessern.«

Zu diesen Programmierungsmechanismen, die Nathanielsz hier erwähnt, gehört die in einem vorhergehenden Kapitel bereits erläuterte Epigenetik, der Einfluss äußerer Reize auf die Gen-Aktivität. Nathanielsz beschreibt, wie Eltern das pränatale Umfeld ihres Kindes verbessern können. Dabei wirken sie sozusagen als Gentechniker. Die Vorstellung, dass Eltern die Anpassung an Veränderungen in ihrem eigenen Leben an ihre Kinder weitervererben können, ist natürlich ein Lamarck'sches Konzept, das mit dem Darwinismus nicht vereinbar ist. Nathanielsz gehört zu den Wissenschaftlern, die sich auf Lamarcks Seite geschlagen haben: »... eine generationsübergreifende Übertragung durch nicht genetische Mittel findet tatsächlich statt. Lamarck hatte recht, auch wenn die generationsübergreifende Übertragung von neu erworbenen Eigenschaften durch Mechanismen erfolgt, die zu seiner Zeit unbekannt waren.«

Die Fähigkeit von Individuen, auf die Lebensbedingungen einzugehen, die ihre Mütter vor ihrer Geburt erlebten, ermöglicht es ihnen, ihre genetische und physiologische Entwicklung dieser »Umweltvorhersage« optimal anzupassen. Die gleiche lebensfördernde Plastizität der menschlichen Entwicklung kann allerdings auch schiefgehen und im Alter zu einer Reihe chronischer Krankheiten führen, wenn ein Mensch in seiner fötalen Entwicklung widrige Umstände erlebt [Bateson et al., 2004].

Der gleiche epigenetische Einfluss kann sich auch nach der Geburt des Kindes fortsetzen, denn die Eltern beeinflussen die Umgebung ihres Kindes weiterhin. Eine faszinierende neue Studie beschreibt die Bedeutung der elterlichen Fürsorge für die Gehirnentwicklung. »Das wachsende Gehirn eines Kindes erfährt aus seiner Umwelt die wichtigsten Erfahrungen, die den Ausdruck seiner Gene bestimmen, was wiederum die Verbindung der Neuronen definiert, die die Grundlage für mentale Aktivität sind«, schreibt Dr. Daniel Siegel in *The Developing Mind* [Siegel 1999]. Man könnte auch sagen, ein Kind braucht eine geistig anregende Umgebung, um die Gene zu aktivieren, die für die Entwicklung eines gesunden Gehirns sorgen. Eltern, so die neuere wissenschaftliche Erkenntnis, wirken selbst nach der Geburt noch als Gentechniker ihrer Kinder.

Elterliche Programmierung: Die Macht des Unterbewusstseins

Ich möchte Ihnen gerne davon erzählen, wie ich, der ich mich zu den Eltern zähle, die nicht darauf vorbereitet waren, Kinder zu bekommen, dazu kam, meine tief verwurzelten Annahmen über Elternschaft infrage zu stellen. Wie so manches, was ich in diesem Buch berichte, fing diese Entwicklung in der Karibik an, wo auch meine Begeisterung für die Neue Biologie begann. Die Überprüfung meiner Annahmen wurde durch ein eher unangenehmes Ereignis eingeleitet, einen Motorradunfall. Ich befand mich gerade auf dem Weg zur Vorlesung, als ich bei hoher Geschwindigkeit aus einer Kurve getragen wurde und das Motorrad sich überschlug. Gott sei Dank trug ich einen Helm – ich landete hart auf dem Kopf. Ungefähr eine halbe Stunde lang war ich bewusstlos, und für eine Weile dachten meine Studenten und Kollegen, die den Unfall beobachtet hatten, ich sei tot. Als ich wieder zu mir kam, hatte ich das Gefühl, jeder einzelne Knochen meines Körpers sei gebrochen.

In den Tagen danach konnte ich kaum laufen, und wenn ich es tat, humpelte ich schlimmer als Quasimodo. Jeder Schritt war eine schmerzhafte Erinnerung daran, dass hohe Geschwindigkeiten tödlich sein können. Als ich eines Nachmittags so aus dem Seminarraum schlich, schlug mir einer meiner Studenten vor, einmal zu seinem Zimmerkameraden zu gehen, der Chiropraktiker sei. Wie im vorigen Kapitel erwähnt, war ich nicht nur noch nie zuvor bei einem Chiropraktiker gewesen, sondern meine schulmedizinische Ausbildung hatte mir auch beigebracht, sie als Quacksalber zu betrachten. Nun, wenn man weit von zu Hause entfernt solche Schmerzen leidet, dann probiert man auch mal Sachen aus, über die man sonst nie nachdenken würde.

In dem zu einer »Praxis« umfunktionierten Studentenzimmer lernte ich zum ersten Mal den Muskeltest der Kinesiologie kennen. Der Chiropraktiker trug mir auf, meinen Arm ausgestreckt zu halten und dem Druck nach unten, den er ausübte, zu widerstehen. Das gelang mir mühelos, denn er drückte nur ganz leicht. Während ich den Arm weiter ausgestreckt hielt, sollte ich dann sagen: »Ich heiße Bruce.« Ich konnte seinem Druck auch diesmal mit Leichtigkeit widerstehen, und dabei schlichen sich langsam die Vorbehalte meiner Kollegen wieder verstärkt in mein Bewusstsein. »Das ist doch alles Quatsch«, dachte ich im Stillen.

Dann bat mich der Chiropraktiker, meinen Arm auszustrecken und zu sagen: »Ich heiße Mary.« Zu meinem Erstaunen musste ich meinen Arm unter seinem leichten Druck sinken lassen, obwohl ich stark dagegen hielt. »Moment mal«, sagte ich, »wahrscheinlich war ich unkonzentriert. Versuchen Sie es noch mal.« Also wiederholten wir das Ganze, und ich hielt den Arm ausgestreckt, so fest ich konnte. Doch als ich sagte: »Ich heiße Mary«, sank er wie ein Stein herab. Der Student, der in dieser Situation mein Lehrer war, erklärte mir, wenn unser Bewusstsein etwas behauptet, was mit einer zuvor erlernten Wahrheit unseres Unterbewusstseins in Konflikt steht, äußert sich dieser Widerspruch in schwachen Muskeln.

Zu meinem Erstaunen erlebte ich, dass mein so sorgfältig akademisch geschulter Verstand keine Macht mehr über meinen Körper besaß, wenn ich etwas behauptete, was einer in meinem Unterbewusstsein gespeicherten Wahrheit widersprach. Mein Unterbewusstsein untergrub all meine Bemühungen, meinen Arm ausgestreckt zu halten, solange ich behauptete, mein Name sei Mary. Es gab also irgendeine Kraft, die wie ein Kopilot mein Leben mitsteuerte. Noch erschreckender war die Tatsache, dass dieses verborgene Bewusstsein, über das ich kaum etwas wusste (außer ein paar psychologischen Theorien), mächtiger war als mein Bewusstsein, genauso wie Freud es immer behauptet hatte.

Mein Besuch bei diesem Chiropraktiker wurde zu einer lebensverändernden Erfahrung. Ich erfuhr, dass ein Chiropraktiker sich mithilfe der Kinesiologie in die dem Körper innewohnende Heilkraft einklinken kann, um Verschiebungen in der Wirbelsäule zu lokalisieren. Nachdem der »Quacksalber« ein paar meiner Wirbel wieder eingerenkt hatte, konnte ich wie ein neuer Mensch aus dem Zimmer gehen – und das alles ohne Medikamente. Das Wichtigste war jedoch, dass ich dabei dem »Mann hinter dem Vorhang« begegnet war: meinem Unterbewusstsein!

Während ich nach diesem Erlebnis den Campus verließ, überschlugen sich meine Gedanken darüber, was eine solche Übermacht des Unterbewusstseins alles bedeutet. Ich verband diese Erkenntnisse auch mit meinen Erkenntnissen aus der Quantenphysik, die mich gelehrt hatte, dass Gedanken schneller ein bestimmtes Verhalten auslösen können als physische Moleküle. Mein Unterbewusstsein »wusste«, dass ich nicht Mary hieß, und ließ sich da von mir kein X für ein U vormachen. Was »wusste« mein Unterbewusstsein wohl noch alles, und wie hatte es das gelernt?

Um besser zu verstehen, was sich bei dem Chiropraktiker genau abgespielt hatte, wandte ich mich zunächst der vergleichenden Neuroanatomie zu. Dort erfahren wir: Je tiefer ein Organismus auf dem Baum der Evolution steht, desto weniger weit entwickelt ist sein Nervensystem und umso stärker ist er daher auf vorprogrammiertes Verhalten angewiesen. Motten fliegen ins Licht, Meeresschildkröten suchen zu einer bestimmten Zeit zur Eiablage bestimmte Inseln auf, und Störche finden jedes Jahr ihr angestammtes Nest wieder. Doch soweit wir wissen, weiß keines dieser Geschöpfe, warum es das tut. Das Verhalten ist ihnen angeboren, es ist ihnen genetisch einprogrammiert. Wir nennen das *Instinkt.*

Organismen, die auf dem Baum der Evolution höher stehen, haben ein von immer größer werdenden Gehirnen gesteuertes komplexeres Nervensystem, das ihnen ermöglicht, sich durch Lernerfahrungen bestimmte Verhaltensmuster anzueignen. Die Komplexität dieses umweltorientierten Lernens kulminiert wahrscheinlich im

Menschen, dem Lebewesen, das an der Spitze des Baumes oder zumindest in ihrer Nähe steht. Die Anthropologen Emily A. Schultz und Robert H. Lavenda schreiben dazu: »Menschliche Wesen sind für ihr Überleben mehr als andere Arten davon abhängig, zu lernen. Wir haben keine Instinkte, die uns zum Beispiel automatisch Schutz und Nahrung finden lassen.« [Schultz und Lavenda 1987]

Natürlich haben auch wir angeborene Instinkte; man denke nur an den Instinkt des Neugeborenen, zu saugen, seine Hand vom Feuer wegzubewegen und im Wasser wie selbstverständlich zu schwimmen. Instinkte sind Verhaltensweisen, die dem Überleben aller Menschen dienen, unabhängig von der Kultur oder geschichtlichen Epoche. Wir werden beispielsweise mit der Fähigkeit zu schwimmen geboren: Schon kurz nach der Geburt können Säuglinge mit der Anmut von Delfinen schwimmen. Doch von ihren Eltern lernen sie schnell, das Wasser zu fürchten. Beobachten sie nur die Reaktion von Eltern, wenn sich ein Kind einem Wasserbecken oder einem offenen Gewässer nähert. Die Kinder lernen von ihren Eltern, dass Wasser gefährlich ist. Später mühen sich dieselben Eltern dann damit ab, den Kleinen das Schwimmen beizubringen. Dabei gilt es als Erstes, die Angst vor dem Wasser zu überwinden, die sie ihnen erst wenige Jahre zuvor beigebracht haben.

Im Laufe der Evolution wurden unsere erlernten Wahrnehmungen immer mächtiger, besonders weil sie auch genetisch programmierte Instinkte überwinden können. Die physiologischen Mechanismen des Körpers wie Herzschlag, Blutdruck und Körpertemperatur sind von Natur aus einprogrammierte Instinkte, doch Yogis und andere Geübte können durch Biofeedback lernen, diese angeborenen Funktionen willentlich zu steuern.

Die Wissenschaftler haben sich auf die fixe Idee eingeschworen, unser großes Gehirn sei dafür verantwortlich, dass wir solch komplexe Verhaltensweisen erlernen können. Diese Theorie wird jedoch durch die Tatsache infrage gestellt, dass Meeressäuger wie Tümmler und Delfine in ihren Schädeln eine größere Hirnoberfläche besitzen als wir.

Die Ergebnisse des britischen Neurologen Dr. John Lorber, die 1980 in einem Artikel von *Science* unter dem Titel »Ist das Gehirn wirklich nötig?« dargestellt wurden, widersprechen ebenfalls der

Annahme, dass die Größe des Gehirns für die menschliche Intelligenz das Wichtigste ist [Lewin 1980]. Lorber untersuchte viele Fälle von Hydrocephalus (Wasserkopf) und kam zu dem Ergebnis, dass ein Mensch ein normales Leben führen kann, selbst wenn ein wesentlicher Teil der Großhirnrinde fehlt. Roger Lewin zitiert Lorber in seinem Artikel mit den Worten:

»An dieser Universität (Sheffield) gibt es einen Studenten, der einen IQ von 126 hat. Er hat mathematische Ehrenpreise gewonnen und ist sozial völlig normal. Doch der Junge hat fast kein Gehirn. Wir haben ihn untersucht und sahen, dass statt der normalen 4,5 Zentimeter Gehirnmasse zwischen den Ventrikeln und der Gehirnoberfläche bei ihm nur eine wenige Millimeter dünne Schicht vorhanden ist. Sein Schädel ist größtenteils mit zerebrospinaler Flüssigkeit gefüllt.«

Lorbers aufsehenerregende Ergebnisse weisen darauf hin, dass wir unsere althergebrachten Überzeugungen über die Funktion des Gehirns und die Grundlagen der menschlichen Intelligenz infrage stellen müssen. Im Epilog dieses Buches führe ich die Annahme aus, dass wir die menschliche Intelligenz nur ganz verstehen können, wenn wir einen höheren Geist (Energie) oder das, was die Quantenphysiker »Überbewusstsein« nennen, miteinbeziehen.

Im Augenblick möchte ich jedoch bei dem Konzept des Bewusstseins und Unterbewusstseins bleiben, mit dem die Psychologen seit Langem arbeiten. Ich verwende es hier, um die biologischen Grundlagen sowohl für bewusste Elternschaft als auch für energetisch-psychologische Heilweisen zu erläutern.

Menschliche Programmierung: Wenn gute Mechanismen fehlschlagen

Kehren wir zurück zu der evolutionären Herausforderung des Menschen, der so viel lernen muss, um zu überleben und Teil seiner sozialen Gemeinschaft zu werden. Die Evolution hat unsere Gehirne mit der Fähigkeit versorgt, in kurzer Zeit eine unvorstellbar große Anzahl von Verhaltensweisen und Überzeugungen abzuspeichern. Derzeitige Forschungen weisen darauf hin, dass ein Schlüssel zum Verständnis dieser schnellen Speicherfähigkeit in der fluktuierenden elektrischen Aktivität des Gehirns liegt, die wir in Elektroenzephalogrammen ablesen können. Die zunehmend komplexeren Bilder dieser EEGs zeigen eine große Bandbreite menschlicher Gehirnaktivität. Sowohl Erwachsene als auch Kinder zeigen Variationen von langsamen Delta-Wellen bis hin zu schnellen Beta-Wellen. Man hat jedoch festgestellt, dass bei Kindern in jedem Entwicklungsstadium eine ganz bestimmte Wellenfrequenz vorherrscht.

Dr. Rima Laibow [Laibow 1999 und 2002] beschreibt in dem Buch *Quantitative EEG and Neurofeedback* den Ablauf dieser Entwicklungsstadien der Gehirnaktivität. Von der Geburt bis zum Alter von zwei Jahren funktioniert das Gehirn hauptsächlich in der tiefsten EEG-Frequenz von 0,5 bis 4 Zyklen pro Sekunde (Hz), die wir *Delta-Wellen* nennen. Doch auch wenn sich ihre Gehirnaktivität die meiste Zeit in Delta-Wellen messen lässt, sind auch bei Säuglingen kurze Ausschläge in höhere Frequenzbereiche festzustellen. Im Alter von zwei bis sechs Jahren befindet sich das Gehirn des Kindes dann hauptsächlich in einem etwas höheren Frequenzbereich, den *Theta-Wellen* (4–8 Hz). Ein Hypnotherapeut versetzt seine Patienten in einen Delta- und Theta-Zustand, weil sie mit dieser niedrigen Gehirnfrequenz sehr empfänglich für Programmierungen sind.

Das gibt uns einen wichtigen Hinweis darauf, wie Kinder, deren Gehirn bis zum Alter von sechs Jahren hauptsächlich in diesen Frequenzen schwingt, die unglaubliche Menge an Informationen abspeichern können, die sie brauchen, um sich ihrer Umgebung anzupassen und Entwicklungsfortschritte zu machen. Die Fähigkeit, derart viele Informationen zu verarbeiten, ist eine wichtige neurologische Anpassungsleistung, die diesen informationsintensiven Prozess des Hineinwachsens in eine Kultur ermöglicht. Die menschliche Umgebung und die sozialen Sitten und Gebräuche ändern sich so schnell, dass es nicht sinnvoll wäre, kulturelles Verhalten über genetisch programmierte Instinkte zu vermitteln. Kleine Kinder beobachten ihre Umgebung genau und speichern das Weltwissen ihrer Eltern direkt in ihr Unterbewusstsein ab. So werden die Verhaltensweisen und Überzeugungen der Eltern zu ihren eigenen.

Wissenschaftler des Primaten-Forschungsinstituts von Kyoto haben festgestellt, dass auch kleine Schimpansen lernen, indem sie ihre Mütter beobachten. In einer Reihe von Experimenten wurde einer Schimpansenmutter beigebracht, die japanischen Schriftzeichen für bestimmte Farben zu erkennen. Auf einem Computerbildschirm wurde ein Schriftzeichen für eine bestimmte Farbe gezeigt, und die Schimpansin hatte nun auf den Knopf mit der richtigen Farbe zu drücken, um eine Münze zu erhalten, die sie dann in einen Automaten steckte, um ein Stück Obst zu erhalten. Während sie all das lernte, hielt sie ihr Junges immer dicht bei sich. Als die Mutter eines Tages wieder einmal ihr Obst aus dem Automaten nahm, aktivierte zur Überraschung der Forscher das Schimpansenjunge den Computer. Als sich das Schriftzeichen zeigte, drückte das Kleine auf die richtige Farbtaste, nahm seine Münze in Empfang und ging zum Automaten. Die erstaunten Forscher schlossen daraus, dass auch kleine Menschenaffen komplexe Verhaltensweisen allein schon durch Beobachten erlernen können, ohne direkt dazu angeleitet zu werden [*Science* 2001].

Auch beim Menschen werden die grundlegenden Verhaltensweisen, Überzeugungen und Einstellungen, die wir bei unseren Eltern beobachten, in den synaptischen Verbindungen unseres Unterbewusstseins »verdrahtet«. Sobald sie einmal fest in unserem Unterbewusstsein einprogrammiert sind, steuern sie uns für den Rest unseres Lebens – es sei denn, wir finden heraus, wie wir sie umprogrammieren können. Und für den Fall, dass Sie nicht glauben, dass das alles so unmittelbar abgespeichert wird: Erinnern Sie sich einfach an das erste Mal, als Ihr Kind plötzlich ein Schimpfwort aussprach, das es von Ihnen aufgeschnappt hatte. Ich bin sicher, auch Ihnen ist aufgefallen, dass die Aussprache, die Betonung und der Kontext ganz Ihre eigene »Handschrift« trug.

Vor dem Hintergrund dieses präzisen Aufzeichnungssystems mag man sich gar nicht vorstellen, was in einem kindlichen Bewusstsein ausgelöst wird, wenn Eltern solche Dinge sagen wie »dummes Kind«, »Das hast du gar nicht verdient«, »Das schaffst du nie«, »So etwas wie du hätte nie geboren werden sollen« oder »Du bist einfach ein Schwächling«. Wenn gedankenlose oder lieblose Eltern an ihre kleinen Kinder solche Botschaften weitergeben, ist ihnen nicht bewusst, dass diese Kommentare direkt als Tatsachen im Unterbewusstsein abgespeichert werden. In der frühen Entwicklung ist das Bewusstsein des Kindes noch nicht ausreichend entwickelt, um zu erkennen, dass solche elterlichen Aussagen nur verbaler Müll sind und keine echten Charakterisierungen ihrer selbst. Sobald sie jedoch im Unterbewusstsein einprogrammiert sind, werden solche verbalen Übergriffe zu inneren Wahrheiten, die unbewusst das Verhalten und das Potenzial des Kindes sein ganzes Leben lang beeinflussen.

Wenn wir älter werden und unser Gehirn verstärkt in *Alpha-Frequenzen* schwingt, werden wir weniger leicht beeinflussbar. Die Alpha-Aktivität (8–12 Hz) entspricht einem Zustand ruhigen Bewusstseins. Die meisten unserer Sinnesorgane wie Augen, Ohren und Nase beobachten die äußere Welt, während unser Bewusstsein einem Sinnesorgan gleicht, das die inneren Abläufe der körpereigenen Zellgemeinschaft widerspiegelt. Es ist sich seiner selbst bewusst.

Im Alter von ungefähr zwölf Jahren zeigt das EEG-Spektrum des Kindes bereits längere Phasen der noch höher schwingenden *Beta-Wellen* (12–35 Hz). Beta-Zustände werden als »aktives oder fokussiertes Bewusstsein« bezeichnet. Diese Art von Gehirnaktivität nutzen Sie zum Beispiel, um dieses Buch zu lesen.

Vor Kurzem wurde ein fünfter, noch höherer Zustand von Gehirnaktivität definiert, die *Gamma-Wellen* (> 35 Hz). Diese Frequenz taucht in Phasen höchster geistiger Anstrengung auf, zum Beispiel, wenn ein Pilot von Hand ein Flugzeug landet oder ein Tennis-Profi in einen intensiven Ballaustausch verwickelt ist.

Wenn das Kind erwachsen wird, ist sein Unterbewusstsein randvoll mit Informationen, die von der Fertigkeit des Laufenkönnens bis zu dem Wissen, »dass ich ohnehin nichts tauge«, oder dem Wissen, »dass ich alles sein kann, was ich will«, reichen. Die Summe unserer genetisch programmierten Instinkte bildet zusammen mit den Überzeugungen, die wir von unseren Eltern erlernt haben, unser Unterbewusstsein. Es hat so viel Macht über uns, dass wir beim Kinesiologen bei einer falschen Aussage unseren Arm sinken lassen, obwohl wir das gar nicht wollen, und es ist in der Lage, unsere guten Vorsätze fürs neue Jahr, dass wir uns gesünder ernähren wollen, zu untergraben.

Ich will wieder zu den Zellen zurückkehren, die uns so viel über uns selbst lehren können. Ich habe schon oft gezeigt, dass einzelne Zellen intelligent sind. Doch erinnern Sie sich: Wenn sich die Zellen zu mehrzelligen Gemeinschaften zusammenschließen, folgen sie der

»kollektiven Stimme« des Organismus, selbst wenn diese Stimme ein selbstzerstörerisches Verhalten verlangt. Unsere Physiologie und unsere Verhaltensweisen halten sich an die »Wahrheiten« der zentralen Stimme, ganz egal, ob sie konstruktiv oder destruktiv sind.

Ich habe die Macht des Unterbewusstseins beschrieben, doch ich möchte auch betonen, dass unser Unterbewusstsein keine furchterregende, übermächtige, Freud'sche Quelle zerstörerischer Programme ist. Das Unterbewusstsein ist nicht mehr und nicht weniger als eine emotionslose Datengrundlage, deren Aufgabe nur darin besteht, Umweltsignale wahrzunehmen und die entsprechenden programmierten Verhaltensweisen aufzurufen – ohne Fragen zu stellen, ohne zu urteilen. Das Unterbewusstsein ist unsere programmierbare »Festplatte«, in die unsere Lebenserfahrungen abgespeichert werden. Die Programme sind fest verankerte, durch bestimmte Reize ausgelöste Verhaltensweisen. Solche Reize können durch das Nervensystem im Außen wahrgenommen werden oder in Form von Emotionen, Genuss oder Leiden aus dem Körperinneren stammen. Wird ein Reiz wahrgenommen, löst er automatisch die Verhaltensreaktion aus, die beim ersten Erleben dieses Reizes erlernt wurde.

Bevor sich das bewusste Denken entwickelte, funktionierten die Gehirne der Tiere nur durch das, was wir mit dem Unterbewusstsein verbinden. Diese primitiveren Gehirne waren einfache, automatisch auf Umweltreize reagierende Organe, die auf instinktive oder einfache, erlernte Verhaltensweisen zurückgriffen. Diese Tiere verhalten sich nicht bewusst, die meisten merken ihr Verhalten nicht einmal. Sie reagieren mit programmierten Reflexen, wie mit dem Blinzeln des Auges, wenn es von einem Luftzug gestreift wird, oder mit dem Ausschlagen des Knies, wenn wir auf einen bestimmten Punkt schlagen.

Das Bewusstsein: Der innere Schöpfer

Die Evolution der höheren Säugetiere, darunter auch der Menschenaffen, Meeressäuger und Menschen, hat eine neue Wahrnehmungsebene hervorgebracht, die wir *Selbst-Bewusstsein* nennen. Dieses neue, bewusste Denken ist ein wichtiger evolutionärer Fortschritt.

Das unterbewusste Denken ist unser »Autopilot«, das bewusste Denken ist unsere manuelle Steuerung.

Wenn zum Beispiel etwas in die Nähe Ihres Auges fliegt, dann ist das bewusste Denken mit seiner Verarbeitungsgeschwindigkeit von ungefähr 40 äußeren Reizen pro Sekunde nicht schnell genug, um auszuweichen. Das Unterbewusstsein jedoch, das pro Sekunde bis zu 20 Millionen äußere Reize verarbeiten kann, veranlasst das Auge, sich blitzschnell zu schließen [Norretranders 1998].

Das Unterbewusstsein, der mächtigste Informationsprozessor, den wir kennen, beobachtet speziell sowohl die uns umgebende Welt als auch das Körperinnere, liest Umweltsignale und aktiviert sofort früher erlernte Verhaltensweisen – alles ohne die Hilfe, Supervision oder sogar Wahrnehmung des bewussten Geistes.

Die beiden Arten unseres Denkens sind ein dynamisches Duo. Wenn sie zusammenwirken, kann sich das bewusste Denken auf etwas Bestimmtes konzentrieren, wie zum Beispiel auf die Party, zu der Sie am Freitag gehen wollen, während Ihr Unterbewusstsein dafür sorgt, dass Sie den Rasenmäher sicher über Ihr Grundstück steuern und dabei weder Ihren Fuß aus Versehen mit abschneiden noch die Katze überfahren, obwohl Sie mit Ihrem Bewusstsein kaum aufs Rasenmähen achten.

Die beiden Arten unseres Denkens kooperieren auch beim Erlernen komplexer Verhaltensweisen, die später unbewusst durchgeführt werden können. Erinnern Sie sich an den ersten Tag, als Sie aufgeregt hinter dem Steuer eines Autos saßen, um Fahren zu lernen? Die Anzahl von Dingen, auf die Sie achten sollten, kam Ihnen schier überwältigend vor. Sie sollten auf die Straße schauen, den Rück- und Seitenspiegel, den Tachometer und andere Anzeigen beachten, mit zwei Füßen die drei Pedale bedienen und dabei möglichst entspannt und gelassen wirken, während Sie an Freunden und Nachbarn vorüberfuhren. Es schien ziemlich lange zu dauern, bis all diese Dinge fest einprogrammiert waren.

Doch heute setzen Sie sich in Ihr Auto, lassen den Motor an und überlegen mit Ihrem bewussten Denken, was Sie alles einkaufen wollen, während Ihr Unterbewusstsein pflichtschuldig all die komplexen Handlungsabläufe erledigt, die notwendig sind, um Sie sicher durch die Stadt zu bringen, ohne dass Sie auch nur einmal bewusst ans Fahren denken müssen. Oder Sie fahren munter dahin, während Sie ein interessantes Gespräch mit Ihrem Beifahrer führen. Ihr Bewusstsein kann so in das Gespräch eingebunden sein, dass Sie irgendwann merken, Sie haben die letzten fünf Minuten des Fahrens überhaupt nicht mitbekommen. Doch überraschenderweise sind Sie immer noch auf der richtigen Straßenseite und bewegen sich harmonisch mit dem Verkehr dahin. Ein kurzer Blick in den Rückspiegel bestätigt Ihnen, dass Sie keine Schilder oder Papierkörbe überfahren haben. Doch wenn Sie selbst nicht bewusst gefahren sind, wer fuhr dann? Das Unterbewusstsein! Auch ohne überwacht zu werden, hat Ihr Unterbewusstsein genauso gute Arbeit geleistet, wie Sie es damals in den Fahrstunden gelernt haben.

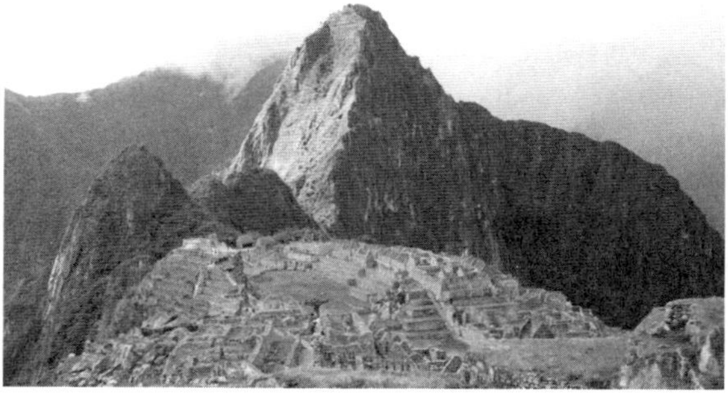

Abb. 7.1A
Eine Veranschaulichung der Informationsverarbeitung des bewussten und des unterbewussten Denkens. Das Bild von Machu Picchu besteht aus 20 Millionen Pixel-Punkten, von denen jeder ein Bit an Informationen darstellt, die das Unterbewusste pro Sekunde empfangen kann. Wie viel von diesen Informationen erreicht das bewusste Denken?
In Bild 7.1B zeigt der Punkt die Menge an Informationen, die das bewusste Denken in der gleichen Zeit verarbeiten kann. (Genau genommen musste ich den Punkt sogar noch zehnfach vergrößern, damit er überhaupt sichtbar wurde.) Das mächtige Unterbewusstsein kann dagegen in einer Sekunde eine Informationsmenge aufnehmen, die der gesamten übrigen schwarzen Fläche entspricht.

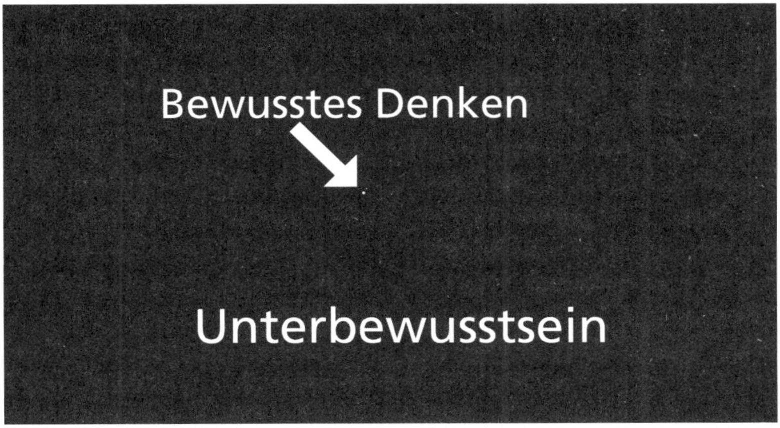

Abb. 7.1B

Das bewusste Denken verfügt jedoch über die Möglichkeit, auf Umwelteinflüsse spontan und kreativ zu reagieren. Durch seine Fähigkeit der Selbstreflexion kann das bewusste Denken sein Verhalten beobachten, während es abläuft. Wenn sich ein vorprogrammiertes Verhalten zeigt, kann das bewusste Denken einschreiten, das Verhalten unterbrechen und eine neue Reaktion entwickeln. So bietet uns das bewusste Denken den freien Willen – wir sind also nicht einfach nur Opfer unserer Programmierungen. Um das zu nutzen, muss man jedoch sehr bewusst handeln, sonst übernimmt einfach die Programmierung das Geschehen. Das ist nicht leicht, wie jeder weiß, der es schon ausprobiert hat. Die unterbewussten Programme setzen ein, sobald das bewusste Denken nicht aufpasst.

Das bewusste Denken ist auch in der Lage, in der Zeit vorwärts und rückwärts zu denken, während das Unterbewusstsein immer im gegenwärtigen Zeitpunkt agiert. Während das bewusste Denken vielleicht vor sich hin träumt, zukünftige Pläne entwirft oder vergangenen Ereignissen nachhängt, ist das Unterbewusstsein immer auf Draht, um das Verhalten zu steuern, das gerade erforderlich ist, ohne dass sich das bewusste Denken darum kümmern muss.

Diese beiden Denkarten sind ein wirklich phänomenales Gespann, doch es kann auch einmal etwas schiefgehen. Das bewusste Denken ist das Selbst, die Stimme unserer eigenen Gedanken. Es kann großartige Visionen und Pläne für eine Zukunft voller Liebe, Gesundheit und Wohlstand haben. Doch wer kümmert sich in der Zwischenzeit ums Tagesgeschäft, während wir ganz mit unseren schönen Gedanken beschäftigt sind? Das Unterbewusstsein! Und wie geht es diesen Geschäften nach? Genau so, wie es programmiert wurde.

Das Verhalten, das unser Unterbewusstsein an den Tag legt, wenn wir nicht aufpassen, entspricht nicht immer unseren Zielen, denn die meisten unserer grundlegenden Verhaltensweisen wurden durch die Beobachtung anderer Menschen programmiert. Und gerade weil unsere unbewussten Verhaltensweisen eben *nicht* willensgesteuert und bewusst ablaufen, reagieren die meisten Menschen überrascht, wenn sie von anderen hören, dass sie »genauso sind wie ihre Mutter oder ihr Vater«, wie jene Menschen also, die ihr Unterbewusstsein programmiert haben.

Die von unseren Eltern, Freunden, Lehrern und anderen Vorbildern erlernten Verhaltensweisen und Überzeugungen stimmen nicht immer mit unseren eigenen Zielen und Wünschen überein. Das größte Hindernis für die Erfüllung unserer Träume sind die in unserem Unterbewusstsein fest programmierten Selbstbeschränkungen. Diese beeinflussen nicht nur unser Verhalten, sie können auch für unsere Physiologie und unsere Gesundheit eine wesentliche Rolle spielen. Wie wir bereits gesehen haben, hat unser Denken eine bemerkenswerte Wirkung auf unser biologisches System.

Doch die Natur hat uns schließlich nicht mit zwei Arten des Denkens gesegnet, um uns zu ärgern. Diese Dualität bietet uns vielmehr einen einzigartigen Vorteil im Leben. Sehen Sie es einmal so: Wie wäre es, wenn wir bewusste Eltern und Lehrer hätten, die uns großartige Vorbilder wären und mit all ihren Mitmenschen menschliche und gleichberechtigte Beziehungen führten, die allen zum Nutzen wären? Dann würde unser Unterbewusstsein von Anfang an mit so gesunden Programmen gefüttert, dass wir ein vollkommen zufriedenes und erfolgreiches Leben führen würden, ohne uns desssen auch nur im Geringsten bewusst zu sein und ohne es je richtig schätzen zu können!

Das Unterbewusstsein: Ich rufe, doch niemand antwortet

Während unser bewusstes Denken ein bisschen an den »Geist der Maschine« erinnert, gibt es in unserem Unterbewusstsein kein entsprechendes Selbst-Bewusstsein. Es ähnelt mehr diesen altmodischen Musikautomaten. Angefüllt mit Verhaltensprogrammen, ist es jederzeit bereit, sein Lied abzuspielen, wenn ein entsprechendes Umweltsignal den Knopf drückt. Doch welchen Sinn macht es, die Maschine anzubrüllen, wenn uns das Lied nicht gefällt?

In meiner Studentenzeit sah ich so manchen angetrunkenen Kommilitonen wütend mit dem Fuß gegen die Jukebox treten, ohne dass diese deshalb seinen Wünschen eher entgegengekommen wäre. Genauso gilt es für uns, zu erkennen, dass kein Schimpfen auf unser Unterbewusstsein etwas an den Programmen ändern wird, die es abspielt. Sobald wir die Nutzlosigkeit unseres Zorns erkennen, können wir aufhören, gegen unser Unterbewusstsein anzukämpfen, und das Ganze strukturierter angehen. Der Kampf mit dem Unterbewusstsein ist so nutzlos, wie gegen eine Jukebox zu treten, weil nicht das richtige Lied darin ist.

Die Vergeblichkeit unseres Kampfes mit unserem Unterbewusstsein ist eine schwierige Botschaft, denn die meisten von uns haben schon früh gelernt, dass ein starker Wille etwas Bewundernswertes ist. Also versuchen wir immer wieder, unser unterbewusstes Programm zu übertrumpfen. Doch diese Bemühungen treffen auf Widerstand, denn die Zellen sind dazu verpflichtet, dem unterbewussten Programm zu gehorchen. Die Anspannungen zwischen dem bewussten Willen und den unterbewussten Programmierungen können zu ernsten neurologischen Störungen führen.

Ein beeindruckendes Beispiel für die Gefahren, die darin lauern, wurde in dem Film *Shine* gezeigt. In dem auf einer wahren Geschichte beruhenden Film trotzt der australische Konzertpianist David Helfgott seinem Vater, indem er nach London geht, um Musik zu studieren. Helfgotts Vater ist ein Holocaust-Überlebender, der das Unterbewusstsein seines Sohnes damit programmiert hat, die Welt sei ein unsicherer Ort und es könnte lebensgefährlich sein, sich zu zeigen. Sein Vater bestand darauf, dass es am sichersten sei, eng bei der Familie zu bleiben. Doch trotz der ständigen Programmierung durch seinen Vater wusste Helfgott, dass er ein großartiger Pianist war und dass er sich von seinem Vater lösen musste, um seinen Traum zu verwirklichen.

In London spielt Helfgott dann in einem öffentlichen Musikwettbewerb das schwierige Dritte Klavierkonzert von Rachmaninow. Der Film zeigt den Konflikt zwischen seinem bewussten Denken, das erfolgreich sein will, und seinem Unterbewusstsein, das es für lebensgefährlich hält, sichtbar und bekannt zu werden. Während er sich hoch konzentriert durch das Konzert arbeitet und ihm vor Anstrengung der Schweiß von der Stirn tropft, kämpft Helfgotts Bewusstsein darum, die Kontrolle zu behalten, während sein Unterbewusstsein mit ebenso großer Intensität versucht, die Kontrolle über den Körper zu gewinnen, weil es sich davor zu Tode fürchtet, erfolgreich zu sein. Helfgotts Bewusstsein erzwingt sich die Kontrolle, bis der letzte Ton gespielt ist. Dann wird er ohnmächtig, weil ihn der Kampf mit seinen unterbewussten Programmierungen zu viel Energie gekostet hat. Sein Sieg über sein Unterbewusstsein kostet ihn einen hohen Preis: Als er wieder zu sich kommt, ist er geistesgestört.

Für die meisten von uns ist der Kampf mit unserem Unterbewusstsein weniger dramatisch. Und doch haben wir die Fähigkeit, immer wieder eine Arbeit zu finden, in der wir versagen, oder ewig in einem Job zu bleiben, den wir hassen, bloß weil uns beigebracht wurde, dass wir es »nicht besser verdienen«.

Zu den konventionellen Methoden, mit destruktivem Verhalten umzugehen, gehören Medikamente und Gesprächstherapien. Neuere Ansätze legen uns nahe, unsere Programmierungen zu ändern, weil man erkannt hat, dass dem unterbewussten Tonband nicht mit Vernunft beizukommen ist. Diese Methoden bauen auf den Erkenntnissen der Quantenphysik auf, die Energien und Gedanken mit einbeziehen. Solche Wege, erlerntes Verhalten umzuprogrammieren, lassen sich unter dem Begriff *Energetische Psychologie* zusammenfassen, ein aufkeimendes neues Feld, das auf der Neuen Biologie beruht.

Doch es wäre so viel einfacher, von Anfang an gut programmiert oder »enkulturiert« zu werden, um sein volles genetisches und schöpferisches Potenzial entfalten zu können. Wenn wir uns als bewusste Eltern verhalten, werden auch unsere Kinder und Kindeskinder bewusste Eltern sein. Dann brauchen wir nichts mehr umzuprogrammieren, um auf einem glücklichen, friedvollen Planeten zu leben.

Mit einem wissenden Lächeln der Eltern: Bewusste Empfängnis und Schwangerschaft

Vielleicht kennen Sie den Ausdruck: »Zu der Zeit wussten deine Eltern noch nicht, dass es dich geben würde.« In diesem Satz klingt die Vorfreude und das Glück liebevoller Eltern nach, die sich von ganzem Herzen ihr Kind gewünscht haben.

Es zeigt sich, dass dieser Satz auch zu den neuesten genetischen Erkenntnissen passt, die nahelegen, dass Eltern ruhig erst ein paar Wochen dieses »Lächeln« einüben sollten, bevor sie ein Kind zeugen. Die wachstumsfördernde Aufmerksamkeit und der feste Wunsch erzeugt klügere, gesündere und glücklichere Kinder.

Die Forschungen bestätigen auch, dass Eltern schon in den Monaten vor der Empfängnis als »Gentechniker« ihrer Kinder am Werk sind. In den Endstadien der Eizellen- und Samenzellenreifung findet ein Prozess namens *Genomische Prägung* statt, der bestimmt, welche Gruppen von Genen den Charakter des noch zu zeugenden Kindes bilden werden [Surani 2001; Reik und Walter 2001]. Die Untersuchungen lassen vermuten, dass die Lebensumstände der Eltern während der genomischen Prägung auf den Körper und Geist des Kindes einen großen Einfluss haben.

Das ist kein schöner Gedanke, wenn man sich daran erinnert, wie viele Menschen völlig unvorbereitet Kinder bekommen. Verny schreibt in seinem Buch *Preparenting: Nurturing Your Child from Conception*: »Es ist ein Unterschied, ob wir in Liebe, Eile oder Hass empfangen werden und ob die Mutter schwanger sein will [...]. Eltern geht es besser, wenn sie in einem ruhigen, stabilen Umfeld leben, ohne Süchte und mit der Unterstützung von Familie und Freunden.« [Verny und Weintraub 2002]

Bei den australischen Ureinwohnern ist der Einfluss des Umfelds auf die Empfängnis seit Jahrtausenden bekannt. Bevor sie ein Kind zeugen, reinigt das Paar rituell seinen Körper und seinen Geist.

Es gibt eine Unmenge an Material darüber, wie wichtig die Haltung der Eltern *nach* der Empfängnis für die Entwicklung des Fötus ist. Ich zitiere noch einmal Verny:

»Das große Gewicht der wissenschaftlichen Beweise, die in den letzten Jahrzehnten aufgetaucht sind, erfordert ein Umdenken, was die mentalen und emotionalen Fähigkeiten der ungeborenen Kinder betrifft. Die Studien zeigen, dass die Kinder – ganz gleich, ob sie wach sind oder schlafen – ständig auf jede Handlung, jeden Gedanken und jedes Gefühl ihrer Mutter eingeschwungen sind. Vom Augenblick der Empfängnis an formt die Erfahrung im Mutterleib das Gehirn und bildet die Grundlage für die Persönlichkeit, Emotionalität und Denkfähigkeit des Kindes.«

Ich möchte an dieser Stelle betonen, dass es hier *nicht* darum geht, wie in alten Zeiten die Mütter für jedes Leiden verantwortlich zu machen, für das die Medizin keine Erklärung hat – von Schizophrenie bis Autismus.

An dem Prozess von Empfängnis und Schwangerschaft haben sowohl Mütter als auch Väter ihren Anteil. Was der Vater tut, hat eine starke Wirkung auf die Mutter, was wiederum das sich entwickelnde Kind beeinflusst.

Wenn zum Beispiel der Vater die Mutter verlässt und die Mutter daraufhin daran zweifelt, dass sie es schafft, allein über die Runden zu kommen, dann hinterlässt das Fortgehen des Vaters in der Beziehung zwischen Mutter und Kind eine deutliche Spur. Auch soziale Probleme wie Arbeitslosigkeit, Wohnungsnot, Krankheit oder endlose Kriege, die durch den Militärdienst die Abwesenheit der Väter bedingen, wirken auf die Eltern und damit auf das Kind ein.

Die Essenz der bewussten Elternschaft ist, dass sowohl Mütter als auch Väter eine wichtige Verantwortung für die Entwicklung gesunder, intelligenter, produktiver und lebensfroher Kinder haben. Natürlich können wir weder uns selbst noch unsere Eltern für die Fehler in unserem eigenen Leben oder im Leben unserer Kinder anklagen. Doch die Wissenschaft hat unser Augenmerk zu lange auf den genetischen Determinismus gerichtet, ohne uns den Einfluss bewusst zu machen, den Überzeugungen auf unser Leben haben, geschweige denn wie unser Verhalten und unsere innere Einstellung das Unterbewusstsein unserer Kinder prägen.

Auch die meisten Geburtshelfer haben keine Ahnung von der Bedeutung der inneren Einstellung der Eltern für die Entwicklung des Kindes. Als Medizinstudenten haben sie gelernt, dass die fötale Entwicklung von den Genen abhängt und die Mutter dabei nur eine geringe Rolle spielt. Daher fragen die Frauenärzte nur, ob die werdende Mutter sich richtig ernährt, ihre Vitamine und Medikamente nimmt und sich ausreichend bewegt. Diese Fragen richten sich auf das, was man lange Zeit für die wesentliche Rolle der Mutter hielt: den Fötus mit ausreichend Nährstoffen zu versorgen, damit er sich seiner genetischen Programmierung entsprechend entwickeln kann.

Doch das Kind empfängt weit mehr als nur Nährstoffe von der Mutter. Zusammen mit den Nährstoffen absorbiert es auch ein Übermaß an Glukose, wenn die Mutter Diabetes hat, oder ein Übermaß an Cortisol und anderen Kampf-oder-Flucht-Hormonen, falls die Mutter chronisch unter Stress steht.

Die Forschung bietet nun Einblick, wie dieses System tatsächlich funktioniert. Wenn eine Mutter unter Stress steht, aktiviert ihr Hormonsystem die HHN-Achse, die ihr in einer bedrohlichen Umgebung eine Kampf-oder-Flucht-Reaktion ermöglicht. Stresshormone bereiten den Körper auf eine Schutzreaktion vor. Wenn diese mütterlichen Signale in den Kreislauf des Kindes kommen, rufen sie in den gleichen Organen und Geweben eine Reaktion hervor wie bei der Mutter. In einer angespannten Umgebung fließt das Blut des Fötus eher zu den Muskeln und dem Hinterhirn, um jene Körperteile, wie Arme und Beine, zu versorgen, die für ein lebensrettendes Reflexverhalten notwendig sind. Entsprechend dieser Schutzreaktion fließt weniger Blut zu den Eingeweiden, und die Stresshormone unterdrücken auch die Funktion des Vorderhirns. Die Entwicklung der Gewebe und Organe ist von der Menge an Blut abhängig, mit der sie versorgt werden. Die Hormone einer Mutter, die ständig unter Stress lebt, haben also eine deutliche Wirkung auf die Blutverteilung im Kind und beeinflussen daher die Physiologie des zukünftigen Menschen [Lesage et al., 2004; Christensen 2000; Arnsten 2000; Leutwyler 1998; Sapolsky 1997; Sandman et al., 1994].

An der Universität von Melbourne hat E. Marilyn Winter Untersuchungen an schwangeren Schafen durchgeführt, die physiologisch den Menschen recht ähnlich sind. Sie hat festgestellt, dass ein hohes

Cortisol-Niveau während der Schwangerschaft später zu hohem Blutdruck führt [Dodic et al., 2002].

Das Cortisol-Niveau im Blut des Kindes spielt auch eine wichtige Rolle bei der Entwicklung der Filtereinheiten der Nieren, den Nephronen. Die Zellen der Nephronen hängen eng mit dem Salzhaushalt des Körpers zusammen und steuern darüber hinaus auch den Blutdruck. Ein Überschuss an Cortisol durch eine gestresste Mutter beeinflusst die fötale Nephronen-Bildung. Außerdem bewirkt das Cortisol, dass die Systeme von Mutter und Kind von einer Wachstumshaltung in eine Schutzhaltung übergehen. Die wachstumshemmenden Auswirkungen des Cortisols im Mutterleib führen dann dazu, dass die Kinder bei der Geburt kleiner sind.

Suboptimale Bedingungen im Mutterleib, die zu Neugeborenen mit Untergewicht geführt haben, werden in Verbindung mit einer Reihe von gesundheitlichen Problemen bei Erwachsenen in Verbindung gebracht, wie Nathanielsz in seinem Buch *Life in the Womb (Leben im Mutterleib)* darstellt, zum Beispiel mit Diabetes, Herzkrankheiten und Fettleibigkeit. Dr. David Baker von der Universität von Southampton hat zum Beispiel herausgefunden, dass Männer, die bei der Geburt weniger als 5,5 Pfund wogen, mit um 50 Prozent höherer Wahrscheinlichkeit an einer Herzkrankheit sterben als Männer mit einem höheren Geburtsgewicht. An der Harvard University haben Forscher festgestellt, dass Frauen, die bei der Geburt weniger als 5,5 Pfund wogen, mit 23 Prozent höherer Wahrscheinlichkeit an einer Herz-Kreislauf-Erkrankung leiden werden als Frauen, die mit höherem Geburtsgewicht auf die Welt kamen. Und David Leon von der London School of Hygiene and Tropical Medicine hat beobachtet, dass bei 60 Jahre alten Männern dreimal häufiger Diabetes auftritt, wenn sie bei der Geburt klein und dünn waren.

Die neue Aufmerksamkeit in Bezug auf die vorgeburtlichen Umstände umfasst auch eine Untersuchung des IQ, den Anhänger des genetischen Determinismus und Rassisten einst einfach von den Genen abhängig machten. Im Jahre 1997 analysierte Bernie Devlin, Psychiatrie-Professor an der University of Pittsburgh School of Medicine, sorgfältig 212 frühere Studien, in denen der IQ von Zwillingen und ihren Geschwistern sowie von Eltern und ihren Kindern verglichen wurde. Er konnte erkennen, dass Gene nur 48 Prozent der Faktoren darstellen, die den IQ bestimmen. Und wenn man die synergistischen Effekte der Vermischung der Gene der Mutter und des Vaters hinzuzählt, fällt der wirklich ererbte Anteil der Intelligenz noch weiter bis auf 34 Prozent [Devlin et al., 1997; McGue 1997].

Andererseits fand Devlin, dass die Bedingungen während der vorgeburtlichen Entwicklung eine signifikante Rolle für den IQ spielen. Er zeigt, dass bis zu 51 Prozent der potenziellen Intelligenz eines Kindes von Umweltfaktoren abhängen. Frühere Studien haben bereits festgestellt, dass Alkoholkonsum oder Nikotingenuss während der Schwangerschaft zu einer Minderung des IQ beim Kind führen können, ebenso wie der Kontakt mit Blei. Für künftige Eltern ist es wichtig, zu wissen, dass sie auf die Intelligenz ihres zukünftigen Kindes bereits in der Schwangerschaft einwirken können. Diese IQ-Veränderungen sind kein Zufall – sie stehen in direktem Zusammenhang mit der veränderten Blutversorgung im Gehirn unter Stress.

In meinen Vorträgen über bewusste Elternschaft zitiere ich Forschungsergebnisse, aber ich zeige auch ein Video von einer Gruppe zur bewussten Elternschaft in Italien, der Associazione Nazionale Educazione Prenatale. Hier wird die Beziehung zwischen den Eltern und dem ungeborenen Kind deutlich gezeigt. In dem Video sieht man einen Vater und eine Mutter in einem lautstarken Streit. Gleichzeitig wird das Kind im Mutterleib durch ein Sonogramm überwacht. Man kann deutlich erkennen, wie der Fötus heftig zuckt, als der Streit beginnt. Das erschreckte Kind beugt und streckt seinen Körper, und als der Streit mit einem zerschmetterten Glas seinen Höhepunkt erreicht, springt er hoch wie auf einem Trampolin. Durch die moderne Technik kann ein für alle Mal der Mythos ad acta gelegt werden, dass ein ungeborenes Kind noch nicht entwickelt genug ist, um auf irgendetwas anderes als seine Ernährung zu achten.

Der naturgegebene Vorsprung

Sie fragen sich vielleicht, warum die Evolution solch eine fötale Entwicklung bestärkt hat, die so voller Gefahren und so abhängig vom elterlichen Umfeld zu sein scheint. Doch eigentlich ist es ein geniales System, um das Überleben der Nachkommen zu sichern. Später wird sich dieses Kind in der gleichen Umgebung wiederfinden, in der auch seine Eltern gelebt haben. Die von den Eltern übernommene Wahrnehmung der Umgebung beeinflusst durch die Plazenta die physiologische Entwicklung des Kindes und bereitet es so darauf vor, mit den Schwierigkeiten, die ihm nach der Geburt begegnen können, besser umzugehen. Die Natur hilft dem Kind einfach, in dieser Umgebung so gut wie möglich zu überleben.

Doch aufgrund der neuesten Erkenntnisse haben Eltern jetzt die Wahl: Sie können aktiv ihre limitierenden Kernüberzeugungen *(limiting beliefs)* sorgfältig umprogrammieren, bevor sie ein Kind in die Welt setzen.

Die Bedeutung der elterlichen Programmierung stellt die Annahme infrage, dass all unsere Eigenschaften, gute und schlechte, durch unsere Gene bestimmt würden. Wie wir gesehen haben, werden die Gene durch unsere Lernerfahrungen in unserer Umwelt geformt, geführt und abgestimmt. Uns wurde beigebracht, dass künstlerische, sportliche oder intellektuelle Begabungen durch die Erbmasse bestimmt werden. Doch wir können so »gute« Gene haben, wie wir wollen: Wenn nicht alles zur bestmöglichen Entwicklung unserer Anlagen getan wird, sondern wir nur Missbrauch, Vernachlässigung oder Fehleinschätzungen erleben, wird die Entfaltung dieses Genpotenzials untergraben.

Liza Minelli erhielt ihre Gene durch ihre Star-Mutter Judy Garland und ihren filmemachenden Vater Vincent Minelli. Die Höhen und Tiefen ihrer Karriere und ihres persönlichen Lebens entsprechen den Programmen, die ihre Eltern gelebt und in ihrem Unterbewusstsein abgespeichert haben. Wäre Liza mit denselben Genen in einer einfachen, protestantischen Bauernfamilie in Pennsylvania aufgewachsen, hätte dieses Umfeld epigenetisch eine andere Auswahl ihrer Gene angesprochen. Die Gene, mit denen sie eine erfolgreiche Karriere in der Unterhaltungsbranche machen konnte, wären durch die kulturellen Anforderungen einer ländlichen Gemeinschaft vermutlich verborgen oder unterdrückt geblieben.

Ein wundervolles Beispiel für die Effektivität von bewusster elterlicher Programmierung ist der Golf-Star Tiger Woods. Sein Vater war zwar kein herausragender Golfer, aber er tat alles, um Tiger ein

Umfeld zu schaffen, in dem er den Fokus, die Fähigkeiten, die Haltung und die Techniken eines meisterhaften Golfers lernen konnte. Zweifellos ist Tigers Erfolg auch dem Einfluss seiner buddhistisch orientierten Mutter zuzuschreiben. Die Gene sind wichtig – aber ihr Potenzial kann nur durch bewusste Elternschaft und reichhaltige Chancen im Umfeld verwirklicht werden.

Bewusste Elternschaft

Früher schloss ich meine Vorträge mit dem Hinweis, dass wir für alles in unserem Leben persönlich verantwortlich sind. Mit einer solchen Schlussbemerkung habe ich mich nicht besonders beliebt gemacht, für manche Menschen war das einfach zu viel.

Nach einem meiner Vorträge war eine ältere Frau darüber so aufgebracht, dass sie mit ihrem Mann hinter die Bühne kam und mir tränenreich widersprach. Sie wollte nicht für die Tragödien verantwortlich sein, die sich in ihrem Leben abgespielt hatten. Diese Frau überzeugte mich, sodass ich mich entschloss, mein Fazit am Ende des Vortrags zu ändern. Ich wollte ja schließlich niemandem Schuldgefühle einreden, zumal wir uns in unserer Gesellschaft sowieso schon ständig in Schuldgefühlen wälzen oder Unschuldige zum Sündenbock für einen Missstand machen. Aber es war andererseits auch nicht zu leugnen, dass wir durch die im Laufe unseres Lebens gesammelten Erkenntnisse lernen, unser Schicksal selbst in die Hand zu nehmen.

Nachdem wir eine Weile diskutiert hatten, kam ich mit der Zuhörerin zu folgender Einigung: Wir sind für alles in unserem Leben verantwortlich, *sobald wir erkannt haben,* dass wir für alles verantwortlich sind. Niemand ist »schuld« für das, was er bei seinen Kindern hätte besser machen können, wenn er es nicht vorher wusste. Sobald Sie sich dieser Informationen aber bewusst sind, gilt es, sie anzuwenden und Ihr Verhalten umzuprogrammieren.

Und wenn wir schon mal bei den Mythen über Elternschaft sind: Es ist absolut unwahr, dass Sie für alle Ihre Kindern die gleichen Eltern sind. Ihr zweites Kind ist kein Klon des ersten. In Ihrer Welt geschehen heute andere Dinge als damals, als Ihr erstes Kind geboren wurde. Wie bereits erwähnt, glaubte ich einst selbst, ich sei meinen beiden Kindern der gleiche Vater gewesen. Doch als ich mein Verhalten genauer betrachtete, stellte ich fest, dass das nicht stimmte. Als mein erstes Kind geboren wurde, begann ich gerade meine Universitätslaufbahn, was für mich eine schwierige Zeit mit sehr viel Arbeit und großer materieller Unsicherheit bedeutete. Bei der Geburt meiner zweiten Tochter hatte ich schon mehr Selbstbewusstsein gewonnen, ich fühlte mich sicherer als Wissenschaftler und war bereit für meine akademische Karriere. Also hatte ich mehr Zeit und psychische Energie, um meiner zweiten Tochter ein guter Vater zu sein und mich zugleich intensiver um meine erste Tochter zu kümmern, die damals im Krabbelalter war.

Ein weiterer Mythos, den ich gerne ansprechen möchte, ist die Idee, Kleinkinder bräuchten viel Anregung in Form von Lernspielzeug, das angeblich ihre Intelligenz steigern soll. Das inspirierende Buch *Neue Kinder, neue Eltern* von Michael Mendizza und Joseph Chilton Pearce macht deutlich, dass Spielen, nicht Programmierung der Schlüssel zu besserer Lern- und Leistungsfähigkeit bei Kindern ist [Mendizza und Pearce 2001]. Kinder brauchen Eltern, die ganz bewusst die Neugier, die Kreativität und das Staunen fördern, mit dem Kinder ihrer Welt begegnen.

Was Menschenjunge in ihrer Entwicklung offensichtlich brauchen, ist »Nahrung« in Form von Liebe und der Möglichkeit, erwachsene Menschen dabei zu beobachten, wie sie ihrem täglichen Leben nachgehen.

Kinder aus Waisenhäusern, die nur physisch ernährt und nie angelächelt oder umarmt werden, zeigen schwerwiegende Entwicklungsstörungen. Mary Carlson, eine Neurobiologin der Harvard Medical School, beobachtete im Rahmen einer Studie, dass der Mangel an Berührung und Aufmerksamkeit in rumänischen Waisenhäusern und sehr schlecht ausgestatteten Kindertagesstätten das Wachstum der Kinder behindert und ihr Verhalten negativ beeinflusst. Carlson begleitete sechzig Kinder von wenigen Monaten bis zum Alter von drei Jahren und maß ihren Cortisolspiegel in Speichelproben. Je stärker ein Kind unter Stress stand – was an einem erhöhten Cortisolspiegel ablesbar war –, desto schlechter waren seine Entwicklungschancen [Holden 1996].

Carlson und andere haben auch Affen und Ratten untersucht und deutliche Zusammenhänge zwischen der Berührungshäufigkeit, der Ausschüttung von Cortisol und der sozialen Entwicklung festgestellt. Studien von James W. Prescott, dem früheren Direktor der Abteilung für Gesundheit und Entwicklung von Kindern der amerikanischen Bundesgesundheitsbehörde, hat beobachtet, dass neugeborene Affen, die weder Körperkontakt mit ihrer Mutter noch sozialen Kontakt mit anderen haben, abnorme Stressprofile entwickeln und zu gewalttätigen Soziopathen werden [Prescott 1996 und 1990].

Nach diesen Ergebnissen führte er eine Studie durch, wie Menschen ihre Kinder aufziehen. Er stellte fest, dass eine Kultur friedlich ist, in der Kinder geliebt werden, viel Körperkontakt haben und ihre Sexualität nicht unterdrückt wird. Friedliche Kulturen haben Eltern, die ihre kleinen Kinder den ganzen Tag in ihrer Nähe haben oder an ihrem Körper tragen. In Gesellschaften, die ihren Kindern diesen Kontakt verweigern, gibt es dagegen deutlich mehr Gewalt. Ein weiterer Unterschied besteht darin, dass in den Bevölkerungen, in denen Kinder wenig Berührung erfahren, viele Menschen unter somatosensorischen Gemütsstörungen leiden. Diese Störungen sind beispielsweise durch die Unfähigkeit gekennzeichnet, aufwallende Stresshormonschübe zu unterdrücken, ein Vorläufer von Gewalttätigkeit.

Diese Erkenntnisse geben Aufschluss über die Gewalt, die in den USA vorherrscht. Unsere medizinischen und psychologischen Institutionen neigen dazu, von Körperkontakt mit Kindern eher abzuraten, statt ihn zu fördern. Das beginnt bereits mit dem unnatürlichen Einschreiten der Ärzte in den natürlichen Prozess der Geburt, mit der Trennung der Neugeborenen von ihren Eltern in abgelegene Säuglingszimmer und mit dem Rat an die Eltern, ihr Kind nicht zu verwöhnen, indem sie auf jedes Schreien eingehen. Solche Praktiken, die angeblich wissenschaftlich begründet sind, tragen zweifellos zu der Gewalt in unserer Gesellschaft bei. Auf der Website www.violence.de finden Sie mehr Informationen über den Zusammenhang zwischen Berührung und Gewalt.

Doch was ist mit den rumänischen Kindern, die trotz der Vernachlässigung unbeschadet bleiben und die ein Forscher »die unverwüstlichen Wunderkinder« nannte? Warum gelingt es manchen

Kindern, sich trotz schwieriger Umstände gut zu entwickeln? Haben sie »bessere« Gene?

Mittlerweile wissen Sie sicher, dass ich das nicht glaube. Es erscheint mir wahrscheinlicher, dass die biologischen Eltern dieser »Wunderkinder« ihnen doch in entscheidenden Entwicklungsphasen ein nährendes Umfeld geboten haben.

Für Adoptiveltern bedeutet das, dass sie nicht so tun können, als hätte das Leben ihres Kindes erst begonnen, als es zu ihnen kam. Das Kind wurde vielleicht bereits von seinen biologischen Eltern mit der Überzeugung programmiert, es sei nicht liebenswert oder sei sogar unerwünscht. Wenn das Kind Glück hat, erhält es vielleicht an entscheidenden Punkten seiner Entwicklung positive, lebensfördernde Botschaften von seinen Betreuern. Falls Adoptiveltern jedoch nicht berücksichtigen, dass es bereits eine Programmierung vor und während der Geburt gab, können sie mit Problemen nach der Adoption nicht entsprechend gut umgehen. Das Kind kommt eben nicht wie ein unbeschriebenes Blatt Papier zu ihnen, nicht einmal ein Neugeborenes. Es ist besser, man berücksichtigt die Programmierung und arbeitet, wenn nötig, daran, sie zu ändern.

Sowohl für Adoptiv- als auch für biologische Eltern ist die Botschaft klar: Die Gene der Kinder weisen nur auf ihr Potenzial hin, nicht auf ihr Schicksal. Es liegt an den Eltern, ihnen die Umgebung zu geben, in der sie ihr Potenzial entfalten können.

Bitte beachten Sie: Ich habe nicht gesagt, Eltern müssten viele Bücher über Elternschaft lesen. Ich bin vielen Menschen begegnet, die sich intellektuell zu den in diesem Buch präsentierten Ideen hingezogen fühlen. Aber intellektuelles Interesse allein genügt nicht. Das weiß ich von mir selbst. Vom Verstand her war mir all das, was in diesem Buch steht, durchaus bewusst, doch erst als ich mich um Veränderungen bemühte, gewann es Einfluss auf mein Leben. Wenn Sie einfach nur dieses Buch lesen und meinen, dadurch werde sich Ihr Leben und das Leben Ihrer Kinder ändern, dann ist das genauso, als schluckten Sie die neueste pharmazeutische Wunderpille in der Erwartung, dann werde alles gut. Nichts wird gut, solange man sich nicht um praktische Veränderung bemüht.

Ich möchte Sie herausfordern: Lassen Sie alle unbegründeten Ängste los und achten Sie darauf, Ihren Kindern keine unnötigen

Ängste und einschränkenden Überzeugungen einzuimpfen. Vor allem, unterwerfen Sie sich nicht der fatalistischen Botschaft des genetischen Determinismus! Sie können Ihren Kindern helfen, ihr volles Potenzial zu erreichen, und Sie können dadurch gleichzeitig Ihr persönliches Leben verändern. Sie sind nicht auf Gedeih und Verderb Ihren Genen ausgeliefert. Nutzen Sie die Lehren der Zellen über Wachstum und Schutz und gehen Sie mit Ihrem Leben so oft wie möglich in eine Wachstumshaltung. Denken Sie daran, dass für uns Menschen Wachstum nicht unbedingt durch die modernste Schule, das teuerste Spielzeug oder den bestbezahlten Job entsteht. Lange vor der Entwicklung der Zellbiologie und vor wissenschaftlichen Studien über vernachlässigte Waisenkinder und über bewusste Elternschaft wusste der persische Dichter Rumi, dass das Wachstum kleiner und großer Menschen am besten durch Liebe gefördert wird.

Ein Leben ohne Liebe zählt nicht
Liebe ist das Wasser des Lebens
Trinke es von ganzem Herzen und mit ganzer Seele!

Seit der ersten Ausgabe von *Intelligente Zellen* hat die Forschung weitere Erkenntnisse darüber gewonnen, dass Eltern tatsächlich die Gene ihrer Kinder formen. Eine Studie hat sich mit Müttern befasst, die während der Schwangerschaft oder Stillzeit viel grünes Gemüse aßen.

Ich zitiere diese Studie gerne, weil ich davon ausgehe, dass ich trotz meiner heftigen Abneigung gegen Rosenkohl nicht genetisch dazu verdammt bin, das Zeug nicht zu mögen. Die Kinder dieser Mütter spuckten den Rosenkohl nicht aus, wie ich es getan hätte, sondern liebten ihn. »Wenn Mütter möchten, dass ihre Kinder gerne Gemüse essen, vor allem grünes Gemüse, müssen sie ihnen die Gelegenheit bieten, davon zu kosten«, sagte Julie Mennella vom Monell Chemical Senses Center, das die Studie durchgeführt hatte, gegenüber der *Sunday Times* [Leake 2007].

Wenn Sie jetzt denken: »Oje, ich habe während der Schwangerschaft nur wenig Gemüse gegessen!«, oder wenn Ihnen bereits die vorhergehenden Informationen dieses Kapitels über gestresste Mütter, die ihr hohes Cortisol-Niveau an ihre Kinder weitergeben, auf Ihr Gemüt geschlagen sind, weil Sie befürchten, das Unterbewusstsein Ihrer Kinder unabsichtlich negativ programmiert zu haben, möchte ich wiederholen, was ich zuvor schon gesagt habe: Machen Sie sich keine Vorwürfe! Sie tragen keine Schuld und brauchen sich nicht zu schämen! Sie könnten ja nur schuld sein, wenn Sie gewusst hätten, dass Ihr Verhalten schädlich ist, und es trotzdem getan hätten. Sie können sich nicht vorwerfen, eine schlechte Mutter oder ein schlechter Vater gewesen zu sein, solange Sie keine Ahnung hatten, wie sich Ihr Verhalten auf die Entwicklung Ihres Kindes auswirken würde.

Doch obwohl wir heute wissen, wie wichtig bewusste Elternschaft ist, sollte das nie als Argument dienen, in Schuldgefühlen zu versinken. Ich muss zugeben, dass ich selbst eine Weile brauchte, um diese Weisheit umzusetzen.

Als ich zu begreifen begann, welche entscheidende Rolle die Eltern bei der gesunden Entwicklung ihrer Kinder einnehmen, fühlte ich mich so ungeheuer schuldig, dass ich meinte, mich bei meinen Töchtern für mein unzulängliches väterliches Verhalten entschuldigen zu müssen. Ich setzte mich also mit meinen damals jugendlichen Töchtern zusammen und erklärte ihnen, dass ich fürchtete, meine Fehler könnten sich negativ auf ihr Leben auswirken. Meine ältere Tochter reagierte mit dem typischen desinteressierten Achselzucken eines Teenagers. (Jahre später gab sie zu, dass sie trotz ihrer vorgetäuschten Gleichgültigkeit sehr interessiert zugehört hatte.) Meine jüngere Tochter reagierte, indem sie nachdenklich die Beweislage prüfte.

Unabhängig von ihren unterschiedlichen Reaktionen entwickelten sie sich beide zu wundervollen erwachsenen Frauen und liebevollen Müttern, die mit ihrer Elternrolle sehr bewusst umgehen, was beweist, dass Eltern zum Glück nicht perfekt sein müssen.

Wir Menschen sind wunderbar resiliente Kreaturen. Das gilt es zu erinnern, wenn wir uns unserer Unzulänglichkeiten als Eltern bewusst werden, aber auch um mit der Tatsache fertigzuwerden, dass die meisten von uns in unserer Kindheit und Jugend eher dysfunktionale Programmierungen erhielten. Denn inzwischen wissen wir mit Sicherheit, dass die Verknüpfungen im Gehirn »plastisch« sind, sich also bis ins Erwachsenenalter umformen lassen.

Eines meiner Lieblingsbeispiele zum Thema »Neuroplastizität« ist eine Untersuchung des Gehirns von Londoner Taxifahrern, die vom Universitäts-College von London durchgeführt wurde. Angehende Taxifahrer werden geprüft, ob sie ohne Karte durch das Straßengewirr Londons finden. Sie brauchen durchschnittlich zwei Jahre, um sich auf die Prüfung vorzubereiten. Die Forscher stellten fest, dass während dieser Zeit der für die räumliche Orientierung zuständige Hippocampus überdurchschnittlich zunimmt. (Der Hippocampus von Taxi-Veteranen mit 40 Jahren Fahrerfahrung ist noch viel größer!) »Die Struktur des Hippocampus veränderte sich entsprechend der enormen Navigationserfahrung.« [Maguire et al., 2000]

Für dieses Kapitel über bewusste Elternschaft ist auch eine noch andauernde Studie über rumänische Waisenkinder bedeutsam, in der nachgewiesen wurde, dass die schädliche Wirkung der frühen Vernachlässigung durch entsprechende Zuwendung und Fürsorge ausgeglichen werden kann, vor allem, wenn diese noch während einer bestimmten Entwicklungsphase erfolgt. Wie zuvor beschrieben, herrschten in den 1960er-Jahren unter der harten Regierung von Nicolae Ceausescu in den Waisenhäusern des Landes schreckliche Zustände. Der Mangel an Sozialisation und Kommunikation zwischen den Kindern und den zuständigen Erwachsenen führte zu schweren Verhaltensstörungen, darunter einem hohen Anteil von Autismus. In dieser Studie zeigten die EEGs von institutionalisierten Kindern sehr viel schwächere Signale als beim allgemeinen Durchschnitt. Wenn diese Kinder jedoch mit spätestens zwei Jahren von liebevollen Familien adoptiert wurden, wiesen ihre EEGs und ihr Verhalten im Alter von acht Jahren keine Unterschiede zu anderen Kindern mehr auf [Bhattacharjee 2015].

Ich wiederhole gerne immer wieder, dass es auch als Erwachsener nie zu spät ist, die eigenen negativen Programmierungen umzuwandeln, indem das Unterbewusstsein angesprochen wird. Es gibt dazu viele verschiedene Prozesse wie Hypnose, Gewöhnung (wiederholtes neues Verhalten), kognitive Verhaltenstherapie und zahlreiche schnell wirkende Modalitäten der Energetischen Psychologie (die Sie auf meiner Website www.brucelipton.com unter

»Resources« aufgelistet finden). Angesichts der Veränderungen, die ich in meinem Leben mittels Energetischer Psychologie bewirkt habe, und meiner Überzeugung, dass die Schulmedizin in einer Zeitschleife vor der Quantenphysik stecken geblieben ist, sollte es nicht überraschen, dass ich die Möglichkeiten der Energetischen Psychologie und eine entsprechende Änderung des Lebensstils empfehle und häufig für erheblich wirksamer halte als Medikamente.

Doch die Amerikaner schlucken weiter Pillen: Einer Studie der Mayo-Klinik zufolge nehmen sieben von zehn Amerikanern rezeptpflichtige Medikamente ein, und sage und schreibe 20 Prozent nehmen fünf Präparate oder mehr [Zhong et al., 2013]! Darunter befinden sich Millionen von Antibiotika, die zur Entstehung von lebensbedrohlichen, resistenten Mikroben geführt haben. Nur zum Vergleich: In Schweden, einem anderen hoch entwickelten Land, werden von niedergelassenen Ärzten nur halb so viele Antibiotika verschrieben wie in den USA: 388 (Schweden) statt 833 (USA) von 1000 [Blaser 2014]. Die öffentlichen Gesundheitszentren warnen, dass Antibiotika nur »in dringenden Fällen« verschrieben werden sollten. Sie erklären, »50 Prozent aller für Menschen verschriebenen Antibiotika sind unnötig oder in der verschriebenen Form nicht optimal wirksam« [CDC 2013]. Besonders verstörend und für dieses Kapitel wichtig ist die Menge an Antibiotika, die Kindern verschrieben werden. Allein 2010 durchliefen die amerikanischen Kinder 41 Millionen Behandlungen mit Antibiotika, davon viele als Therapie für Virusinfektionen, bei denen Antibiotika *nicht* wirken. »Die meisten Kinder brauchen sie nicht«, schreibt Dr. Martin J. Blaser in seinem bereits im 1. Kapitel erwähnten Buch *Missing Microbes: How the Overuse of Antibiotics Is Fueling Our Modern Plagues* [Blaser 2014]. Forscher wie Blaser fangen gerade erst an, die unbeabsichtigten Nebenwirkungen bei Kindern zu erkennen, darunter die verminderte Vielfalt des kindlichen Mikrobioms, was sie und möglicherweise zukünftige Generationen anfälliger macht für chronische Erkrankungen.

Trotz dieser Warnungen bezüglich Antibiotika und trotz der ungenügenden Wirksamkeit der Statine, die ich im 3. Kapitel beschrieben habe, empfahl die Amerikanische Akademie der Pädiatrie (AAP) 2008 den Kinderärzten, den Kindern mehr Statine zu verschreiben – noch bevor deren Wirkung auf die menschliche Entwicklung umfassend untersucht wurde! Der AAP ging es dabei um Fettleibigkeit bei Kindern, die »epidemisches Ausmaß« erreicht habe. Diese Epidemie führt ein erhöhtes Risiko für Diabetes Typ 2, Bluthochdruck und Herz-Kreislauf-Erkrankungen mit sich. Die AAP riet deshalb den Kinderärzten, den Eltern zu empfehlen, die Kinder auf Diät zu setzen, sie zu mehr körperlicher Bewegung zu animieren und bei gefährdeten Kindern bereits ab acht Jahren die Verschreibung von Cholesterol-senkenden Statinen zu erwägen [Daniels et al., 2008]!

Mir persönlich erscheint die Idee, einem Kind mit acht Jahren für den Rest seines Lebens Statine zu verschreiben, geradezu unmoralisch, doch für Pharmaunternehmen ist sie natürlich eine wahre Goldgrube. In den USA gelten Unternehmen juristisch als »Personen«. Leider fehlen ihnen jedoch einige der wichtigsten Merkmale für Menschlichkeit: Mitgefühl und Moral.

Ich freue mich, immerhin berichten zu können, dass etwa ein Jahr nach der Veröffentlichung der oben genannten Empfehlungen der AAP das *Journal of the American Medical Association* [Shonkoff et al., 2009] von einer stetig steigenden Anzahl an epigenetischen Studien spricht, die gesundheitliche Probleme auf Stress im Mutterleib und in der frühen Kindheit zurückführen und einen anderen Ansatz vorschlagen. Der *JAMA*-Artikel schließt mit der Hypothese: »Neue Interventionen zur Minderung von erheblichem Stress in der frühen Kindheit könnten eine angemessenere Strategie zur Prävention von Herzerkrankungen sein als die freigebige Verabreichung von Statinen an Schulkinder.« Yeah!

Die erwähnte *JAMA*-Studie legt eine neue Sicht auf Fettleibigkeit und nachfolgende Herzerkrankungen nahe: Sie sieht die Ursachen nicht auf der körperlichen Ebene, sondern in schwierigen frühen Erfahrungen (= die Umwelt!). Dazu gehören natürlich auch Vernachlässigung oder Missbrauch durch die Eltern.

Von kurz nach der Empfängnis bis in die frühe Kindheit sondieren die unausgereiften kindlichen Organismen ständig die Umwelt und reagieren auf die Erfahrungen, die sie dabei machen. Sie lernen, sich anzupassen, indem sie ein Verhalten entwickeln, welches ihr Überleben sichert, in diesem Fall ihr Überleben in einem durch starken Stress und Unsicherheit geprägten Umfeld. Missbrauch und Misshandlungen programmieren das Unterbewusstsein eines Kindes mit einem Verhalten, das sie in einer gefährlichen Welt beschützen soll. Wie bereits erklärt, sind diese programmierten Reaktionen auf ein widriges Umfeld durchaus sinnvoll, weil sie das kurzfristige Überleben sichern. Doch wenn sie ständig aktiviert werden, zum Beispiel durch chronische oder überwältigende Gewalterfahrungen, kann das zu einer Reihe von pathogenen Störungen führen.

Statistisch lässt sich ein direkter Zusammenhang zwischen traumatischen Kindheitserfahrungen und vielen gesundheitlichen Problemen erkennen, darunter Fettleibigkeit, Erkrankungen der Herzkranzgefäße, chronische Lungenerkrankungen, Krebs, Alkoholismus, Depression, Drogenmissbrauch, psychische Erkrankungen und Teenager-Schwangerschaften. Störungen der Entwicklung von Verhaltensprozessen können die Gesundheit im Erwachsenenalter auf zwei Weisen beeinflussen: entweder indem sich die Störungen im Laufe der Zeit akkumulieren [Gunnar und Quevedo 2007] oder indem zerstörerische Verhaltensweisen in dem jungen Geist Wurzeln schlagen, die erst im Erwachsenenalter aktiviert werden [McEwen und Gianaros 2010]. In beiden Fällen kann es Jahre dauern, bis sich die frühen zerstörerischen Einflüsse als Krankheiten zeigen. Zum Beispiel ist die Chance auf eine Herz-Kreislauf-Erkrankung bei depressiven Erwachsenen mit Missbrauchserfahrung in der Kindheit doppelt so hoch wie bei depressiven Erwachsenen ohne Missbrauchserfahrung [Shonkoff et al., 2009].

Neben dem Einfluss psychosozialer Erfahrungen rufen auch Umweltgifte Krankheiten hervor. Während ihrer frühen Entwicklung sind alle Organismen äußerst empfindlich für die hormonähnlichen Aktivitäten dieser chemischen Stoffe. Die heutige Technologie verseucht die Umwelt stark mit vielen Chemikalien, die das endokrine System durcheinanderbringen und zu Verhaltensstörungen führen (sog. endokrine Disruptoren – EDC). Zu diesen Umweltgiften gehören Dioxine, Weichmacher (Phthalate und polychlorierte Biphenyle, die hormonähnlich wirken), landwirtschaftliche Pestizide, industrielle Lösungsmittel, Pharmazeutika und Schwermetalle. Der Kontakt mit EDCs mit östrogenen, antiöstrogenen oder antiandrogenen Eigenschaften reizt dieselben Stresspfade, die nachgewiesenermaßen Krankheiten hervorrufen [Vaiserman 2014].

Diese Belastung durch Umweltgifte trifft auf ein kindliches Immunsystem, welches nicht nur durch den übermäßigen Gebrauch von Antibiotika, sondern auch durch moderne Geburtspraktiken zunehmend geschwächt ist. Kaiserschnittgeburten nehmen rasant zu, obwohl epidemiologische Studien einen Zusammenhang zwischen Kaiserschnittgeburten und einem erhöhten Risiko für Asthma, Diabetes Typ 1, Fettleibigkeit und Zöliakie nachweisen. Britische Forscher fanden beispielsweise heraus, dass das Risiko von Kaiserschnitt-Kindern um 26 Prozent höher ist, später fettleibig zu werden [Wong 2014]. Eine neuere schwedische Studie ergibt, dass es in den Stammzellen von Kaiserschnitt-Kindern epigenetische Veränderungen gibt. Die Ergebnisse zeigten spezifische epigenetische Unterschiede zwischen den Gruppen in fast allen 350 DNA-Regionen, einschließlich der Gene, die den Stoffwechsel und die Immunabwehr steuern [Almgren et al., 2014]. Eine andere schwedisch-schottische Studie stellte fest, dass Kaiserschnitt-Kinder, die nicht all den Mikroben in der mütterlichen Vagina ausgesetzt waren, in den ersten zwei Lebensjahren kleinere und weniger vielfältige Populationen der Bacteroidetes haben, einer Art von Bakterien, die gegen Allergien schützen [Jakobsson 2014].

Auch der Rückgang des Stillens ist für Babys nicht optimal. Dieser Rückgang begann mit der Industriellen Revolution, als die Arbeitsbedingungen die Mütter zwangen, das Stillen möglichst abzukürzen. Zwischen 1900 und 1960 kamen dann sowohl die negative gesellschaftliche Haltung gegenüber dem Stillen als auch die Entwicklung von Säuglingsnahrung hinzu. Doch die verbreitete Ansicht, Milch sei Milch, egal ob Muttermilch, Kuhmilch oder Milchersatz, ist absolut unzutreffend. Kein künstlich hergestelltes Produkt enthält die kraftvollen Energieressourcen und den Immunschutz der Muttermilch. Studien zufolge zeigt sich sogar ein Zusammenhang zwischen der Säuglingssterblichkeit infolge von Durchfallerkrankungen und der unnatürlichen Nährstoffzusammensetzung von künstlich hergestellter Säuglingsnahrung, und zwar sowohl in entwickelten als auch in unterentwickelten Ländern [Victora et al., 1989].

Die Natur hat in der Muttermilch eine chemische Substanz entwickelt, die genau darauf abgestimmt ist, das Wachstum und die Gesundheit von Menschenkindern optimal zu gewährleisten. Bislang konnte das kein künstliches Produkt erreichen. Muttermilch enthält Antikörper, die das Kind schützen, bis sein eigenes Immunsystem entwickelt ist. Diese Antikörper schützen das Kind besonders gegen Erkrankungen der Atemwege, des Verdauungssystems und des Urogenitaltrakts. Muttermilch ist auch eine wichtige Quelle für Bakterien, die für den Aufbau eines gesunden Verdauungssystems und Immunsystems ausschlaggebend sind. Und sie enthält konzentrierte Lipide, die für den Aufbau des Gehirns benötigt werden. Besonders für diese komplexen mütterlichen Lipide, die eine schnell assimilierbare, hochkarätige Energiequelle darstellen, gibt es keinen Ersatz.

Und Säuglingsgehirne brauchen zweifellos sehr viel Energie! Da Menschen unter allen Säugetieren in Proportion zu ihrem Körper das größte Gehirn haben, entspricht der Energiebedarf des Gehirns ungefähr dem der Muskeln eines Marathonläufers. Allein was das Volumen betrifft: Das Gehirn eines Kindes verdoppelt sich im ersten Jahr und erreicht im zweiten Jahr 80 Prozent des Volumens eines erwachsenen Gehirns. Für diesen rapiden Wachstumsprozess verbraucht das Gehirn ungefähr 60 Prozent der Energie, die dem Kind zur Verfügung steht [Gibbons 1998].

Die meisten Tiere nehmen die Energie durch ihr Verdauungssystem auf. Pflanzenfresser wie Kühe müssen enorm viel Energie dafür aufwenden, Gras in Nahrung umzuwandeln. Deshalb haben diese Tiere die proportional größten Verdauungssysteme. Der menschliche Verdauungstrakt ist jedoch vergleichsweise klein, er umfasst nur etwa 60 Prozent dessen, was man bei einem ähnlich großen Primaten erwarten würde. Die Paläoanthropologin Leslie C. Aiello meint, dass sich das große menschliche Gehirn durch einen Wechsel von vorwiegend vegetarischer auf energetisch höher verdichtete, bekömmlichere, auch Fleisch enthaltende Nahrung entwickeln konnte [Gibbons 1998]. Um die Frage zu beantworten, woher denn die ganze Energie für die Entwicklung des Säuglingsgehirns kommt, vertritt sie auch die Hypothese der »mütterlichen Investition«. Dieser Hypothese zufolge stellen die Mütter die hohen Energieressourcen zur Verfügung, indem sie pränatal durch die Plazenta und postnatal durch die Muttermilch energetisch hoch verdichtete Nährstoffe bereitstellen, bis das Kind ungefähr drei Jahre alt ist und sein Gehirn etwa 85 Prozent des Volumens eines Erwachsenen erreicht hat [Gibbons 1998].

Stillen unterstützt auch die Mutter-Kind-Bindung und mindert Stress. Das Vergnügen und die Bindung, die das Kind beim Stillen erlebt, steigern die Anzahl der Stressrezeptoren im Gehirn und mindern die Cortisol-Aktivität, indem gleichzeitig im Gehirn der Mutter und des Kindes das Glückshormon Dopamin und das Bindungshormon Oxytocin ausgeschüttet werden. Diese Hormone verstärken die liebevolle Beziehung zwischen Mutter und Kind noch, vor allem, wenn sie mit Augenkontakt einhergehen. Darüber hinaus nimmt ein Kind, während es nuckelt, mit der Milch auch nützliche Bakterien von der Mutterbrust auf.

Vielleicht denken Sie jetzt, ich als Mann hätte ja gut reden, mich so für natürliche Geburten einzusetzen, schließlich hätte ich nie die Schmerzen einer Geburt durchgemacht. Damit haben Sie natürlich vollkommen recht. Ich habe mich auch nie so weit darauf eingelassen wie manche Männer, die sich die Geburtsschmerzen mit Elektroden auf dem Bauch simulieren ließen [Burkitt 2014]. Ich veröffentliche all diese Forschungsergebnisse auch ganz sicher nicht, um Frauen Schuldgefühle zu vermitteln oder ihre Entscheidungen zu hinterfragen. Es geht mir nur darum, zu verdeutlichen, dass wir die »Errungenschaften« der modernen Schulmedizin mit äußerster Skepsis betrachten sollten. Ob es um die Minderung der Vielfalt unseres Mikrobioms, künstlich hergestellte Säuglingsnahrung, unnötige Kaiserschnitte und übermäßige Antibiotika-Behandlungen bis zu Fernsehgeräten als Babysitter geht: Meiner Ansicht nach ist glasklar, dass wir in der Manipulation natürlicher Vorgänge, die wir noch gar nicht vollständig verstehen, zu weit gegangen sind.

Um dieses Kapitel jedoch in einem positiven Tenor zu beenden, möchte ich noch einmal darauf eingehen, wie die Forschungen zur Entwicklung der Sprachfertigkeit zu besser informierter, bewussterer Elternschaft beigetragen haben. Eine Weile herrschte das kulturelle Missverständnis, das Gehirn von Säuglingen sei noch nicht genug entwickelt, um Sprache zu lernen und zu verstehen. Doch Studien zeigen, dass das keineswegs der Fall ist. Die Aneignung von Sprache spielt bei der Aktivierung des kindlichen Gehirns und der Ausbildung seiner Organisation, der neuralen Konnektivität und Intelligenz eine entscheidende Rolle. In Forschungen über die Fähigkeit des Fötus, bereits im Mutterleib Umweltreize aufzunehmen, hat sich gezeigt, dass die Nervensysteme für sensorische Eindrücke wie Hören lange vor den Fähigkeiten zu motorischem Ausdruck entwickelt werden. Das Potenzial des Gehirns, Sprache zu lernen und zu verstehen, entsteht also lange vor der Fähigkeit, es durch entsprechende Muskelkoordination sprachlich auszudrücken.

Patricia Kuhl, Neurowissenschaftlerin der Universität von Washington, wies in ihrer Studie nach, dass Kleinkinder Erwachsene brauchen, um sich eine Sprache wirklich anzueignen. Obwohl erschöpfte Eltern sich vielleicht manchmal wünschen, sie könnten die Kleinen einfach vor ein Sprachvideo setzen, zeigt sich, dass es für den direkten persönlichen Kontakt keinen Ersatz gibt. In einer Studie machte Kuhl neun Monate alte Kinder aus englisch sprechenden Familien mit Mandarin bekannt. Manche der Kinder lernten direkt von Chinesen, die mit ihnen spielten und ihnen vorlasen. Eine zweite Gruppe sah und hörte dieselben chinesisch sprechenden Lehrer auf Videos, und die dritte Gruppe hörte nur die Tonaufnahmen. Nach zwölf Sitzungen wurde getestet, ob die Kinder zwischen ähnlichen Lauten in Mandarin unterscheiden konnten. Die Kinder, die die Sprache im persönlichen Kontakt kennengelernt hatten, konnten die Laute genauso gut unterscheiden wie Kinder, die von Geburt an Mandarin kannten. Die Kinder der beiden anderen Gruppen hatten nichts gelernt. Diese und ähnliche Ergebnisse ließen Kuhl die Hypothese aufstellen, dass interaktive soziale Erfahrungen, wie zum Beispiel Gespräche, ein Tor zu linguistischer, kognitiver und emotionaler Entwicklung sind [Kuhl 2011].

Die Kinderpsychologen Betty Hart und Todd Risley kamen zu ähnlichen Ergebnissen, als sie die Aufnahmen von Hunderten von Stunden sozialer Interaktion zwischen Eltern und Kindern aus 42 Familien unterschiedlichster sozioökonomischer Herkunft auswerteten und mit der Entwicklung der Kinder von neun Monaten bis drei Jahren abglichen. Kinder aus wohlhabenden Familien, deren Eltern meistens das College besucht hatten, hörten durchschnittlich 2153 Worte pro Stunde, während Kinder von Eltern mit niedrigem Einkommen nur durchschnittlich 616 Worte pro Stunde hörten. Bis zu ihrem dritten Geburtstag hörten Kinder aus wohlhabenden Familien also 30 Millionen Worte mehr als Kinder aus armen Familien. Die Menge an Ansprache durch die Eltern war dabei direkt proportional zu den Ergebnissen eines Intelligenztestes, der im Alter von drei Jahren durchgeführt wurde, und den schulischen Leistungen im Alter von neun bis zehn [Hart und Risley 2003].

Diese Forschungen von Hart und Risley haben großartigerweise zu einer Initiative bewusster Elternschaft geführt, die sich einer Technologie namens LENA (Language Environment Analysis) bedient. LENA-Geräte funktionieren wie Schrittzähler, nur dass sie Worte zählen. Die »The Thirty Million Words«-Initiative aus Chicago stellt Eltern LENA-Geräte zur Verfügung, damit sie ein Feedback darüber erhalten, wie viel sie tatsächlich mit ihren Kindern reden. In einer Studie wurde nachgewiesen, dass die Zahl der Wörter, die an die Kinder gerichtet wurden, nach sechs Wochen um 32 Prozent zugenommen hatte. Dr. Dana Suskind, Leiterin der »Thirty Million Words«-Initiative, sagt dazu: »Alle Eltern haben die Fähigkeit, das Wachstum des Gehirns ihrer Kinder zu fördern und damit deren Zukunft zu beeinflussen.« [Suskind 2013]

Die Evolution hat Eltern, Erziehern und – wie ich aus eigener Erfahrung jetzt hinzufügen kann – auch Großeltern eine wichtige Rolle zugewiesen. Liebevolle Erwachsene haben einen großen Einfluss auf die Zukunft der Kinder, die sie großziehen, und auch auf die Zukunft von deren Kindern. Jeder von uns sollte sich bewusst machen, wie negative Programmierungen die Zukunft unserer Kinder und damit die Zukunft der menschlichen Zivilisation beeinträchtigen. Die Fortschritte jener, die sich nur auf die genetischen Aspekte des elterlichen Einflusses konzentriert haben, sind zu langsam. Doch Initiativen wie die »Thirty Million Words«-Initiative, die Eltern darin unterstützt, die Sprachfertigkeiten ihrer Kinder zu entwickeln; oder JAMA, die sich gegen den Einsatz von Statinen bei Kindern engagiert; oder Ärzte, die sich für eine zurückhaltende Verabreichung von Antibiotika einsetzen – all dies sind Bausteine einer Zukunft, in der jeder Erwachsene sich des größeren Zusammenhangs bewusst ist. Doch ganz unabhängig davon, wer ein Kind aufzieht: Das Verhalten dieses Kindes beeinflusst unser aller Evolution.

Epilog

Geist und Wissenschaft

Das schönste und ergreifendste unserer Gefühle
ist die Empfindung des Mystischen.
Diese Empfindung ist die treibende Kraft
hinter jeder wahren Wissenschaft.

Albert Einstein

Wir haben einen langen Weg zurückgelegt, seit ich im ersten Kapitel meinen verschreckten Studenten gegenübersaß und meine Reise in die Neue Biologie begann. Ich bin jedoch nie weit von meinem Thema abgekommen: dass kluge Zellen uns lehren, wie wir besser leben können. Jetzt, am Ende dieses Buches, möchte ich berichten, wie mein Studium der Zellen mich zu einem spirituellen Menschen gemacht hat. Ich möchte auch erklären, warum ich im Hinblick auf das Schicksal dieses Planeten optimistisch bin, obwohl einem das angesichts der täglichen Nachrichten manchmal nicht leichtfällt.

Ich habe meine Ausführungen über »Geist und Wissenschaft« absichtlich von den übrigen Kapiteln getrennt in den Epilog gelegt. Ein Epilog ist in der Regel ein kurzer Abschnitt am Ende eines Werkes, in dem das weitere Schicksal der Hauptfigur erläutert wird – die in diesem Fall ich selbst bin.

Als mir die Erkenntnis, die zu diesem Buch führte, vor rund dreißig Jahren zum ersten Mal durch den Kopf schoss, wurde mir etwas klar, was mein Leben von Grund auf veränderte. Im ersten Moment meines großen Aha-Erlebnisses staunte mein Gehirn nur über diese neue Sicht auf die Zellmembran. Ein paar Herzschläge später überwältigte mich eine so tiefe Freude, dass sie mir wie ein Stich ins Herz fuhr und mir Tränen in die Augen trieb. Diese Wirkweise der Zellmembran offenbarte mir die Existenz unserer spirituellen Natur und unserer Unsterblichkeit. Aus meiner Sicht waren die Schlussfolgerungen so über jeden Zweifel erhaben, dass ich auf der Stelle zum Gläubigen wurde.

Ich weiß, dass die Schlussfolgerungen, die ich Ihnen hier darstellen möchte, manchen zu spekulativ sein werden. Die in den vorherigen Kapiteln dargestellten Erkenntnisse beruhen auf einem jahrzehntelangen Studium geklonter Zellen. Sie wurzeln in den erstaunlichen neuen Entdeckungen, die uns ein neues Verständnis der Geheimnisse des Lebens vermitteln. Die Schlussfolgerungen, die ich in diesem Epilog darstellen möchte, beruhen ebenfalls auf meiner wissenschaftlichen Arbeit. Sie haben nichts mit religiöser Erweckung oder dergleichen zu tun. Ich weiß, dass sich so mancher konventionelle Wissenschaftler damit nicht befassen will, weil es hier um Spiritualität geht, aber aus zwei Gründen möchte ich sie trotzdem hier präsentieren.

Zum einen gibt es in der Philosophie und in der Wissenschaft das sogenannte »Ökonomieprinzip«. Wenn zur Erklärung eines Phänomens mehrere Hypothesen gebildet wurden, dann gilt diesem Prinzip zufolge die einfachste Hypothese, die für die meisten Beobachtungen zutrifft, als die wahrscheinlichste. Die neue Wissenschaft der magischen Membran bietet im Zusammenhang mit den Prinzipien der Quantenphysik die einfachste Erklärung, die sich nicht nur im Bereich der Schulmedizin, sondern auch im Bereich der alternativen und spirituellen Heilweisen bestätigt. Und nach vielen Jahren, in denen ich diese Wissenschaft auch auf mein persönliches Leben angewandt habe, kann ich bezeugen, dass sie Leben verändern kann.

Ich gebe zu, meine euphorischen Momente der Erkenntnis wurden zwar durch einen wissenschaftlichen Ansatz eingeleitet – die Erfahrung selbst jedoch ähnelte den spontanen Offenbarungen, die von manchen Mystikern beschrieben werden. Erinnern Sie sich an die Geschichte von Saul, der von einem Blitz getroffen vom Pferd geworfen wurde? In meinem Fall fuhr zwar kein Blitz aus dem karibischen Himmel herab, doch ich lief mit irrem Blick in die medizinische Bibliothek, weil meine neue Sicht auf die Funktionen der Zellmembran, die mir in den frühen Morgenstunden zuteil geworden war, mich davon überzeugt hatte, dass wir unsterbliche, spirituelle Wesen sind, die unabhängig von den Körpern existieren. Ich hatte eine nicht zu leugnende innere Stimme gehört, die mir vermittelte, dass ich mein Leben nicht nur unter der falschen Prämisse lebte, die Gene würden unsere Biologie steuern, sondern auch unter der falschen Prämisse, es sei mit uns aus und vorbei, wenn unser Körper stirbt. Jahrelang hatte ich die molekularen Kontrollmechanismen unseres Körpers studiert, doch in diesem Augenblick erkannte ich, dass die »Protein-Schalter«, die das Leben steuern, im Wesentlichen durch Signale aus der Umgebung – dem Universum – an- und ausgeschaltet werden.

Es überrascht Sie vielleicht, dass mich die Wissenschaft zu solch einer spirituellen Erkenntnis geführt hat. In wissenschaftlichen Kreisen ist alles Spirituelle ebenso gern gehört wie das Wort »Evolution« bei den religiösen Fundamentalisten. Wie Sie wissen, betrachten tief religiöse Menschen und rationale Wissenschaftler das Leben auf höchst unterschiedliche Weise. Wenn im Leben etwas schiefgeht, wenden sich religiöse Menschen an Gott oder eine andere unsichtbare Macht. Der Wissenschaftler wendet sich hingegen an seinen Arzt oder Apotheker.

Es ist durchaus stimmig, dass mich die Wissenschaft zu dieser Erkenntnis gebracht hat, denn die neuesten Entdeckungen der Physik und der Zellforschung schmieden neue Verbindungen zwischen der Welt des Geistes und der Welt der Wissenschaft. Zu Descartes' Zeiten wurden diese Welten getrennt – ich glaube jedoch, dass wir erst durch die Verbindung von Geist und Wissenschaft die Mittel finden werden, eine bessere Welt zu erschaffen.

Der Zeitpunkt der Entscheidung

Die jüngste Wissenschaft verweist auf eine Sicht der Dinge, die der Haltung früher Zivilisationen ähnelt, nämlich dass jedes materielle Objekt der Natur einen geistigen Aspekt hat. Es gibt immer noch kleine Gruppen von Urvölkern, die das Universum als ein einziges unzertrennliches Ganzes betrachten. Diese Kulturen unterscheiden nicht wie wir zwischen einem Stein, der Luft und einem Menschen – alles ist von dem gleichen, unsichtbaren Geist (= Energie) durchdrungen. Klingt das nicht bekannt? Dies ist die Welt der Quantenphysik, in der Materie und Energie untrennbar miteinander verwoben sind. Und es ist die Welt von Gaia, die ich im ersten Kapitel erwähnt habe – eine Welt, in welcher der ganze Planet als ein einziger, lebendiger, atmender Organismus betrachtet wird, der vor menschlicher Gier, Unachtsamkeit und Fehlplanung geschützt werden muss.

Noch nie zuvor haben wir eine solche Weltsicht so dringend benötigt. Als sich die Wissenschaft vom Geistigen abwandte, veränderte sich ihre Aufgabe von Grund auf. Anstatt weiter zu versuchen, die »natürliche Ordnung« der Dinge zu ergründen, damit die Menschen in größerer Harmonie mit dieser Ordnung leben können, hat sich die moderne Wissenschaft die Kontrolle und Beherrschung der Natur auf die Fahne geschrieben. Die aus dieser Haltung hervorgegangene Technologie hat die Menschheit kurz vor die Selbstzerstörung gebracht. Die Evolution unserer Biosphäre wurde durch fünf »Massenvernichtungen« unterbrochen. Einer davon fielen die Dinosaurier zum Opfer. Jede dieser Vernichtungswellen tötete fast das gesamte Leben auf dem Planeten.

Wie ich im ersten Kapitel bereits erwähnt habe, glauben manche Forscher, dass wir bereits tief in der sechsten Massenvernichtung stecken. Doch im Gegensatz zu den anderen, die durch galaktische Kräfte wie Kometen ausgelöst wurden, steckt hinter dieser Vernichtung eine uns sehr viel näher stehende Kraft: der Mensch. Wenn Sie das nächste Mal einen farbenprächtigen Sonnenuntergang sehen, denken Sie daran, dass ein großer Teil dieses Farbenspiels durch die Luftverschmutzung zustande kommt. Wenn das Ökosystem dieser Erde ganz zusammenbricht, wird es ein noch großartigeres Spektakel geben.

Unterdessen leben wir ohne moralischen Kontext weiter. Die moderne Welt strebt nicht mehr danach, Gott näherzukommen, sondern nach materiellem Wohlstand. Wer die meisten Spielzeuge hat, gewinnt.

Mein Lieblingsbild für die Situation, in die uns die Wissenschaftler und Technologen gebracht haben, stammt aus dem Disneyfilm *Fantasia* (nach dem Gedicht »Zauberlehrling« von Goethe): Micky

Maus ist hier ein unglücklicher Zauberlehrling, der in der Abwesenheit seines Meisters verschiedene Aufgaben erledigen soll, unter anderem ein großes Becken mit Wasser füllen. Micky versucht sich die Arbeit zu erleichtern, indem er die Magie seines Meisters nachahmt und einen Besen in einen Wasser tragenden Diener verzaubert.

Als Micky einschläft, schleppt der Besen weiter seine Eimer, bis alles überflutet ist. Micky erwacht und versucht den Besen zu stoppen, weiß aber so wenig über Zaubersprüche, dass er nicht nur versagt, sondern die Situation sogar noch verschlimmert. Erst als der Meister zurückkehrt und den Besen zur Ruhe bringt, kann das Gleichgewicht wiederhergestellt werden.

Der Film wird mit den Worten angekündigt: »Dies ist die Legende von einem Zauberer, der einen Lehrling hatte. Der Lehrling ist ein heller Bursche, der eifrig lernt. Allerdings ist er ein wenig zu eifrig, denn er wendet heimlich die Tricks seines Meisters an, bevor er sie wirklich beherrscht.«

Auf ähnliche Weise spielen die heutigen superschlauen Wissenschaftler mit unseren Genen und unserer Umwelt, ohne zu verstehen, wie eng alles auf diesem Planeten zusammenhängt – und das wird vielleicht genauso schiefgehen wie beim Zauberlehrling.

Wie sind wir in dieses Dilemma hineingeraten? Es gab einen Zeitpunkt, da mussten sich die Wissenschaftler vom Geistigen lossagen – oder genauer gesagt: von der Korruption des Geistigen durch die Kirche. Diese mächtige Institution unterdrückte alle wissenschaftlichen Erkenntnisse, die den kirchlichen Dogmen widersprachen.

Im Jahre 1543 begründete der geniale Astronom und gerissene Politiker Nikolaus Kopernikus die Spaltung zwischen Glaube bzw. Religion und Wissenschaft mit der Veröffentlichung seines Werkes *De Revolutionibus Orbium Coelestium (Über die Kreisbewegungen der Himmelskörper).* Darin erklärte er kühn, die Sonne und nicht die Erde sei der Mittelpunkt der himmlischen Sphären. Heutzutage finden wir das selbstverständlich, doch zu seiner Zeit galt das als Gotteslästerung, weil es der »unfehlbaren« Lehre der Kirche widersprach. Kopernikus glaubte, dass die Inquisition sowohl ihn als auch sein Werk vernichten würde, daher wartete er mit der Veröffentlichung, bis er auf dem Sterbebett lag. Seine Sorge war völlig berechtigt. 57 Jahre später wurde der Dominikanermönch Giordano

Bruno auf dem Scheiterhaufen verbrannt, weil er die kopernikanische Kosmologie vertrat. Kopernikus selbst hatte die Kirche jedoch überlistet – einen Toten kann man nicht mehr zum Widerruf zwingen. Sie konnten dem Boten nichts mehr anhaben, also mussten sie irgendwann die Botschaft akzeptieren.

Ein Jahrhundert später bestand der Mathematiker und Philosoph René Descartes darauf, alle bis dahin anerkannten Wahrheiten wissenschaftlich zu überprüfen. Die unsichtbaren Kräfte der geistigen Welt entzogen sich natürlich solch einer Überprüfung. In dem postreformatorischen Zeitalter wurden die Wissenschaftler dazu angehalten, sich mit Phänomenen der Natur zu befassen und alle spirituellen Bereiche der Religion und Metaphysik zu überlassen. Von da an galt alles Spirituelle und Religiöse als »unwissenschaftlich«, weil man es nicht analytisch erfassen konnte. Die rationalen Wissenschaftler bestimmten von nun an, was im Leben und im Universum wirklich wichtig ist.

Einen weiteren großen Impuls erhielt die Spaltung zwischen Geist und Wissenschaft im Jahre 1859 durch Darwins Evolutionstheorie. Sie verbreitete sich in Windeseile um den ganzen Globus und fand überall bereitwillige Aufnahme, weil sich ihre Prinzipien mit den Erfahrungen der Menschen in der Tier- und Pflanzenzucht deckten. Der Darwinismus sah den Ursprung der Menschheit in der Zufälligkeit der Vererbung. Man brauchte also keine göttliche Intervention mehr, um das Leben zu erklären. Die modernen Wissenschaftler staunten genauso über das Universum wie ihre Vorgänger, aber vor dem Hintergrund von Darwins Theorie erübrigte sich die Idee von Gott als dem großen »Designer« der komplexen Ordnung der Natur.

Der berühmte Darwinist Ernst Mayr schrieb: »Wenn wir danach fragen, wie diese Vollkommenheit entstanden ist, scheint es nichts als Willkür, Zufall und Wahllosigkeit zu geben.« [Mayr 1976]

Während Darwins Theorie davon ausgeht, dass die Natur rein vom Kampf ums Überleben geprägt ist, lässt sie doch offen, welche Mittel dafür eingesetzt werden. Es scheint dabei jedoch alles erlaubt zu sein, denn es geht um das Überleben um jeden Preis. Der Neo-Darwinist Mayr nimmt an, dass wir noch immer nach dem Gesetz des Dschungels leben und nicht nach irgendwelchen moralischen

Maßstäben. Der Neo-Darwinismus geht einfach davon aus, dass jene, die mehr haben, dies offensichtlich auch verdienen.

Im Westen haben wir die Unausweichlichkeit einer Zivilisation des Habens und Nichthabens akzeptiert. Wir wollen nicht wahrhaben, dass alles seinen Preis hat. Leider gehören zu diesem Preis neben einem ökologisch bedrohten Planeten auch die Opfer von Hunger, Obdachlosigkeit und Kinderarbeit, wobei Letzteres uns mit preiswerten Designer-Jeans versorgt. Sie alle sind die Verlierer in diesem Kampf.

Wir sind als Ebenbild des Universums erschaffen

An jenem frühen Morgen in der Karibik wurde mir klar, dass selbst die »Gewinner« unserer Darwin'schen Welt Verlierer sind, weil wir eins sind mit dem größeren Universum, mit Gott. Das Verhalten der Zelle entsteht dadurch, dass ihr Gehirn, die Membran, auf Umweltsignale reagiert. Tatsächlich ist jedes funktionale Protein unseres Körpers ein komplementäres »Abbild« eines Umweltsignals. Wenn ein Protein kein komplementäres Signal hätte, mit dem es sich verbinden kann, könnte es nicht funktionieren. Das bedeutet, wie mir damals klar wurde, dass jedes Protein in unserem Körper ein physikalisch-elektromagnetisches Gegenstück zu etwas in unserem Umfeld ist. Weil wir aus Proteinen bestehende Maschinen sind, sind wir also ein Abbild unseres »Umfelds«. Und dieses Umfeld ist das Universum – manche nennen es auch »Gott«.

Zurück zu den Gewinnern und Verlierern. Die Menschen entwickelten sich also komplementär zu ihrer Umgebung. Wenn wir diese Umgebung jedoch zu sehr verändern, werden wir nicht mehr komplementär dazu sein – wir werden nicht mehr »passen«. Im Augenblick verändern die Menschen diesen Planeten so drastisch, dass wir unser eigenes Überleben ebenso gefährden wie das aller anderen, immer schneller aussterbenden Organismen. Diese Bedrohung betrifft Porschefahrer und Fast-Food-Mogule mit einem Haufen Geld – also die »Gewinner« – genauso wie arme Wanderarbeiter und andere »Verlierer« dieses Überlebenskampfes.

Es gibt zwei mögliche Auswege aus diesem Dilemma: aussterben oder mutieren. Darüber sollte man ernsthaft nachdenken.

Das Bedürfnis, möglichst viele BigMacs zu verkaufen, zerstört den Regenwald, immer mehr Benzin-saufende Fahrzeuge verpesten die Luft, und die Ölindustrie verwüstet die Erde und vergiftet das Wasser. Die Natur hat uns als Ebenbild einer natürlichen Umwelt erschaffen, nicht der Umwelt, die wir zurzeit erzeugen.

Von den Zellen habe ich gelernt, dass wir ein Teil des Ganzen sind und dazu neigen, es in unserer Not zu vergessen. Aber ich weiß auch, dass jeder von uns eine einzigartige biologische Identität besitzt. Warum eigentlich? Was macht die Zellgemeinschaft eines jeden Menschen so einzigartig?

Auf der Oberfläche unserer Zellen gibt es eine Gruppe von Identitätsrezeptoren, die ein Individuum vom anderen unterscheiden. Eine gut untersuchte Untergruppe dieser Identitätsrezeptoren sind die HLA (Human Leucocyte Antigene), die zum Immunsystem gehören. Ohne Ihre Identitätsrezeptoren wären Ihre Zellen nicht mehr als Ihre eigenen zu erkennen. Sie wären einfach allgemein menschliche Zellen. Doch mit diesen Identitätsrezeptoren sind sie eindeutig als Ihre persönlichen Zellen zu identifizieren.

Bei Organspenden ist es sehr wichtig, dass die Identitätsrezeptoren des Spenders zu denen des Empfängers passen. Je besser sie übereinstimmen, desto geringer die Abstoßungsreaktion des Immunsystems. Angenommen, es gäbe auf der Oberfläche der Zelle 100 verschiedene Identitätsrezeptoren, die Sie als Individuum kennzeichnen. Wollte ich Ihnen ein Organ spenden, dann würden meine 100 Identitätsrezeptoren mit den Ihrigen verglichen. Wenn man dabei nur eine Übereinstimmung bei 10 Rezeptoren fände, wäre ich kein guter Spender für Sie. Die geringe Überschneidung wäre ein Hinweis darauf, dass wir sehr unterschiedliche Identitäten aufweisen. Der große Unterschied würde Ihr Immunsystem mobilisieren, die fremden Zellen des transplantierten Organs abzustoßen. Ihre Heilungschancen wären größer, wenn Sie einen Spender finden würden, dessen Identitätsrezeptoren den Ihrigen ähnlicher sind.

Sie würden jedoch niemals einen hundertprozentig übereinstimmenden Spender finden. Bislang haben die Wissenschaftler noch keine zwei Individuen gefunden, die biologisch vollkommen übereinstimmen. Theoretisch ist es möglich, universelles Spendergewebe zu erzeugen, indem man die Identitätsrezeptoren entfernt. Diese

Zellen würden dann nicht abgestoßen. Allerdings wurde das bisher noch nicht versucht.

Die Wissenschaftler konzentrieren sich ganz auf diese mit dem Immunsystem zusammenhängenden Rezeptoren, doch letztlich sind es nicht die Proteinrezeptoren, die einem Individuum seine Identität verleihen, sondern das, was sie aktiviert. Jede individuelle Gruppe von Identitätsrezeptoren auf der Membranoberfläche empfängt wie eine Antenne ihre komplementären Signale aus ihrer Umgebung. Die Identitätsrezeptoren empfangen Signale der »Identität«, die nicht aus dem Inneren der Zelle heraus bestimmt wird, sondern von der äußeren Umgebung.

Stellen Sie sich den menschlichen Körper wie ein Fernsehgerät vor. Sie sind in dieser Analogie das Bild auf dem Bildschirm. Aber das Bild ist nicht im Fernsehgerät entstanden. Ihre Identität wird per Funk an die Antenne des Gerätes gesendet. Eines Tages stellen Sie den Fernseher an, und die Bildröhre geht kaputt. Ihre erste Reaktion ist: »Oh Sch…, jetzt ist der Fernseher kaputt!« Aber ist das Bild auch kaputt? Wenn Sie sich einen anderen Fernseher besorgen und ihn auf den Sender einstellen, den Sie zuvor empfangen haben, merken Sie, dass das Bild immer noch gesendet wird, obwohl Ihr vorheriges Fernsehgerät »gestorben« ist. Der »Tod« des Fernsehers als Empfänger kann dem aus der Umwelt gesendeten Bild nichts anhaben.

In unserer Analogie entspricht der Fernseher der Zelle. Die empfangende Antenne entspricht unserer Gruppe von Identitätsrezeptoren, und die Sendung entspricht einem Umweltsignal. Durch unsere Fixierung auf die materielle Welt Newtons glauben wir zunächst, die Proteinrezeptoren der Zelle seien das »Selbst«. Das wäre so, als glaubten Sie, Ihre Fernsehbilder kämen aus der Antenne. Die Rezeptoren der Zelle sind nicht die Quelle Ihrer Identität, sondern das »Gerät«, in welches das »Selbst« aus der Umwelt heruntergeladen wird.

Als ich diese Beziehung ganz begriffen hatte, erkannte ich, dass meine Identität, mein »Selbst«, in der Umwelt existiert – ganz gleich, ob mein Körper hier ist oder nicht. Das ist genauso wie bei der Analogie mit dem Fernseher: Wenn mein Körper stirbt und in der Zukunft ein neues Individuum mit genau der gleichen Gruppe von Identitätsrezeptoren geboren wird, »lädt« mich dieses Individuum in sein System und »ich« werde wieder in der Welt präsent sein. Auch wenn mein physischer Körper stirbt, ist die »Sendung« immer noch aktiv. Meine Identität ist eine komplexe Signatur innerhalb der riesigen Menge an Informationen, die alle gemeinsam die Umwelt ausmachen.

Meine Überzeugung, dass die »Sendung« eines Individuums auch nach seinem Tod immer noch präsent ist, wird durch die Berichte von Transplantationspatienten unterstützt, die davon berichten, dass sie mit ihren neuen Organen auch neue Verhaltensweisen und Körperempfindungen erhalten haben. Die konservative, gesundheitsbewusste Claire Sylvia aus Neu-England staunte sehr, als sie nach einer Herz- und Lungentransplantation eine Vorliebe für Bier, Brathähnchen und Motorräder entwickelte. Sie sprach mit der Familie des Spenders und erfuhr, dass sie das Herz eines achtzehnjährigen Motorradfans erhalten hatte, der sich am liebsten von Bier und Brathähnchen ernährte. In ihrem Buch *A Change of Heart* beschreibt Sylvia ihre transformierenden persönlichen Erfahrungen und die Erfahrungen anderer Transplantationspatienten aus ihrer therapeutischen Begleitgruppe [Sylvia und Novak 1997]. In seinem Buch *The Heart's Code: The True Stories of Organ Transplant Patients* präsentiert Paul P. Pearsall eine Reihe ähnlicher Geschichten [Pearsall 1998]. Die Detailliertheit der Erinnerungen, die mit diesen Transplantationen einhergingen, ist mehr als nur Zufall. Ein Mädchen hatte nach einer Herztransplantation heftige Albträume, in denen es um Mord ging. Ihre Träume waren so aussagekräftig, dass sie dazu beitrugen, den Mörder ihres Spenders zu überführen.

Eine Theorie, wie diese neuen Verhaltensweisen übertragen werden, ist das »Zellgedächtnis«, das heißt die Annahme, dass mit den Zellen irgendeine Art von Gedächtnis übertragen wird. Nun wissen Sie, dass ich eine große Hochachtung vor der Intelligenz der Zelle habe, aber für mich ist an dieser Stelle Schluss. Ja, Zellen können sich daran »erinnern«, dass sie eine Muskelzelle oder eine Leberzelle sind, aber ihre Intelligenz ist begrenzt. Ich glaube nicht, dass es in der Zelle Wahrnehmungsmechanismen gibt, die sich an eine Vorliebe für Brathähnchen erinnern können!

Ein psychologisches und verhaltensorientiertes Erinnerungsvermögen scheint jedoch möglich, wenn wir bedenken, dass in dem transplantierten Organ immer noch die Identitätsrezeptoren des Spenders vorhanden sind, die offensichtlich weiter ihr ursprüngliches Programm empfangen. Obwohl der Körper des Spenders längst tot ist, läuft die Sendung noch. Sie sind unsterblich – wie wir es nach meiner Erkenntnis über die Mechanik der Zellmembran alle sind.

Zellen- und Organtransplantationen bieten nicht nur ein Modell für unsere Unsterblichkeit, sondern auch für die Reinkarnation. Denken Sie nur an die Möglichkeit, dass ein zukünftiger Embryo über genau die gleichen Identitätsrezeptoren verfügt wie ich jetzt. Dieser Embryo wird »mich« empfangen. Meine Identität ist dann wieder da, allerdings in einem anderen Körper. Wenn man sich klarmacht, dass dieser neue Körper weiß, schwarz, braun, gelb, weiblich oder männlich sein kann, wird aller Rassismus und Sexismus nicht nur lächerlich, sondern auch unmoralisch. Wenn die Umwelt das *Alles, was ist* (= Gott) umfasst und unsere Identitätsrezeptoren immer nur einen kleinen Ausschnitt aus diesem riesigen Spektrum »downloaden«, dann wird klar: Wir sind ein kleiner Teil des großen Ganzen – ein kleiner Teil Gottes.

Unsere Mission als »Erd-Sonden«

Unsere Fernsehgerät-Analogie ist zwar nützlich, aber nicht ganz umfassend, weil ein Fernseher nur ein Abspielgerät ist. Im Verlauf unseres Lebens verändern wir jedoch unsere Umwelt, schon allein durch unser Dasein. Eine vollständigere Analogie würde vielleicht darin bestehen, uns mit den beiden Mars-Rovern der NASA, »Spirit« und »Opportunity«, zu vergleichen: Wir Menschen können zwar bisher nicht selber zum Mars fliegen, aber wir möchten gerne wissen, wie es dort ist. Also schicken wir maschinelle Forscher hoch. Obgleich diese Mars-Rover einem Menschen nicht ähnlich sehen, haben sie vergleichbare Funktionen und Fertigkeiten: Mit ihren Kameras »sehen« sie den Planeten, mit Schwingungsdetektoren »hören« sie, mit chemischen Sensoren »schmecken« sie und so weiter. Durch all diese Geräte können diese Landeroboter den Mars ein wenig so wie ein Mensch erfahren.

Doch schauen wir uns diese Roboter ein bisschen genauer an. Sie haben Antennen (Rezeptoren), die dazu dienen, Sendesignale von Menschen auf der Erde zu empfangen. Die NASA-Bodenstation sendet Informationen, die dem Roboter sagen, was er tun soll. Doch auch der Roboter schickt Signale über seine Erfahrungen auf dem Mars zurück zur Erde. Das Lernen findet also auf beiden Seiten statt. Die NASA-Ingenieure interpretieren die Informationen des Roboters und können dann unter anderem dem Roboter wieder neue Anweisungen geben, wie er sich besser auf dem Mars zurechtfinden kann.

Sie und ich, wir sind wie »Erd-Sonden«, die von einem Ingenieur aus der uns umgebenden geistigen Welt Informationen empfangen. Während unseres Lebens auf Erden senden wir unsere Erfahrungen zurück an den Sender, unseren höheren Geist. Die Art, wie Sie Ihr Leben führen, beeinflusst also die Art Ihres »Selbst«. Diese Interaktion ähnelt dem Gesetz des Karma. Wenn wir das begreifen, müssen wir uns um unser Leben hier auf diesem Planeten kümmern, denn Bedeutung und Wirkung unseres Lebens überdauern unseren Körper. Was wir im Verlauf unseres Lebens tun, kann später auf uns zurückfallen oder auf eine zukünftige körperliche Version unseres Selbst.

Diese Erkenntnisse aus der Zellbiologie bestätigen die Weisheit der spirituellen Lehrer aller Zeiten. Jeder von uns verkörpert das Geistige in einer materiellen Form.

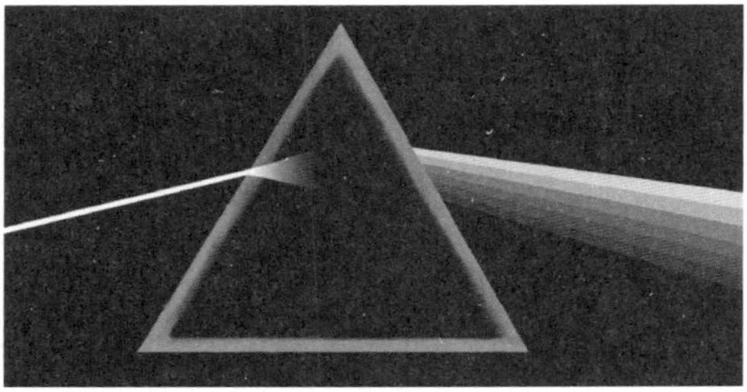

Abb. E.1

Ein anschauliches Bild für diese spirituelle Weisheit ist Licht, das sich in einem Prisma bricht (Abb. E.1). Wenn ein weißer Lichtstrahl durch ein Prisma fällt, fraktioniert die Kristallstruktur des Prismas das Licht in alle Farben des Regenbogens. Jede Farbe ist zwar eine Komponente des weißen Lichts, wird aber durch ihre eigene Frequenz getrennt sichtbar. Wenn Sie diesen Prozess umkehren, indem Sie ein Regenbogenspektrum in den Kristall schicken, bilden die einzelnen Frequenzen wieder einen gemeinsamen weißen Lichtstrahl.

Stellen Sie sich jetzt die Identität jedes einzelnen Menschen als eine Farbe des Regenbogenspektrums vor. Würden wir dabei einfach eine Farbe weglassen, weil wir sie »nicht mögen«, wird auf der anderen Seite des Prismas kein weißer Lichtstrahl entstehen, denn weißes Licht besteht per definitionem aus allen Frequenzen.

Viele spirituelle Menschen erwarten, dass das weiße Licht zum Planeten zurückkehrt. Sie meinen, es werde in Form eines einzigartigen Menschen wie Jesus, Buddha oder Mohammed unter uns erscheinen. Aus der Sicht meiner neu gewonnenen Spiritualität erscheint es mir jedoch eher so, dass das weiße Licht erst dann wieder auf unseren Planeten zurückkehren wird, wenn jeder Mensch jeden anderen Menschen als individuellen Bestandteil des weißen Lichts anerkennt. Solange wir andere Menschen, von denen wir meinen, wir mögen sie nicht, gering schätzen oder außen vor lassen und damit die Frequenz des Spektrums zerstören, werden wir das weiße Licht nicht erfahren. Unsere Aufgabe ist es, jede menschliche Frequenz so zu schützen und zu nähren, dass das weiße Licht vollständig erstrahlen kann.

Die fraktale Evolution: Eine Theorie, mit der wir leben können

Ich habe erklärt, warum ich jetzt ein spiritueller Wissenschaftler bin. Jetzt möchte ich erläutern, warum ich ein Optimist bin.

Meiner Ansicht nach ist die Geschichte der Evolution eine Geschichte sich wiederholender Muster. Wir stecken in einer Krise, aber für den Planeten ist es nicht die erste. Die Evolution hat immer wieder Zeiten des Umbruchs durchgemacht, in denen alle existierenden Arten praktisch ausgerottet wurden, darunter bekanntlich auch die Dinosaurier. Genau wie unsere heutige Krise standen diese Umbrüche in direktem Zusammenhang mit Umweltkatastrophen.

Die ständig zunehmende menschliche Bevölkerung tritt mit den anderen Organismen immer stärker in Konkurrenz um Lebensraum. Die gute Nachricht ist, dass ein solcher Druck in der Vergangenheit stets neue Lebensformen hervorgebracht hat und es auch diesmal wieder so sein wird. Wir beenden einen evolutionären Zyklus und bereiten uns auf den nächsten vor. Doch während dieser Zyklus nun zu Ende geht, ängstigen sich die Menschen angesichts zunehmend versagender zivilisatorischer Strukturen. Ich glaube jedoch, dass die »Dinosaurier«, die derzeit unsere Umwelt vergewaltigen, aussterben werden. Überleben werden jene, die erkannt haben, dass unsere »Kavaliersdelikte« den Planeten und uns selbst zerstören.

Wie kann ich mir da so sicher sein? Nun, ich habe mich mit fraktaler Geometrie befasst. Geometrie spielt für das Verständnis der Struktur unserer Biosphäre eine wichtige Rolle, denn sie veranschaulicht mathematisch, wie die verschiedenen Teile eines Ganzen miteinander in Beziehung stehen. Bis 1975 gab es nur die euklidische Geometrie, beruhend auf dem dreizehnbändigen antiken griechischen Werk *Die Elemente des Euklid*, das etwa 300 v.Chr. verfasst wurde. Menschen mit gutem räumlichem Vorstellungsvermögen begreifen die euklidische Geometrie leicht, denn sie befasst sich mit Strukturen wie Würfeln, Kugeln und Kegeln, die zeichnerisch dargestellt werden können.

Die euklidische Geometrie lässt sich jedoch nicht auf die Natur anwenden. Sie kann mit ihren Formeln keinen Baum, keine Wolke und keinen Berg erfassen. Die meisten organischen und anorganischen natürlichen Strukturen haben chaotischere, unregelmäßigere Formen. Diese lassen sich nur mithilfe der erst vor relativ kurzer Zeit entdeckten fraktalen Geometrie beschreiben.

Der französische Mathematiker Benoit Mandelbrot entdeckte 1975 das Feld der fraktalen Geometrie und Mathematik. Wie die Quantenphysik zwingt uns auch die fraktale Geometrie, in den unregelmäßigen Mustern einer chaotischen Welt voller gekrümmter Formen und von Objekten mit mehr als drei Dimensionen zu denken.

Die Mathematik der Fraktale ist erstaunlich einfach, weil man nur eine Gleichung braucht, in der es nichts als einfache Multiplikationen und Additionen gibt. Diese Gleichung wird dann unendlich oft wiederholt. Die Mandelbrot-Menge basiert auf einer einfachen Formel: Man nehme eine Zahl, multipliziere sie mit sich selbst und addiere die ursprüngliche Zahl. Das Ergebnis ist dann die Ausgangszahl für die nächste Gleichung und so weiter. Das Problem dabei ist jedoch, dass diese Gleichungen millionenfach wiederholt werden müssen, um das fraktale Muster zu erkennen. Die dafür notwendige Zeit und Arbeit machte es früheren Mathematikern unmöglich, den Wert der fraktalen Geometrie zu erkennen. Doch mithilfe von Computern konnte Mandelbrot dieser neuen Mathematik zum Durchbruch verhelfen.

In der Geometrie der Fraktale werden sich wiederholende, einander ähnliche Muster erzeugt, die ineinander eingebettet sind. Eine ungefähre Vorstellung davon vermitteln die ineinander steckenden russischen Holzpuppen: Jede kleinere Struktur ist eine ähnliche, verkleinerte Version der vorherigen Form. Fraktale Geometrien betonen die Beziehung zwischen dem Muster der Gesamtstruktur und den Mustern ihrer Teile. Die Wachstumsmuster eines Zweiges ähneln beispielsweise den Ästen desselben Baums. Das Fließmuster eines Stroms ähnelt den Fließmustern seiner Zuflüsse. In der menschlichen Lunge wiederholt sich das fraktale Verzweigungsmuster der Bronchien in den kleineren Bronchiolen. Auch die arteriellen und venösen Blutgefäße sowie unser Nervensystem sind auf diese Weise in sich wiederholenden Mustern aufgebaut.

Sind diese sich wiederholenden Muster, die wir in der Natur beobachten können, einfach nur Zufälle? Ich glaube es nicht. Um zu begründen, warum die fraktale Geometrie meiner Meinung nach die Struktur des Lebens beschreibt, will ich auf zwei Punkte zurückgreifen.

Wie ich in diesem Buch schon mehrfach betont habe, ist zum einen die Evolution eine Entwicklung hin zu einem höheren Bewusstsein. Zum anderen will ich daran erinnern, dass wir im Zusammenhang mit der Zellmembran den Rezeptor-Effektor-Komplex als die fundamentale Grundeinheit von Wahrnehmung oder von Intelligenz kennengelernt haben. Je mehr Rezeptor-Effektor-Proteine ein Organismus besitzt, desto größer ist seine Wahrnehmung und desto höher ist die evolutionäre Stufe, auf der er steht.

Es gibt jedoch physikalische Grenzen für die Anzahl der Rezeptor-Effektor-Proteine, die in eine Zellmembran gepackt werden können. Eine Zellmembran ist sieben bis acht Nanometer dick, was dem Durchmesser der Phospholipidschicht entspricht. Die Rezeptor-Effektor-Proteine sind im Durchschnitt genauso breit wie die Phospholipide, in die sie eingebettet sind. Weil der Durchmesser der Membran dadurch sehr eng definiert ist, lassen sich die »Wahrnehmungsproteine« nicht übereinanderstapeln. Die einzige Möglichkeit, die Anzahl der »Wahrnehmungsproteine« zu erhöhen, besteht darin, die Oberfläche der Membran zu erweitern.

Kehren wir noch einmal zu unserem Sandwich-Modell zurück: Mehr Oliven bedeuten also bessere Wahrnehmung – je mehr Oliven hineinpassen, umso »klüger« ist das Sandwich. Wer hat dann wohl eine größere Kapazität für Intelligenz: ein Baguettescheibchen oder eine Schnitte Bauernbrot? Natürlich: Je größer die Oberfläche des Brotes ist, desto mehr Oliven passen darauf. In Bezug auf die biologische Wahrnehmungsfähigkeit bedeutet das: Je mehr Oberfläche eine Zelle hat, desto mehr Protein-»Oliven« passen hinein. Die Evolution als Prozess der Wahrnehmungserweiterung lässt sich somit physisch als Vergrößerung der Membranoberfläche definieren. Mathematische Untersuchungen haben gezeigt, dass die fraktale Geometrie der beste Weg ist, um in einem dreidimensionalen Raum (Zelle) eine maximale Oberfläche (Membran) zu gewinnen. So wurde aus der Evolution eine fraktale Angelegenheit. Sich wiederholende Muster sind in der Natur eine Notwendigkeit, kein Zufall.

Ich will mich gar nicht so lange bei den mathematischen Details des Modells aufhalten. Die wunderschönen Computerbilder von Fraktalmustern können uns jedenfalls daran erinnern, dass die Natur trotz unserer Angst vor dem scheinbaren Chaos in der Welt einer inneren Ordnung folgt. Es gibt nie etwas wirklich Neues unter der Sonne. Die sich wiederholenden fraktalen Muster der Evolution ermöglichen uns, vorherzusehen, dass die Menschen einen Weg finden werden, ihr Bewusstsein so zu erweitern, dass sie eine weitere Sprosse der evolutionären Leiter erklimmen können. Diese aufregende, geheimnisvolle Welt der fraktalen Geometrie bietet uns ein anschauliches Modell, mit dem wir die Willkür, die Wahllosigkeit und den Zufall, die Mayr der Evolution zuschrieb, überwinden können. Ich halte seine überholte Theorie von der Evolution ohnehin für eine Vorstellung, die der Menschheit nicht dienlich ist und die wir schnellstmöglich genauso zu den Akten legen sollten wie das vorkopernikanische Weltbild, dass sich die Sonne um die Erde dreht.

Wenn wir erkennen, dass es in der Natur und in der Evolution sich wiederholende, geordnete Muster gibt, wird das Leben der Zellen, das dieses Buch inspiriert und mein Leben verändert hat, noch interessanter. Seit Milliarden von Jahren verfolgen die lebendigen, zellulären Wesen einen wirkungsvollen Plan, ihr eigenes Überleben und das Überleben anderer Organismen in der Biosphäre zu ermöglichen. Stellen Sie sich vor, wie eine Bevölkerung von Billionen von Individuen glücklich unter einem gemeinsamen Dach zusammenlebt. Solch eine Gemeinschaft gibt es – es ist der gesunde, menschliche Körper. Offensichtlich funktionieren die Zellgemeinschaften besser als die menschlichen Gemeinschaften – es gibt in unserem Körper keine »heimatlosen« Zellen, niemand wird ausgelassen. Es sei denn, unsere Zellgemeinschaft ist im Unfrieden, weshalb sich manche Zellen aus der Kooperation mit der Gemeinschaft zurückziehen. Krebszellen sind in gewissem Sinne heimatlose Zellen, die nicht in eine Funktion für die Zellgemeinschaft eingebunden sind und sich auf Kosten der anderen Zellen und zum Schaden der anderen Zellen entwickeln.

Würden die Menschen den Lebensstil eines gedeihlichen Zellverbandes nachahmen, ginge es in unserer Gesellschaft und auf unserem Planeten friedlicher und lebendiger zu. Solch eine friedvolle Gemeinschaft entstehen zu lassen, ist eine echte Herausforderung für die Menschheit, da jedes Individuum die Welt ein wenig anders sieht. Es gibt also sechs Milliarden menschliche Versionen der Wirklichkeit auf diesem Planeten, die alle als Wahrheit angesehen werden. Je stärker die Bevölkerung wächst, desto öfter prallen diese Versionen der Wirklichkeit aufeinander.

In einem früheren Stadium der Evolution erging es den Einzellern ganz ähnlich, wie bereits im ersten Kapitel dargestellt, doch es lohnt sich, diesen Fakt noch einmal zu wiederholen: Nachdem sich die Erde gebildet hatte, entstanden die Einzeller. Innerhalb von dreieinhalb Milliarden Jahren entwickelten sich Tausende von Varianten einzelliger Bakterien, Algen, Pilze und Protozäen, die allesamt unterschiedliche Wahrnehmungsebenen hatten. Wahrscheinlich vermehrten sie sich, ähnlich wie wir, einfach immer stärker, bis sie einander ständig anrempelten und sich allmählich fragten: »Ist denn auch noch genug für mich da?« Vielleicht ängstigten sie sich auch. Mit der erzwungenen Nähe und der damit einhergehenden Veränderung ihrer Umgebung suchten sie einen Weg, dem Druck auszuweichen. Das leitete eine neue, glorreiche Epoche der Evolution ein, in der sich einzelne Zellen selbstlos zu mehrzelligen Gemeinschaften zusammenschlossen. Das Endergebnis dieser Entwicklung sind wir Menschen auf der höchsten Stufe der Evolution (oder zumindest in ihrer Nähe).

Ich glaube, der Druck der zunehmenden Bevölkerungsdichte wird uns auf ähnliche Weise dazu zwingen, uns auf eine höhere Sprosse der evolutionären Leiter zu begeben. Ich bin davon überzeugt, dass wir uns in Zukunft zu einer globalen Gemeinschaft zusammenfinden. Die Mitglieder dieser Gemeinschaft werden erkennen, dass wir das Abbild unserer Umwelt – das heißt göttlichen Ursprungs – sind und uns auf eine Weise verhalten müssen, die nicht nur die Stärksten überleben lässt, sondern alle und alles, was auf diesem Planeten lebt.

Die Liebevollsten werden überleben

Vielleicht finden Sie Rumis Worte über die Macht der Liebe auch wunderschön, glauben aber nicht, dass sie in diesen schwierigen Zeiten, wo nur der Stärkste zu überleben scheint, noch Geltung haben. Hatte Darwin nicht doch recht? Beruht das Leben nicht etwa auf einem ständigen Kampf? Findet nicht auch in der Natur ständig Gewalt statt? Tiere töten Tiere. Hat nicht auch der Mensch eine angeborene Neigung zur Gewalt? Dieser Logik zufolge sind Tiere gewalttätig, Menschen sind Tiere, also sind auch Menschen gewalttätig.

Aber das stimmt so nicht! Menschen sind ihren Impulsen, um jeden Preis konkurrieren zu müssen, ebenso wenig ausgeliefert wie krank machenden Genen. Die Schimpansen, die den Menschen genetisch am nächsten stehen, beweisen uns, dass Gewalt kein zwangsläufiger Bestandteil unserer Biologie ist. Eine Art von Schimpansen, die Bonobos, leben in friedvollen Gemeinschaften, in denen Männchen und Weibchen gleichermaßen Führungsaufgaben übernehmen. Im Gegensatz zu anderen Schimpansen-Arten lösen die Bonobos ihre inneren Spannungen nicht durch Gewalt, sondern eher durch eine »Make Love – Not War«-Strategie. Wenn Mitglieder ihrer Gemeinschaft unter Druck geraten oder sich aufregen, verwickeln sie sich nicht in blutige Kämpfe, sondern agieren ihre Energie über die Sexualität aus.

Untersuchungen der Biologen Robert M. Sapolsky und Lisa J. Share von der Stanford University haben beobachtet, dass sogar wilde Paviane, die zu den aggressivsten Tieren auf diesem Planeten gehören, nicht genetisch zur Gewalt verpflichtet sind [Sapolsky und Share 2004]. In einer über lange Zeit hinweg beobachteten Pavian-Horde starben alle aggressiven Männchen an vergiftetem Fleisch, das sie sich aus einem Müllbehälter der Touristen geholt hatten. Nach ihrem Tod musste die soziale Struktur der Gruppe neu geordnet werden. Die Forscher hatten den Eindruck, dass die Weibchen die überlebenden Männchen zu einem kooperativeren Verhalten anhielten, was zu einer bemerkenswert friedlichen Gemeinschaft führte.

In einem Artikel in *Public Library of Science Biology,* in dem über die Forschungsarbeit berichtet wurde, schrieb der Schimpansenforscher Frans B.M. de Waal: »… selbst die grimmigsten Primaten brauchen offensichtlich nicht immer so zu bleiben« [de Waal 2004].

Wir Menschen stehen in der Nahrungskette ganz oben. Unser Überleben beruht darauf, dass wir Organismen zu uns nehmen, die hierarchisch unter uns stehen, aber wir brauchen nicht zu fürchten, von Organismen verspeist zu werden, die in der Nahrungskette über uns stehen. Ohne natürliche Feinde laufen die Menschen nicht Gefahr, Beute zu werden. Daher besteht auch keine Notwendigkeit für die damit verbundene Gewalt.

Das bedeutet nicht, dass die Menschen nicht unter den Naturgesetzen stünden. Letztendlich werden auch wir aufgefressen. Wir sind sterblich, und nach einem hoffentlich langen und gewaltfreien Leben werden unsere körperlichen Überreste wieder in den natürlichen Kreislauf des Lebens eingehen. Wie eine Schlange, die sich in den Schwanz beißt, werden die ganz oben in der Nahrungskette stehenden Menschen zu guter Letzt von Organismen verspeist, die in der Nahrungskette ganz unten stehen: den Bakterien.

Doch bevor sich diese Schlange windet, sind wir mancherlei Gefahren ausgesetzt. Trotz unserer erhabenen Position sind wir selbst unser ärgster Feind. Mehr als jedes andere Tier wenden wir uns gegen unsere eigene Art. Niedriger entwickelte Tiere wenden sich manchmal gegen ihre Artgenossen, doch die meisten aggressiven Begegnungen zwischen Tieren der gleichen Art beschränken sich auf Drohgebärden, Geräusche und Gerüche, die nicht auf den Tod des Gegners zielen. In nicht menschlichen Gemeinschaften geht es bei Gewalt unter Artgenossen meist um überlebenswichtige Ressourcen wie Luft, Wasser oder Nahrung oder um die Partnerwahl zur Fortpflanzung.

Die Gewalt unter Menschen steht dagegen nur selten im Zusammenhang mit überlebenswichtigen Elementen oder der Partnerwahl zur Fortpflanzung. Meist geht es um die Ansammlung von mehr weltlichen Gütern, als zum Überleben nötig ist, um den Erwerb und die Verteilung von Drogen, mit denen wir diesem Albtraum von Welt, den wir uns erschaffen haben, zu entfliehen suchen, oder um Gewalt in Familien, die seit Generationen weitergegeben wird. Die meistverbreitete und hinterlistigste Form menschlicher Gewalt ist jedoch die ideologische Kontrolle. Im Laufe der Geschichte haben religiöse und weltliche Herrscher immer wieder ihre Anhänger, Untertanen und Mitglieder dazu gebracht, gewaltsam gegen Andersdenkende und Ungläubige vorzugehen.

Der größte Teil der menschlichen Gewalt ist weder notwendig, noch entspricht er einem angeborenen Trieb. Wir haben die Fähigkeit und meiner Meinung nach den evolutionären Auftrag, diese Gewalt zu beenden. Wie ich im letzten Kapitel dieses Buches betont habe, besteht der beste Weg zu diesem Ziel darin, zu erkennen, dass wir spirituelle Wesen sind, die Liebe genauso dringend benötigen wie Nahrung.

Die nächste evolutionäre Stufe erreichen wir jedoch nicht, indem wir über diese Dinge nur nachdenken, genauso wenig wie wir uns selbst oder unsere Kinder dadurch verändern, indem wir Bücher lesen. Sinnvoller ist es, sich mit Gleichgesinnten zusammenzufinden und gemeinsam auf eine Weiterentwicklung der menschlichen Zivilisation hinzuarbeiten – in dem Bewusstsein, dass das Überleben des Liebevollsten die einzige Ethik ist, die uns nicht nur ein gesundes persönliches Leben, sondern auch einen gesunden Planeten sichert.

Erinnern Sie sich an die schlecht vorbereiteten, unterschätzten Studierenden meines ersten Lehrauftrags in der Karibik, die sich zusammenrotteten wie die Zellen – das eigentliche Thema in ihrem Histologiekurs – und dadurch zu einer Gemeinschaft erfolgreicher Studierenden wurden? Nehmen Sie sich ein Vorbild an ihnen, und Sie werden damit auch Ihren Mitmenschen nützen, die sich noch mit selbstsabotierenden Überzeugungen abmühen, und diesem Planeten zu einer glücklichen Perspektive verhelfen. Nutzen Sie die Intelligenz der Zellen, um die Menschheit eine weitere Sprosse auf der evolutionären Leiter emporzuheben, wo die Liebevollsten nicht nur überleben, sondern blühen und gedeihen!

Als ich vor zehn Jahren das Manuskript für die erste Ausgabe dieses Buches vorbereitete, stand ich vor einem schweren Dilemma. Vom Verstand her war ich mir der wissenschaftlichen Grundlagen sicher, die die bedeutende Rolle der Epigenetik und der Zellmembran für Gesundheit und Verhalten nachweisen, doch mein Herz wollte diese Erkenntnisse um das Konzept einer ewigen Seele oder eines umfassenden Bewusstseins erweitern. Ich befürchtete jedoch, dass spirituelle Bezüge die im Buch aufgeführten wissenschaftlichen Erkenntnisse der Zellbiologie unterminieren oder entwerten könnten. Schließlich rang die konventionelle Wissenschaft damals noch mit der Verwendung des Begriffs *»Mind«* (*Geist* im Sinne mentaler Funktionen), um wie viel mehr würden sie sich dann wohl über den Begriff *»Spirit«* (*Geist* im spirituellen Sinne) aufregen!

Die berühmte Aufforderung, Wissenschaft und Religion sollten sich niemals überschneiden, stammt aus dem Buch *Rocks of Ages* des berühmten Evolutionswissenschaftlers Stephen Jay Gould [Gould 2002]. Er verfocht die Idee der »Non-overlapping Magisteria«. Ja, ich musste das Wort auch nachschlagen. Magisteria bedeutet »Bereiche großer Autorität«. Gould bezog es auf die Bereiche der Religion und der Wissenschaft.

Im Gegensatz zu vielen Wissenschaftlern, die die »Irrationalität« der Spiritualität anprangern, und zu vielen spirituellen Menschen, die die kühle »Rationalität« der Wissenschaftler verurteilen, fordert Gould, dass Individuen und Kulturen sowohl ein spirituelles als auch ein rational analysierendes Leben kultivieren sollten, um die Fülle des menschlichen Daseins auszuschöpfen. Doch sollten es nur zwei getrennte Bereiche bleiben, die sich um ihre eigenen Themen kümmern und ihre eigenen Regeln einhalten, auch wenn beide das Ziel verfolgen, ein umfassendes Verständnis des Lebens zu entwickeln. Ich beschloss, Goulds Rat zu ignorieren, und stürzte mich in beide, die Wissenschaft und die Spiritualität, weil ich mich verändert hatte. Ich war einfach nicht mehr der hyperrationale, religionsphobische Wissenschaftler, der ich einmal gewesen war.

In dieser Jubiläumsausgabe von *Intelligente Zellen* halte ich es deshalb für eine gute Idee, einmal die Frage aufzuwerfen, ob der Glaube an ein Leben nach dem Tod einen Einfluss auf unsere Biologie und unser Verhalten hat. Schließlich gibt es die Vorstellung von einem körperlosen Weiterleben offenbar seit 50.000 Jahren: Die Neandertaler gaben ihren Toten Werkzeuge und andere Artefakte mit ins Grab – ein Hinweis, dass es damals schon die Idee gegeben haben muss, dass das Leben nicht mit dem Tod endet [Rendu et al., 2014]. Die Antwort auf die Frage, ob der Glaube an ein Weiterleben nach dem Tod unsere Biologie und unser Verhalten beeinflusst, muss eindeutig mit Ja beantwortet werden.

Seit der ersten Ausgabe dieses Buches haben sich eine Menge wissenschaftlicher Daten zur Bedeutung von Religion oder Spiritualität für die Gesundheit und Vitalität angesammelt. 2005 wurden pro Jahr etwa 800 wissenschaftliche Artikel über diese Zusammenhänge veröffentlicht. Heute, zehn Jahre später, sind es 5000 Artikel pro Jahr, aus denen hervorgeht, dass medizinische und psychiatrische Patienten häufig zu religiösen und spirituellen Praktiken Zuflucht nehmen, um mit Krankheiten und anderen schwierigen Lebenssituationen fertigzuwerden.

Dr. Harold G. Koenig, Professor für Medizin an der Duke Universität, ließ über 600 dieser Studien auswerten und kam zu dem Schluss, dass Menschen mit ausgeprägteren spirituellen Überzeugungen mental gesünder sind und leichter mit gesundheitlichen Problemen klarkommen.

Die positiven Auswirkungen auf das mentale Wohlbefinden haben auch physiologische Folgen. Diese Menschen werden seltener krank und heilen schneller nach Eingriffen. Spirituelle Überzeugungen wirken sich positiv auf die Aktivität des endokrinen Systems und des Immunsystems aus, die beide entscheidend zur Aufrechterhaltung der Gesundheit beitragen. Spirituelle Patienten zeigen deutlich bessere Indikatoren für Immunfunktionen, wie zum Beispiel eine höhere Anzahl an weißen Blutkörperchen, höhere Antikörper-Level und eine deutlich geringere Infektionsanfälligkeit. Sie haben auch weniger Stresshormone im Blut (wie Cortisol und Adrenalin, die die Aktivität des Immunsystems unterdrücken) als nicht spirituelle Patienten [Koenig 2012].

Die gesundheitsfördernde Wirkung eines spirituellen Bewusstseins beruht zumindest teilweise darauf, dass die damit verbundene Hoffnung ein Gegengewicht zu unserer natürlichen Todesangst bietet. Die meisten Kinder begegnen schon in jungen Jahren dem Tod, wenn sie ein vertrautes Haustier verlieren. Wir lernen schon als Kinder, dass diese Freunde dann für immer weg sind. Das ist zwar traurig, doch richtig furchterregend wird es erst, wenn wir begreifen, dass unseren Eltern, von denen wir so abhängig sind, eines Tages dasselbe passieren wird. Und am erschreckendsten wird es, wenn wir irgendwann erkennen, dass auch wir selbst sterblich sind.

Dahinter steht ein jedem Organismus innewohnender, grundlegender Verhaltensmechanismus, der sogenannte »biologische Imperativ«. Dieses System aus fest einprogrammierten Verhaltensweisen sichert unser Überleben durch automatisierte, lebenserhaltende Maßnahmen wie Trinken, Atmen, Nahrungssuche und Selbstschutz vor Bedrohungen. In Organismen ohne ein Bewusstsein ihrer Sterblichkeit wird dieser Imperativ nur angesichts einer konkreten Bedrohung abgerufen, also angesichts des schrecklichen Säbelzahntigers. Doch wenn sich ein Mensch seiner Sterblichkeit bewusst wird, ist der Imperativ die ganze Zeit auf Alarmbereitschaft und analysiert das Gefahrenpotenzial jeder einzelnen Situation und Bewegung.

Doch zum Glück müssen wir uns nicht ständig bewusst um die potenziellen Folgen unserer Handlungen kümmern, denn die Verhaltensweisen des biologischen Imperativs werden durch das Unterbewusstsein gesteuert. Menschen, die sich bewusst ständig mit der Angst vor dem Sterben beschäftigen, können vor lauter Furcht vor dem »Nicht-mehr-Sein« leicht eine chronische Angststörung entwickeln.

Doch auch wenn uns die Wachsamkeit des Unterbewusstseins nicht bewusst ist, werden das Gewebe, die Organe und Zellen des Körpers von den durch den Imperativ ausgelösten Stresshormonen beeinflusst. Ist ein Mensch jedoch wirklich in seinem spirituellen Wesen verankert, belastet ihn die Angst vor dem Sterben nicht mehr. Ich spürte das selbst an der kolossalen Erleichterung, die sich einstellte, als ich die Verbindung zwischen den Rezeptoren meiner Zellen und meiner spirituellen Quelle begriff.

Seitdem habe ich auch von vielen anderen von einer ähnlichen Empfindung der Erleichterung gehört, die eine plötzliche spirituelle Transformation erlebten. In jedem Fall geht die Auflösung der Todesangst mit dem Verschwinden einer bis dato unbemerkten Belastung und einer Zunahme an Kraft und Energie einher. Diese Leichtigkeit und dieses Wohlbefinden, die mit dem Glauben an ein Weiterleben nach dem Tod verbunden sind, stellen sich übrigens ganz unabhängig davon ein, ob dem eine Realität zugrunde liegt oder nicht. Die gesundheitsfördernde Wirkung eines spirituellen Bewusstseins ist ein weiteres Beispiel für die Macht der Überzeugungen.

Bevor wir uns jetzt den Beweisen für die Existenz eines Lebens nach dem Tod zuwenden, möchte ich zuerst erwähnen, dass die moderne Physik sogar die Existenz des Todes an sich infrage stellt.

Ein wesentliches Merkmal der Quantenphysik ist die Heisenberg'sche Unschärferelation, derzufolge sich bestimmte Beobachtungen nicht voraussagen lassen. Vielmehr umfassen sie eine Bandbreite an Möglichkeiten, die jeweils eine eigene Wahrscheinlichkeit haben.

Ein konventioneller Ansatz, sich die Ergebnisvielfalt zu erklären, ist die »Viele Welten«-Vorstellung: Sie beruht auf der Idee, dass sich jede mögliche Beobachtung auf ein anderes Universum bezieht; mit anderen Worten, es existieren gleichzeitig viele Welten, das sogenannte »Multiversum«.

Eine neue wissenschaftliche Theorie, der sogenannte »Biozentrismus«, verfeinert diesen Ansatz mit der Hypothese, dass es unendlich viele Universen gibt und alles, was geschehen könnte, in irgendeinem dieser Universen auch geschieht. Theoretisch kann es keinen Tod geben, weil alle möglichen Universen gleichzeitig existieren, unabhängig davon, was in einem von ihnen geschieht.

Descartes' berühmtes Zitat »Ich denke, also bin ich« ist ein lebendiger Ausdruck der Energien, die durch und um unser Gehirn wirbeln. Da einer der absoluten Grundsätze der Wissenschaft lautet, dass Energie weder erschaffen noch zerstört werden kann, verschwindet auch die mit unserer Identität verbundene Energie nicht mit dem Tod, selbst wenn wir unseren physischen Körper ablegen [Lanza 2009].

Bedeutet das, unser einzigartiges, persönliches Energieprofil transzendiert diese Welt und überträgt sich in andere Welten? Seine Heiligkeit der Raum-Zeit, mein persönlicher Held, Albert Einstein, schrieb an eine Verwandte seines kurz zuvor verstorbenen Freundes Michele Besso: »Jetzt ist Besso ein wenig vor mir von dieser merkwürdigen Welt gegangen. Das bedeutet nichts. Menschen wie wir ... wissen, dass die Unterscheidung zwischen Vergangenheit, Gegenwart und Zukunft nur eine besonders hartnäckige Illusion ist.« Einstein bezieht sich dabei auf unsere Illusion der Zeit.

In seiner Relativitätstheorie führt er weiter aus, dass es keinen einzelnen, besonderen »gegenwärtigen« Moment gibt, sondern alle Augenblicke gleichermaßen real sind. Wenn es keine Unterscheidung zwischen Vergangenheit, Gegenwart und Zukunft gibt, dann ist der Tod tatsächlich eine Illusion. Aus Einsteins Sicht bedeutet Unsterblichkeit nicht eine unendlich lange Existenz, sondern eine Existenz, die komplett außerhalb der Zeit stattfindet [Hoffman und Dukas 1972].

Das betrifft auch jene Menschen, die an vergangene Leben glauben. Es gibt unzählige Geschichten von Menschen, die ganz konkrete Dinge über Menschen wussten, die zu einer früheren Zeit an ihnen unbekannten Orten gelebt hatten.

Einer der überzeugendsten und am besten dokumentierten Fälle ist die Geschichte von James Leininger, die in dem Buch *Soul Survivor* von seinen Eltern beschrieben wurde [Leininger 2009]: Drei Wochen nach seinem zweiten Geburtstag begann der kleine James immer wieder unter demselben Albtraum zu leiden. Im Schlaf rief er immer wieder Sätze wie: »Feuer! Flugzeug brennt! Der kleine Mann kann nicht raus!«

Aus Sorge um das Wohlergehen ihres Sohnes versuchten seine Eltern, sich aus den verschiedenen Mitteilungen des Kindes eine Bedeutung zusammenzureimen. Es stellte sich heraus, dass er das Leben des Kampfpiloten James Huston aus dem Zweiten Weltkrieg nacherlebte. Huston war auf dem Flugzeugträger U.S.S. Natoma Bay stationiert gewesen und starb, nachdem seine Maschine über dem Meer von Japanern abgeschossen wurde.

Als die Eltern den kleinen James auf ein Veteranentreffen der Natoma Bay mitnahmen, sprach er viele der Anwesenden mit Namen an. Die Leiningers fanden auch eine noch lebende Schwester von James Huston. In den Gesprächen mit ihr erinnerte sich der kleine James an viele Einzelheiten der Familiengeschichte seines früheren Lebens als James Huston.

Soul Survivor ist eine fesselnde, wahre Geschichte über den Bewusstseinswandel, den die Eltern des kleinen James durchmachten, nachdem sie bei aller Skepsis anerkennen mussten, dass in ihrem kleinen Sohn entgegen aller Wahrscheinlichkeit die Seele eines Mannes lebte, der vor langer Zeit verstorben war.

Es gibt Tausende solcher Geschichten von Menschen, die Erfahrungen mit einem Leben nach dem Tod und nicht physikalisch erklärbaren Wirklichkeiten gemacht haben, vor allem im Zusammenhang mit Nahtoderfahrungen. Wir sprechen von Nahtoderfahrungen, wenn ein Mensch das Bewusstsein verliert, meistens in einer lebensbedrohlichen Situation, und danach von außerkörperlichen Erlebnissen berichtet. Häufig wird dabei geschildert, auf ein Licht zuzugehen, mit dem Gefühle von überwältigender Liebe und Frieden verbunden sind. In diesem Licht kommunizieren sie oft mit verstorbenen Angehörigen und Freunden.

Ähnlich wie die Eltern von James Leininger war auch Dr. Eben Alexander ein ausgesprochener Skeptiker. Als sehr erfolgreicher Neurochirurg hatte Dr. Alexander schon oft von seinen Patienten Nahtoderlebnisse gehört, doch genau wie seine Kollegen hielt er das für Halluzinationen. So real sich diese Erfahrungen auch für die Betroffenen anfühlten, nahm er doch an, dass sie lediglich Produkte eines überlasteten Gehirns seien. Was gläubige Menschen als »Seele« bezeichneten, hielt Dr. Eben Alexander für ein Phänomen der Gehirnchemie.

All das änderte sich jedoch radikal, als er selbst in eine neurologische Krise geriet. Dr. Alexanders Gehirn wurde von einer sehr seltenen, aber höchst gefährlichen Art von gram-negativen E. choli-Bakterien befallen. Diese meist tödlich verlaufende Infektion zersetzt den Neocortex, jenen Teil des Gehirns, der die Gedanken und Gefühle kontrolliert. Zu den Funktionen des Neocortex gehören alle höheren Gehirnfunktionen wie Sinneswahrnehmungen, motorische Muskelkontrolle, räumliches Empfinden, Sprache und bewusstes Denken. Schädigungen des Neocortex führen in der Regel zu semantischer Demenz, das heißt zum Verlust der Erinnerung an faktische Informationen, also zu dauerhaftem Gedächtnisverlust. Die aggressiven Bakterien machten aus Dr. Alexanders Gehirn einen Klumpen Eiter. Demzufolge verlor er immer mehr die Fähigkeit zu bewusster Wahrnehmung und fiel schließlich für sieben Tage ins Koma [Alexander 2012].

Dr. Alexanders Genesung ist in jeder Hinsicht ein medizinisches Wunder. Doch ein noch größeres Wunder ist, dass er, während sein Körper im Koma lag, in jenseitige Welten reiste und dort einem Engelwesen begegnete, welches ihn in die tiefsten Bereiche des Übernatürlichen einführte. Das Besondere an seiner Nahtoderfahrung ist, dass er eine lebhafte Außerkörpererfahrung hatte, während sein Neocortex nur noch Brei und sein Gehirn außer Gefecht war.

In anderen Nahtodberichten wissen die Betroffenen noch, wer sie sind und wer ihnen »drüben« begegnete. Dr. Alexander hatte jedoch keine Ahnung, wer oder was er war, was wohl seinem Gedächtnisverlust entsprach. Doch er konnte bewusst beobachten.

Als er aus dem Koma erwachte, konnte sich Alexander weder an seine Identität noch an irgendetwas aus seinem Leben erinnern. Doch nach und nach kehrte die Erinnerung vollständig zurück. Dies geschah ungeachtet der Tatsache, dass die Gehirnmasse, in der nach klassischem Verständnis die Erinnerungen gespeichert sind, durch die Infektion unwiderruflich zerstört worden war. Die Rückkehr der Erinnerungen nach der Regeneration des kortikalen Hirngewebes lässt vermuten, dass die Erinnerungen nicht in der eigentlichen Materie des Gehirns gespeichert sind, sondern dass ein funktionierendes Gehirn sie ähnlich wie bei einem Radioempfänger »herunterlädt«.

Diese Beobachtungen passen zu den in Kapitel 7 dargelegten Schlussfolgerungen von Dr. Lorber, dass Patienten mit einem Wasserkopf trotz der Zerstörung eines großen Teils ihrer Großhirnrinde hoch intelligent sein und ein normales Leben führen können.

Die vielleicht eindrucksvollste Geschichte aller Nahtoderfahrungen ist die von Anita Moorjani und ihrem Mann Danny, die Anita in ihrem Buch *Heilung im Licht* beschreibt [Moorjani 2012]. Für mich ist Anitas Leben und ihre Erfahrung mit dem Krebs ein geradezu prototypisches Beispiel für die biologische Wirkung von Überzeugungen.

Nachdem sie vier Jahre lang gegen einen aggressiven Krebs gekämpft hatte, war Anitas Körper an einen Punkt gekommen, von dem es keine Rückkehr mehr zu geben schien. In der Woche, von der man annahm, es sei ihre letzte, begannen ihre Systeme zusammenzubrechen. Während sie an die lebenserhaltende Technik angeschlossen war, begann ihr Körper, sein eigenes Gewebe aufzulösen. Sie wurde so ausgemergelt, dass sich viele ihrer Krebsgeschwulste beulenartig unter ihrer Haut abzeichneten. Als sie schließlich ins Koma fiel, erklärte ihr Onkologe ihrer Familie, Anita werde wahrscheinlich nicht wieder aufwachen und sie sollten sich auf das Ende vorbereiten.

Während Anita im Koma lag, verließ sie ihren Körper. Dabei begann sich ihr bewusstes Gewahrsein extrem auszudehnen. Zuerst richtete sich ihre Aufmerksamkeit auf das, was in ihrer unmittelbaren Umgebung auf der Intensivstation der Klinik in Hongkong vor sich ging.

Anita beschreibt, wie sie während des Komas nicht nur die Gespräche um ihr Bett herum wahrnahm, sondern auch Unterhaltungen von Krankenhausangestellten in anderen Bereichen des Gebäudes hören konnte.

Ihr Bewusstsein schwebte zuerst über ihrem Körper und dann immer höher und höher. Sie konnte lebhaft beobachten, wie ihr Tausende von Kilometer entfernter Bruder in Indien auf die Nachricht von ihrem Koma und bevorstehenden Tod reagierte.

Wie auch in anderen Berichten von Nahtoderfahrungen fand sich Anita in einer nicht physikalischen Wirklichkeit wieder, in der sie tiefe Liebe, Gesundheit, Frieden und Freiheit von dem schmerzhaften Zustand ihres Körpers erlebte.

In diesem überweltlichen Bereich begegnete sie ihrem geliebten, verstorbenen Vater und anderen verstorbenen Familienmitgliedern und Freunden. Durch ihren Austausch mit ihrem Vater und anderen sowie einen Rückblick auf ihr Leben erkannte Anita, dass ihr Krebs mit Lebenserfahrungen zusammenhing, die traumatisch gewesen waren, weil sie im Widerspruch zu der kulturellen Programmierung ihrer Jugend standen. Sie sah die Ursache ihrer schweren Erkrankung ganz klar in ihren Ängsten und Sorgen über ihre Abweichungen von ihrer kulturellen Programmierung.

Wie in vielen anderen Fällen von Nahtoderfahrungen hatte auch Anita dann die Wahl, ob sie in ihren Körper zurückkehren oder in der liebevollen, friedlichen Welt bleiben wolle, die sie gerade erfuhr. Obwohl sie eher abgeneigt war, in ihren durch die Krankheit verwüsteten Körper zurückzukehren, entschied sie sich doch dafür, als ihr klar wurde, welch schwerer Schlag dies für ihren geliebten Mann Danny sein würde. Danny hatte ihre Hand nicht losgelassen, seit sie ins Koma gefallen war. Er hatte seine Arbeit aufgegeben, um an ihrer Seite zu sein, und sich während ihrer Krankheit jahrelang um sie gekümmert.

Als sie in ihren Körper zurückkehrte, brachte Anita alles mit, was sie in dem überweltlichen Bereich gelernt hatte. Das führte dazu, dass sie erwachte und die Mediziner mit einer unmittelbaren Wiederherstellung ihrer Körperfunktionen schockierte. Zwei Wochen nach ihrem Erwachen aus dem Koma ließ sich in einer Knochenmarkbiopsie keine Spur von Krebs mehr nachweisen.

Die folgende Passage aus ihrem Buch über das Gespräch mit ihrem Arzt hat mich sehr amüsiert:

»›Wir haben die Ergebnisse Ihrer Knochenmarkbiopsie. Sie sind etwas beunruhigend.‹

Zum ersten Mal seit Tagen empfand ich eine gewisse Ängstlichkeit. ›Warum? Was ist das Problem?‹

Meine Familie war mit im Zimmer. Alle machten sorgenvolle Gesichter.

›Wir können in Ihrer Knochenmarkbiopsie keine Krebszellen finden‹, meinte der Arzt.

›Wo ist das Problem?‹, fragte Danny. ›Heißt das nicht einfach, sie hat keinen Krebs im Knochenmark?‹

›Nein, das ist unmöglich‹, antwortete der Arzt. ›Sie hat auf jeden Fall Krebs, der kann ja nicht einfach so schnell verschwinden. Wir müssen ihn nur finden.‹«

Während die Ärzte hartnäckig nach dem Krebs suchten, konnte Anita fünf Wochen nach ihrem Erwachen aus dem Koma die Klinik verlassen – ohne eine Spur von Krebs im Körper! Anita erkannte, welche Rolle die Überzeugungen in ihrer Krankheitsgeschichte gespielt hatten.

»Es fühlte sich an wie ein Sieg«, schreibt sie. »Ich hatte meine Angst vor allem – vor dem Sterben, vor dem Krebs, vor der Chemotherapie – so gründlich überwunden, dass mir bewusst wurde, dass es die Angst war, die mich zerstört hatte.«

Ja, wie ich immer und immer wieder betone: Angst tötet.

Heute reisen Anita und Danny um die Welt und erzählen, wie das Gegenteil von Angst, nämlich Liebe, einen Krebs im Endstadium überwand und welche besonderen Erkenntnisse Anita aus ihrem Besuch der überweltlichen Bereiche mitgenommen hat.

Ich empfehle Anitas Buch jedem – insbesondere Menschen, die mit lebensbedrohlichen Krankheiten konfrontiert sind, nicht nur wegen der medizinischen Konsequenzen ihres radikalen Bewusstseinswandels, sondern auch wegen der beeindruckenden Weisheit, die sie auf ihrer Reise über unser Leben auf diesem Planeten und das Schicksal unserer Seelen, wenn wir die sterblichen Überreste verlassen, gewonnen hat.

Krisen bewirken Evolution. Der Zustand unseres Planeten macht deutlich, dass wir uns entwickeln müssen, um die globalen Krisen sowohl persönlich als auch kollektiv zu überleben. Wie die Lebenserfahrungen von Anita Moorjani und vielen, vielen anderen zeigen, können die in diesem Buch dargestellten Erkenntnisse und Bestätigungen erheblich zu dieser Evolution beitragen und helfen, die Welt zu heilen.

Anhang

Die in diesem Buch dargestellten wissenschaftlichen Erkenntnisse zeigen, wie Überzeugungen unser Verhalten und die Aktivität unserer Gene beeinflussen, und damit unser Leben. Das Kapitel über bewusste Elternschaft beschreibt, wie die meisten von uns unwillkürlich einschränkende oder selbstsabotierende Überzeugungen übernommen haben, die schon in der Kindheit in unser Unterbewusstsein eingegangen sind.

Während der ersten sechs Lebensjahre eines Kindes werden alle Wahrnehmungen der Welt ungefiltert abgespeichert. Da die Fähigkeit zum bewussten analytischen Denken noch nicht voll entwickelt ist, hat das Kind noch keine Möglichkeit der Unterscheidung.

Die Grundlagen unserer Vorstellungen vom Leben und unserer Rolle in der Welt entstehen also, ohne dass wir die damit verbundenen Überzeugungen auswählen können. Da das Unterbewusstsein etwa 95 Prozent unseres Verhaltens steuert, ist unser Leben im Wesentlichen durch die Vorstellungen anderer Menschen programmiert.

Die Jesuiten waren sich dieser Programmierbarkeit offenbar bewusst, denn sie verkündeten: »Gebt uns das Kind, bevor es sieben Jahre alt ist, und wir geben euch einen Mann.« Sie wussten, wie sehr es der Theta-Trancezustand des kindlichen Geistes erleichtert, kirchliche Dogmen im Unterbewusstsein zu verankern. Diese Programmierungen steuern dann für den Rest seines Lebens unausweichlich 95 Prozent des Verhaltens des Individuums.

Wie bereits erwähnt, gibt es eine ganze Reihe neuer, aufregender Techniken, die sich die Erkenntnisse der neuesten Mind-Body-Forschungen zunutze machen, um diese unterbewussten Programmierungen zu ändern.

Auf meiner Website www.brucelipton.com finden Sie unter »Resources« eine Auswahl der angebotenen Techniken zur Veränderung von Glaubensmustern. Keiner dieser Ansätze funktioniert für jeden. Unter Berücksichtigung des Placebo- und Nocebo-Effekts wird die Umprogrammierungs-Methode, von der Sie am meisten überzeugt sind, für Sie auch am besten funktionieren.

Auf eine dieser Techniken der Energetischen Psychologie will ich etwas näher eingehen, nämlich auf PSYCH-K®, weil ich persönlich damit Erfahrung habe und ich der Integrität, Einfachheit und Wirksamkeit dieser Methode vertraue.

Ich bin Rob Williams, dem Urheber von PSYCH-K®, 1990 auf einer Konferenz begegnet, auf der wir beide Vorträge hielten. Wie üblich beendete ich meine Rede damit, dass ich meinen Zuhörern versicherte, wenn sie ihre Überzeugungen änderten, würde sich auch ihr Leben ändern. Und wie üblich reagierten sie damit, dass sie sagten: »Das ist ja alles prima, Bruce, aber wie macht man das?«

Damals war mir die entscheidende Rolle des Unterbewusstseins für diesen Veränderungsprozess noch nicht voll bewusst. Stattdessen verließ ich mich darauf, mittels positivem Denken und Willenskraft gegen das negative Verhalten anzugehen. Mir war jedoch klar, dass ich in meinem eigenen Leben damit nur beschränkten Erfolg erzielte. Und wenn ich meinem Publikum diesen Vorschlag machte, sank das Energieniveau im Saal jedes Mal herab wie ein Stein im Wasser. Mit positivem Denken und Willenskraft hatte mein kluges Publikum offensichtlich bereits ebenfalls unbefriedigende Erfahrungen gemacht.

Doch wie das Schicksal so spielt, war der nächste Redner Rob Williams. Mit seiner Eingangsbemerkung weckte er sofort unser aller gebannte Aufmerksamkeit. Er erklärte, PSYCH-K könne innerhalb von Minuten tief sitzende einschränkende Überzeugungen verändern. Dann fragte er, ob jemand aus dem Publikum gern an einem Thema arbeiten wolle, das ihn oder sie seit Langem quäle. Unsere Aufmerksamkeit wanderte zu einer Frau, die ihre Hand zögernd hob, dann wieder sinken ließ und sie dann doch wieder hob. Ihre Schüchternheit war überdeutlich. Als Rob sie fragte, was ihr Problem sei, wurde sie rot, und ihre Antwort war kaum hörbar. Rob musste zu ihr hingehen, um direkt mit ihr zu sprechen, erst dann konnte er dem Publikum mitteilen, dass sie Angst davor habe, in der Öffentlichkeit zu reden. Rob kehrte zum Podium zurück, und die Frau folgte ihm zögernd. Dann bat Rob sie, dem Publikum von über hundert Leuten etwas über ihre Angst zu erzählen. Wiederum konnte sie kaum sprechen.

Rob arbeitete etwa zehn Minuten mit ihr und wandte eine seiner PSYCH-K-Techniken an. Dann bat er die Frau, dem Publikum zu sagen, wie sie sich jetzt fühle. Der Unterschied war erstaunlich: Sie war nicht nur deutlich entspannter, sie begann auch, mit aufgeregter, aber selbstbewusster, hörbarer Stimme zum Publikum zu reden. Die Teilnehmer staunten nicht schlecht, als diese Frau geschlagene fünf Minuten lang die Bühne beherrschte. Sie war so überwältigt, dass Rob sie schließlich unterbrechen musste, um seinen Vortrag weiterführen zu können.

Da diese Frau regelmäßig zu dieser jährlichen Konferenz kam und ich dort oft Vorträge hielt, konnte ich ihre beeindruckende Verwandlung im Laufe der Jahre weiter verfolgen. Sie überwand nicht nur ihre Angst, öffentlich zu reden, sie fing sogar an, in ihrer Gemeinde Rhetorik-Kurse zu organisieren. Schließlich wurde sie zu einer preisgekrönten Rednerin! In wenigen Minuten hatte sich damals das Leben dieser Frau von Grund auf verändert. In den vielen Jahren, die seitdem vergangen sind, habe ich auch andere Menschen erlebt, die mit Hilfe von PSYCH-K in kürzester Zeit ihr Selbstbewusstsein gestärkt, ihre Beziehungen verändert und ihre Finanzen und ihre Gesundheit verbessert haben.

Der Prozess von PSYCH-K ist einfach, direkt und überprüfbar. Er wirkt über dieselben Muskeltests (Kinesiologie), die auch ich damals bei dem Chiropraktiker in der Karibik kennengelernt habe, um mit ihrer Hilfe Zugang zu den »Aktenordnern« voller selbstlimitierender gespeicherter Überzeugungen meines Unterbewusstseins zu erlangen. Durch Techniken zur Integration der linken und rechten Gehirnhälfte werden auf raschem Weg langfristige Veränderungen erzielt. Darüber hinaus integriert PSYCH-K das Geistige in den Veränderungsprozess, genauso wie ich das Geistige in mein wissenschaftliches Verständnis integriert habe. Mithilfe des Muskeltests erhält PSYCH-K Zugang zu dem, was Rob »das Überbewusstsein« nennt, um sicherzustellen, dass die von der Person vorgetragenen Ziele sicher und angemessen sind. Diese Sicherheitsmaßnahme ermöglicht es, dass die Methode zur persönlichen Veränderung unbedenklich von jedem durchgeführt werden kann, der daran interessiert ist, sein Leben frei von Angst und in Liebe zu leben.

Seit dieses Buch 2005 zum ersten Mal veröffentlicht wurde, haben neue Studien gezeigt, dass die Selbstermächtigung durch PSYCH-K-Behandlungen weit mehr ist als eine subjektive, einzelne Erfahrung. Den Forschungen des Neurowissenschaftlers und Experten der computergesteuerten Gehirndarstellung Jeffrey L. Fannin, Ph.D., zufolge erzeugt eine PSYCH-K-Balance eine objektive und deutliche Veränderung im EEG und führt zu ausgeglichenen Gehirnwellenmustern, die als »ganzheitlicher Gehirnzustand« (»whole brain state«) bezeichnet werden. Dies ist ein kohärenter Zustand des Gehirns; er zeichnet sich durch bilaterale, symmetrische Hirnwellenmuster aus, die ein Maximum an Kommunikation und Datentransfer zwischen den Gehirnhälften ermöglichen. Fannin berichtet, dass der PSYCH-K-Prozess zur Veränderung von Glaubensmustern unsere Funktionalität steigert, indem er unsere Glaubensmuster und unsere Hirnfunktionen optimiert [Fannin und Williams 2012].

Ich verwende PSYCH-K selbst. Es hat mir geholfen, meine einschränkenden Überzeugungen aufzulösen, darunter auch jene, dass ich nicht fähig sei, dieses Buch fertigzustellen. Die Tatsache, dass Sie es jetzt in Händen halten, ist ein Beweis für die Wirksamkeit von PSYCH-K! In diesem Buch geht es um eine neue Biologie. Meiner Ansicht nach ist PSYCH-K ein wichtiger Schritt zu einer neuen Psychologie für das 21. Jahrhundert und darüber hinaus. Mehr Informationen über PSYCH-K finden Sie auf Robs Website www.psych-k.com.

Schritte zum Honeymoon – Die Meditation

Nach den Erkenntnissen des Buches »Der Honeymoon-Effekt« von Bruce Lipton

Bruce Lipton beschreibt mit seinen Buch »Der Honeymoon-Effekt«, wie Programmierungen in unserem Unterbewusstsein unser Lebens steuern. Diese Programme entstanden großenteils in der frühkindlichen Phase oder sogar vorgeburtlich. Dadurch sind sie uns nicht bewusst und laufen meistens vollautomatisch und unbemerkt ab. In diesen Programmen befinden sich z. B. emotionsgeladene Reaktionsmuster eines Kleinkindes. Reaktionsmuster, die wir heute mit wachem Geist gewiß nicht anlegen würden. Aber sie steuern unser Verhalten. So kommt es, dass wir uns reife und erfüllende Beziehungen wünschen, aber unwillkürlich oft dagegen arbeiten.

Es gibt, wie Bruce Lipton schreibt, mehrere Wege diese alten und hinderlichen Programme zu ändern. Einer davon ist, das Unterbewusstsein wiederholt im entspannten Zustand mit positiven Aussagen neu auszurichten.

Das Audioprogramm »Schritte zum Honeymoon« ist genau dafür ein ideales Hilfsmittel. Es enthält zunächst eine angeleitete Entspannungsphase, die ungefähr zehn Minuten dauert. Danach kommt die inhaltliche Meditation (Kontemplation), in der wir beziehungsrelevante Punkte ansprechen und neue, nützliche Aussagen anbieten. Indem Sie diese Meditation im entspannten Zustand (oder auch im Schlaf) immer wieder anhören, werden entsprechende Nervenbahnen im Gehirn neu angelegt, gefördert und gestärkt.

Danksagung

Im Zeitraum zwischen meiner wissenschaftlichen Inspiration und der Entstehung dieses Buches ist viel geschehen. In dieser Zeit tiefgreifenden persönlichen Wandels hatte ich das Glück der Begegnung mit zahlreichen geistigen und inkarnierten Musen; zur Realisierung dieses Buchprojekts haben besonders viele beigetragen:

Die Musen der Wissenschaft: Ich stehe tief in der Schuld großer Forscher und Wissenschaftler, denn ich bin mir voll bewusst, dass mich Kräfte außerhalb meiner selbst dabei geleitet haben, diese Botschaft in die Welt zu bringen. Meine besondere Ehrerbietung gilt meinen Helden der Wissenschaft, Jean-Baptiste de Lamarck und Albert Einstein, für ihre weltverändernden geistigen und naturwissenschaftlichen Beiträge.

Die Musen der Literatur: Die Absicht, ein Buch über die Neue Biologie zu schreiben, entstand bereits 1985, doch erst als im Jahre 2003 Patricia A. King in mein Leben trat, konnte dieses Buch Wirklichkeit werden. Patricia ist freie Autorin im Raum San Francisco und war früher Journalistin beim Magazin *Newsweek,* dessen Büro in San Francisco sie jahrelang leitete. Ich werde nie unsere erste Begegnung vergessen, in der ich sie mit einem langen Vortrag über die Neue Wissenschaft konfrontierte und ihr dann eine ganze Wagenladung halbfertiger Manuskripte, Entwürfe für unzählige Artikel sowie Kisten voller Videovorträge mitgab.

Erst als sie abgefahren war, dämmerte mir, was für eine arbeitsreiche Aufgabe ich ihr da übertragen hatte. Doch auch ohne akademisches Studium der Zellbiologie und Physik schaffte Patricia es auf wundersame Weise, die Neue Wissenschaft zu begreifen und zu verinnerlichen. In sehr kurzer Zeit verstand sie nicht nur die Neue Biologie, sondern war auch in der Lage, einzelne Themen anschaulich und verständlich darzustellen. Ihre erstaunlichen Fähigkeiten zur Integration und Synthese von Fakten und Themen kamen der Klarheit dieses Buches voll zugute.

Patricia arbeitet an Buchprojekten, Zeitungs- und Magazinartikeln zum Thema Gesundheit, dabei vor allem über die Zusammenhänge zwischen Geist und Körper und zwischen Stress und Krankheit. Sie stammt aus Boston und lebt mit ihrem Mann Harold und ihrer Tochter Anna in Marin. Ich bin voller Anerkennung für ihre Arbeit und freue mich schon darauf, ein weiteres Buch mit ihr zu schreiben.

Die Musen der Künste: Im Jahr 1980 verließ ich die akademische Welt und ging mit der Lichtshow *The Laser Symphony* auf Tournee. Herz und Gehirn unserer großartigen Laserlicht-Produktion war Robert Mueller, ein visionärer Künstler und genialer Computergrafiker. Zuerst als mein Schüler und später als mein »geistiger Sohn« vertiefte er sich in die Neue Wissenschaft, an der ich arbeitete, mit mehr Weisheit, als man bei seinen jungen Jahren hätte erwarten können. Und schon vor vielen Jahren bot er an, das Titelbild für dieses Buch zu gestalten, falls es jemals erscheinen sollte. Ich nahm das Angebot an.

Robert Mueller ist der Mitbegründer und Kreativdirektor von LightSpeed Design. Mit seiner Agentur hat er in aller Welt für wissenschaftliche Museen und Planetarien preisgekrönte dreidimensionale Licht- und Klang-Shows entwickelt. Seine »Edutainment-Show« über die empfindliche Ökologie unserer Ozeane wurde auf der Weltausstellung in Lissabon im Jahr 1998 täglich von 16.000 Besuchern bewundert. Ein Überblick über seine kreativen Unternehmungen findet sich unter www.lightspeeddesign.com.

Roberts von den Naturwissenschaften und vom Licht inspirierte Arbeiten sind tiefgründig und wunderschön. Sein Beitrag, das Covermotiv zu diesem Buch, ist mir eine Ehre. Mit diesem Bild wird sich das neue Bewusstsein der Welt vorstellen.

Die Musen der Musik: Von der ersten Idee bis zur Abgabe dieses Manuskripts schöpfte ich immer wieder Mut und Energie durch die Musik der Gruppe Yes, besonders durch die Texte ihres Sängers Jon Anderson. Die Musik und die Botschaft in den Songtexten von Yes offenbaren ein tiefes Verständnis für die neue Wissenschaft und die Tatsache, dass wir alle mit dem Licht verbunden sind. Ihre Texte zeigen, wie unsere Erfahrungen, unser Glaube und unsere Träume unser Leben gestalten und das Leben unserer Kinder beeinflussen. Was ich auf vielen Seiten erkläre, kann Yes in wenigen Zeilen auf den Punkt bringen – die Jungs sind einfach toll!

Was die Veröffentlichung dieses Buches betrifft, möchte ich den alteingesessenen New Yorker Verlagen herzlich dafür danken, dass sie das Manuskript abgelehnt haben, denn das hat mir ermöglicht, mein Buch genau so herauszubringen, wie ich es mir vorgestellt habe. Ich schulde Mountain of Love Productions Dank für die Zeit und den Aufwand, die sie in die Veröffentlichung dieses Buches gesteckt haben. Besonders möchte ich den Mitarbeitern der Dawson Church of Author's Publishing Cooperative danken. Durch sie bekamen wir von beiden Arten des Büchermachens das Beste: die persönliche Note einer privaten Veröffentlichung und die Marketing-Erfahrung eines großen Verlages. Ich danke Geralyn Gendreau für ihre Unterstützung und den Kontakt zu Dawson Church. Meine gute Freundin und Agentin Shelly Keller hat sich großzügigerweise viel Zeit genommen, um das Buch professionell zu lektorieren.

Ich danke auch allen Studierenden und allen, die an meinen Kursen und Vorträgen teilgenommen und immer wieder gefragt haben: »Wann schreiben Sie endlich ein Buch darüber?« Nun, hier ist es! Eure ständige Ermutigung war für mich sehr hilfreich.

Ich möchte auch ein paar wichtige Lehrer ehren, die mich in meiner wissenschaftlichen Karriere begleitet haben. Als Erstes möchte ich meinem Vater

Eli danken, der mir ein Gefühl für die Sinnhaftigkeit des Lebens vermittelt hat und mir beibrachte, nicht in Schubladen zu denken. Danke, Papa!

David Banglesdorf war der Grundschullehrer, der mich mit der Welt der Zellen bekannt gemacht hat und meine Leidenschaft für die Wissenschaft entfachte. Der brillante Irwin R. Konigsberg nahm mich unter seine Fittiche und stand mir bei meiner Doktorarbeit stets mit seinem Rat zur Seite. Unsere gemeinsamen Heureka-Momente und unsere Begeisterung für die Wissenschaft werden mir immer unvergesslich bleiben.

Mein Dank gilt auch Professor Theodore Hollis, Ph.D. (Penn State University) und Klaus Bensch, M.D., Chairman of Pathology (Stanford University). Sie waren die ersten »echten« Wissenschaftler, die meine ketzerischen Ideen verstanden. Diese anerkannten Forscher ermutigten und unterstützten meine Untersuchungen, indem sie mir in ihren Laboratorien ermöglichten, meine im vorliegenden Buch dargestellten Ideen experimentell zu erforschen.

Im Jahr 1995 lud mich Gerald Clum, D.C., Präsident des Life College of Chiropractic West, ein, bei ihm Fraktale Biologie zu lehren, meinen ersten eigenen Kurs über die Neue Wissenschaft. Ich danke Gerry sehr für seine Unterstützung, denn durch ihn lernte ich den ganzheitlichen Ansatz der Chiropraktik und der komplementären Medizin kennen.

Bei der ersten öffentlichen Präsentation meines Materials im Jahr 1985 traf ich Lee Pulos, Ph.D, vom Fachbereich Psychologie der Universität von British Columbia. Im Laufe der Jahre wurde mir Lee eine große Hilfe, und er hat viel dazu beigetragen, die Neue Biologie zu entwickeln, die in diesem Buch vorgestellt wird.

Ich danke auch meinem Partner und hoch geschätzten Kollegen Rob Williams, dem Entwickler von PSYCH-K®. Er hat zu diesem Buchprojekt beigetragen, indem er mir dabei half, eine Brücke zwischen der Wissenschaft von den Zellen und den Mechanismen der menschlichen Psychologie zu bauen.

Die Gespräche über die Wissenschaften und ihre Rolle für die Zivilisation mit meinem Freund Curt Rexroth, D.S., einem wahren Philosophie-Genie, haben mir viele neue Erkenntnisse gebracht und große Freude bereitet, und auch die Zusammenarbeit mit Theodore Hall, Ph.D., schenkte mir tiefe Einsichten in die Geschichte der Evolution der Zelle und der menschlichen Zivilisation.

Von Herzen möchte ich auch Gregg Braden für seine beeindruckenden wissenschaftlichen Erkenntnisse und seinen Rat bezüglich der Veröffentlichung danken. Der einprägsame Untertitel der amerikanischen Ausgabe *Unleashing the Power of Consciousness, Matter and Miracles* (d.h. *Die Freisetzung der Macht des Bewusstseins, der Materie und des Wunderbaren*) war sein Vorschlag.

Jeder der folgenden guten Freunde hat dieses Buch gelesen und mir mit seiner Kritik weitergeholfen. Ich möchte jedem von ihnen persönlich danken: Terry Bugno, M.D., David Chamberlain, Ph.D., Barbara Findeisen, MFT, Shelly Keller, Mary Kovacs, Alan Mande, Nancy Marie, Michael Mendizza,

Ted Morrison, Robert und Susan Mueller, Lee Pulos, Ph.D., Curt Rexroth, D.C., Christine Rogers, Will Smith, Diana Sutter, Thomas Verney, M.D., Rob und Lanita Williams und Donna Wonder.

Meiner Schwester Marsha und meinem Bruder David danke ich für ihre Liebe und ihre Unterstützung. Ich bin besonders stolz auf Davids Einsatz bei dem, was er humorvoll »den Kreislauf der Gewalt durchbrechen« nennt; und er ist für seinen Sohn Alex ein wunderbarer Vater.

Doug Parks von Spirit 2000 danke ich für seine unschätzbare Unterstützung dieses Projekts. Nachdem er von der Neuen Biologie erfahren hatte, setzte sich Doug mit ganzer Energie dafür ein, diese Botschaft in die Welt zu bringen. Er hat Video-Vorträge produziert und Workshops organisiert, die das öffentliche Bewusstsein für dieses Thema gestärkt und vielen einen Weg des spirituellen Wachstums ermöglicht haben. Danke, lieber Bruder!

Diese Danksagung wäre unvollständig ohne meinen ganz besonderen Dank an dich, Margaret Horton. Margaret war die treibende Kraft hinter meinem Schreiben und der Realisierung dieses Buchprojekts. Was immer ich schreibe und sage – es geschieht in Liebe zu dir!

Über den Autor

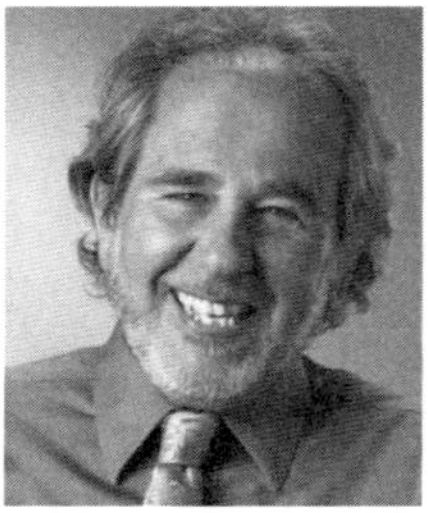

Bruce Lipton, Ph.D., ist ein international anerkannter Experte für den Brückenschlag zwischen Wissenschaft und Spiritualität. Lipton begann seine Karriere als Zellbiologe. Nach seiner Promotion an der University of Virginia in Charlottesville ging er 1973 an das Department of Anatomy at the University of Wisconsin's School of Medicine und forschte über Muskel-Dystrophie, das Klonen von Stammzellen und die molekularen Prozesse, die das Zellverhalten steuern. Eine von Bruce Lipton und seinem Kollegen Dr. Ed Schulz entwickelte experimentelle Technik zur Gewebetransplantation bildete später die Grundlage für neue Formen der Human-Gentechnik.

1982 begann Bruce Lipton, sich mit den Prinzipien der Quantenmechanik und ihrer Relevanz für sein Verständnis der Informationsverarbeitungsprozesse der Zelle zu beschäftigen. Er veröffentlichte bahnbrechende Studien über die Zellmembran, die zeigten, dass die äußere Schicht der Zellmembran wie ein organischer Computerchip funktioniert und das eigentliche »Gehirn« der Zelle darstellt. Seine Forschungen an der Stanford University (1987–1992) verdeutlichten, wie sehr die Umgebung über die Membran das Verhalten und die Physiologie der Zelle bestimmt und Gene an- und abschaltet. Seine Entdeckungen standen im Widerspruch zu der etablierten wissenschaftlichen Meinung, unser Leben sei durch die Gene bestimmt, und waren gewissermaßen Vorläufer eines der wichtigsten Studienfelder unserer Zeit, der Epigenetik. Zwei wichtige, aus diesen Studien hervorgegangene wissenschaftliche Veröffentlichungen definierten die molekularen Pfade zwischen Geist und Körper. Seither haben viele nachfolgende wissenschaftliche Artikel seine Konzepte und Ideen bestätigt.

Bruce Lipton ging mit seinen preisgekrönten Hochschul-Vorlesungen an die Öffentlichkeit und ist inzwischen ein gefragter Keynote-Speaker und Workshop-Leiter. Er spricht vor schulmedizinischem und komplementärmedizinischem Publikum genauso wie vor Laien darüber, wie die jeweils neuesten wissenschaftlichen Erkenntnisse zu wesentlichen spirituellen Prinzipien und den Grundlagen der Mind-Body-Medizin passen. Immer wieder ermutigen ihn die Geschichten von Hunderten von Teilnehmenden, deren spirituelles, physisches und mentales Leben sich verbessert hat, nachdem sie die von Lipton vorgestellten Prinzipien auf ihr Leben anwandten. Bruce Lipton gilt als eine der führenden Stimmen der Neuen Biologie.

www.brucelipton.com

Quellen

Einführung

Lipton, B.H. (1977a). »A fine structural analysis of normal and modulated cells in myogenic culture.« Developmental Biology 60: 26–47.

Lipton, B.H. (1977b). »Collagen synthesis by normal and bromodeoxyuridine-treated cells in myogenic culture.« Developmental Biology 61: 153–165.

Lipton, B.H., K.G. Bensch, et al. (1991). »Microvessel Endothelial Cell Transdifferentiation: Phenotypic Characterization.« Differentiation 46: 117–133.

Lipton, B.H., K.G. Bensch, et al. (1992). »Histamine-Modulated Transdifferentiation of Dermal Microvascular Endothelial Cells.« Experimental Cell Research 199: 279–291.

Kapitel 1

Adams, C.L., M.K.L. MacLeod, et al. (2003). »Complete analysis of the B-cell response to a protein antigen, from in vivo germinal centre formation to 3-D modelling of affinity maturation.« Immunology 108: 274–287.

Ahmed, Nafeez (2014). »Nasa-funded study: industrial civilisation headed for ›irreversible‹ collapse?« The Guardian, 14. März 2014.

Balter, M. (2000). »Was Lamarck Just a Little Bit Right?« Science 288: 38.

Barnosky, D., E.A. Hadly, et al. (2012). »Approaching a state shift in Earth's biosphere.« Nature 486: 52–58.

Biello, David (2010). »Genetically Modified Crop on the Loose and Evolving in U.S. Midwest.« Scientific American, 6. August 2010.

Blanden, R.V. und E.J. Steele (1998). »A unifying hypothesis for the molecular mechanism of somatic mutation and gene conversion in rearranged immunoglobulin variable genes.« Immunology and Cell Biology 76(3): 288.

Blaser, Martin J.M.D. (2014). Missing Microbes: How the Overuse of Antibiotics Is Fueling Our Modern Plagues. New York, Henry Holt.

Boucher, Y., C.J. Douady, et al. (2003). »Lateral Gene Transfer and the Origins of Prokaryotic Groups.« Annual Review of Genetics 37: 283–328.

Cairns, J., J. Overbaugh und S. Miller (1988). »The Origin of Mutants.« Nature 335: 142–145.

Darwin, Charles (1859; ursprünglich veröffentlicht von Charles Murray im Jahr 1859, London). The Origin of Species by Means of Natural Selection: or The Preservation of Favoured Races in the Struggle for Life (neu aufgelegt von Penguin Books, London, 1985). [Dt.: (1892) Die Entstehung

der Arten durch natürliche Zuchtwahl oder die Erhaltung der bevorzugten Rassen im Kampfe ums Dasein. Halle a.d.S.]
Desplanque, B., N. Hautekeete, et al. (2002). »Transgenic weed beets: possible, probable, avoidable?« Journal of Applied Ecology 39(4): 561–571.
Diaz, M. und P. Casali (2002). »Somatic immunoglobulin hypermutation.« Current Opinion in Immunology 14: 235–240.
Dirzo, R., H.S. Young, et al. (2014). »Defaunation in the Anthropocene.« Science 345: 401–406.
Dutta, C. und A. Pan (2002). »Horizontal Gene transfer and bacterial diversity.« Journal of Biosciences (Bangalore) 27 (1 Ergänzung 1): 27–33.
Gearhart, P. J. (2002). »The roots of antibody diversity.« Nature 419: 29–31.
Gogarten, J.P. (2003). »Gene Transfer: Gene Swapping Craze Reaches Eukaryotes.« Current Biology 13: R53–R54.
Haygood, R., A.R. Ives, et al. (2003). »Consequences of recurrent gene flow from crops to wild relatives.« Proceedings of the Royal Society of London, Series B: Biological Sciences 270 (1527): 1879–1886.
Heritage, J. (2004). »The fate of transgenes in the human gut.« Nature Biotechnology 22(2): 170+.
Jordanova, L.J. (1984). Lamarck. Oxford, Oxford University Press.
Lamarck, J.-B. de M., Chevalier de (1809). Philosophie zoologique, ou exposition des considérations relatives à l'histoire naturelle des animaux. Paris, Libraire.
Lamarck, J.-B. de M., Chevalier de (1914). Zoological Philosophy: an exposition with regard to the natural history of animals. London, Macmillan.
Lamarck, J.-B. de M., Chevalier de (1963). Zoological philosophy (Reproduktion der Ausgabe von 1914). New York, Hafner Publishing Co. [Dt.: (1903) Zoologische Philosophie nebst einer biografischen Einleitung von Charles Martins. Leipzig.]
Lenton, T.M. (1998). »Gaia and natural selection.« Nature 394: 439–447.
Li, Y., H. Li, et al. (2003). »X-ray snapshots of the maturation of an antibody response to a protein antigen.« Nature Structural Biology 10(6).
Lovell, J. (2004). Fresh Studies Support New Mass Extinction Theory. Reuters. London.
Mayr, E. (1976). Evolution and the Diversity of Life: selected essays. Cambridge, Mass., The Belknap Press of Harvard University Press. [Dt.: (1979) Evolution und die Vielfalt des Lebens. Springer, Berlin, Heidelberg.]
Milius, S. (2003). »When Genes Escape: Does it matter to crops and weeds?« Science News 164: 232+.
Morris, Kevin (2012). »Invited Editorial: Lamarck and the Missing Link.« The Scientist 26.
Netherwood, T., S.M. Martín-Orúe, et al. (2004). »Assessing the survival of transgenic plant DNA in the human gastrointestinal tract.« Nature Biotechnology 22(2): 204+.

Nitz, N., C. Gomes, et al. (2004). »Heritable Integration of kDNA Minicircle Sequences from Trypanosoma cruzi into the Avian Genome: Insights into Human Chagas Disease.« Cell 118: 175–186.

Nowak, Martin (2012). »Why We Help: Far from being a nagging exception to the rule of evolution, cooperation has been one of its primary architects.« Scientific American (Juli 2012): 34–39.

Pennisi, E. (2001). »Sequences Reveal Borrowed Genes.« Science 294: 1634+.

Pennisi, E. (2004) »Researchers Trade Insights About Gene Swapping.« Science 305: 334–335.

Rogers, Kara (2009). »The Rebirth of Lamarckism (The Rise of Epigenetics).« Encyclopedia Britannica Online Encyclopedia.

Ruby, E., B. Henderson, et al. (2004). »We Get By with a Little Help from Our (Little) Friends.« Science 303: 1305–1307.

Ryan, F. (2002). Darwin's Blind Spot: Evolution beyond natural selection. New York, Houghton Mifflin.

Saey, Tina Hesman (2013A). »Year in Review: Your body is mostly microbes.« Science News 184 (28. Dez. 2013A).

Saey, Tina Hesman (2013B). »People's genes welcome their microbes: In mice and humans, genetic variants seem to control the bacterial mix on and in bodies.« Science News 184 (30. November, 2013B).

Spencer, L.J. und A.A. Snow (2001). »Fecundity of transgenic wild-crop hybrids of Cucurbita pepo (Cucurbitaceae): implications for crop-to-wild gene flow.« Heredity 86: 694–702.

Steele, E.J., R.A. Lindley, et al. (1998). Lamarck's Signature: how retrogenes are changing Darwin's natural selection paradigm. St Leonards NSW Australia, Allen & Unwin.

Stevens, C.J., N.B. Dise, et al. (2004). »Impact of Nitrogen Deposition on the Species Richness of Grasslands.« Science 303: 1876–1879.

Thomas, J.A., M.G. Telfer, et al. (2004). »Comparative Losses of British Butterflies, Birds, and Plants and the Global Extinction Crisis.« Science 303: 1879+.

Waddington, C.H. (1975). The Evolution of an Evolutionist. Cornell, Ithaca, New York.

Watrud, L.S., E.H. Lee, et al. (2004). »Evidence for landscape-level, pollen-mediated gene flow from genetically modified creeping bentgrass with CP4 EPSPS as a marker.« Proc. National Academy of Sciences 101(40):14533–14538.

Whittaker, R.J., M.B. Bush und K. Richards (1989). »Plant Recolonization and Vegetation Succession on the Krakatau Islands, Indonesia.« Ecological Monographs 59(2): 59–123.

Wu, X., J. Feng, et al. (2003). »Immunoglobulin Somatic Hypermutation: Double-Strand DNA Breaks, AIDs and Error-Prone DNA Repair.« Journal of Clinical Immunology 23(4).

Kapitel 2

Avery, O.T., C.M. MacLeod, et al. (1944). »Studies on the chemical nature of the substance inducing transformation of pneumococcal types. Induction of transformation by a deoxyribonucleic acid fraction isolated from Pneumococcus Type III.« Journal of Experimental Medicine 79: 137–158.

Baltimore, D. (2001). »Our genome unveiled.« Nature 409: 814–816.

Baylin, S.B. (1997). »DNA METHYLATION: Tying It All Together: Epigenetics, Genetics, Cell Cycle, and Cancer.« Science 277(5334): 1948–1949.

Blackburn, E. und E. Epel (2012). »Telomeres and adversity: Too toxic to ignore.« Nature 490: 169–171.

Blaxter, M. (2003). »Two worms are better than one.« Nature 426: 395–396.

Bray, D. (2003). »Molecular Prodigality.« Science 299: 1189–1190.

Brodin, P., V. Jojic, et al. (2015). »Variation in the human immune system is largely driven by non-heritable influences.« Cell 160(1): 37–47.

Butler, Jason, M., Daniel J. Nolan, et al. (2010). »Endothelial Cells Are Essential for the Self-Renewal and Repopulation of Notch-Dependent Hematopoietic Stem Cells.« Cell Stem Cell 6: 251–264.

Carlson, L.E., T.L. Beattie, et al. (2014). »Mindfulness-based cancer recovery and supportive-expressive therapy maintain telomere length relative to controls in distressed breast cancer survivors.« Cancer 121(3): 476–484.

Celniker, S.E., D.A. Wheeler, et al. (2002). »Finishing a whole-genome shotgun: Release 3 of the Drosophila melanogaster euchromatic genome sequence.« Genome Biology 3(12): 0079.1–0079.14.

Chakravarti, A. und P. Little (2003). »Nature, nurture and human disease.« Nature 421: 412–414.

Cloud, John (2010). »Why Your DNA Isn't Your Destiny.« TIME.

Darwin, F., Hrsg. (1888). Charles Darwin: Life and Letters. London, Murray. [Dt. (1919) Leben und Briefe. Stuttgart.]

Dennis, C. (2003). »Altered states.« Nature 421: 686–688.

Ecker, Joseph (2012). »Genomics: ENCODE explained: Serving up a genome feast.« Nature 489: 52–53.

Ezkurdia, I., D. Juan, et al. (2014). »Multiple evidence strands suggests that there may be as few as 19.000 human protein-coating genes.« Oxford Journals, Human Molecular Genetics 23(22): 5866–5878.

Goldman, Bruce (2015). »Environment, not genes, dictates human immune variation, study finds.« ScienceDaily (15. Januar 2015).

Goodman, L. (2003). »Making a Genesweep: It's Official!» Bio-IT World.

Hall, Stephen (2012). »Interview: Journey to the Genetic Interior: What was once known as junk DNA, turns out to hold hidden treasures, says computational biologist Ewan Birney.« Scientific American (Oktober 2012): 80–82, 84.

Hayflick, Leonard (1965). »The limited in vitro lifetime of human diploid cell strains.« Experimental Cell Research 37(3): 614–636.
Jablonka, E. und M. Lamb (1995). Epigenetic Inheritance and Evolution: The Lamarckian Dimension. Oxford, Oxford University Press.
Jones, P.A. (2001). »Death and methylation.« Nature 409: 141–144.
Kaiser, Jocelyn (2005). »Endocrine Disrupters Trigger Fertility Problems in Multiple Generations.« Science 308: 1391.
Khurana, E., Y. Fu, et al. (2013). »Integrative Annotation of Variants from 1092 Humans: Application to Cancer Genomics.« Science 342: 64–84.
Kling, J. (2003). »Put the Blame on Methylation.« The Scientist 27–28.
Kolata, Gina (2012). »Bits of Mystery DNA, Far From ›Junk‹, Play Crucial Role.« New York Times, 5. September 2012.
Lederberg, J. (1994). »Honoring Avery, MacLeod, and McCarty: The Team That Transformed Genetics.« The Scientist 8: 11.
Lipton, B.H., K.G. Bensch, et al. (1991). »Microvessel Endothelial Cell Transdifferentiation: Phenotypic Characterization.« Differentiation 46: 117–133.
Madhusoodanan, Jyoti (2014). »Human Gene Set Shrinks Again: Proteomic data suggest the human genome may encode fewer than 20.000 genes.« The Scientist 9.
Nijhout, H.F. (1990). »Metaphors and the Role of Genes in Development.« Bioessays 12(9): 441–446.
Ornish, Dean, M.J. Magbanua, et al. (2008). »Changes in prostate gene expression in men undergoing an intensive nutrition and lifestyle intervention.« Proceedings of the National Academy of Sciences 105: 8369–8374.
Pearson, H. (2003). »Geneticists play the numbers game in vain.« Nature 423: 576.
Pennisi, E. (2003a). »A Low Number Wins the GeneSweep Pool.« Science 300: 1484.
Pennisi, E. (2003b). »Gene Counters Struggle to Get the Right Answer.« Science 301: 1040–1041.
Powell, Kendall (2005). »Stem-cell niches: It's the ecology, stupid!« Nature 435: 268–270.
Pray, L.A. (2004). »Epigenetics: Genome, Meet Your Environment.« The Scientist 14–20.
Preidt, Robert (2015). »Environment Trumps Genes at Shaping Immune System: Study.« U.S. News & World Report.
Reik, W. and J. Walter (2001). »Genomic Imprinting: Parental Influence on the Genome.« Nature Reviews Genetics 2: 21+.
Schmucker, D., J.C. Clemens, et al. (2000). »Drosophila Dscam Is an Axon Guidance Receptor Exhibiting Extraordinary Molecular Diversity.« Cell 101: 671–684.
Seppa, N. (2000). »Silencing the BRCA1 gene spells trouble.« Science News 157: 247.

Silverman, P.H. (2004). »Rethinking Genetic Determinism: With only 30.000 genes, what is it that makes humans human?« The Scientist 32–33.
Stetka, Bret (2014). »Changing our DNA through Mind Control?« Scientific American (16. Dezember 2014).
Strohman, Richard C. (2003). »Genetic determinism as a failing paradigm in biology and medicine: implications for health and wellness.« Journal of Social Work Education 39: 169–192.
Surani, M.A. (2001). »Reprogramming of genome function through epigenetic inheritance.« Nature 414: 122+.
Tsong, T.Y. (1989). »Deciphering the language of cells.« Trends in Biochemical Sciences 14: 89–92.
Waterland, R.A. und R.L. Jirtle (2003). »Transposable Elements: Targets for Early Nutritional Effects on Epigenetic Gene Regulation.« Molecular and Cell Biology 23(15): 5293–5300.
Watson, J.D., F.H.C. Crick (1953). »Molecular Structure of Nucleic Acids: A Structure for Deoxyribose Nucleic Acid.« Nature 171: 737–738.
Watters, Ethan (2006). »DNA Is Not Destiny.« Discover.
Willett, W.C. (2002). »Balancing Life-Style and Genomics Research for Disease Prevention.« Science 296: 695–698.
U.S. Department of Health and Human Services (2005). Inside the Cell: An Owner's Guide to the Cell. Nucleus, The Cell's Brain; Seite 7. NIH Publication Nr. 05–1051, revised September 2005.

Kapitel 3

Cornell, B.A., V.L.B. Braach-Maksvytis, et al. (1997). »A biosensor that uses ion-channel switches.« Nature 387: 580–583.
Holthuis, J. und A. Menon (2014). »Lipid landscapes and pipelines in membrane homeostasis.« Nature 510: 48–57.
Korade, Z. und A. Kenworthy (2008). »Lipid rafts, cholesterol, and the brain.« Neuropharmacology 55(8): 1265–1273.
Lorgeril, M., P. Salen, et al. (2010). »Cholesterol Lowering, Cardiovascular Diseases, and the Rosuvastatin-JUPITER Controversy: A Critical Reappraisal.« JAMA Network, JAMA Internal Medicine 170(12): 1032–1036.
Pai, V.P., S. Aw, et al. (2011). »Transmembrane voltage potential controls embryonic eye patterning in Xenopus laevis.« Development 139(2): 313–323.
Ridker, P.M., E. Danielson, et al. (2008). »Rosuvastatin to Prevent Vascular Events in Men and Women with Elevated C-Reactive Protein.« New England Journal of Medicine 359(21): 2195–2207.
Sultan, S. und N. Hynes (2013). »The Ugly Side of Statins. Systemic Appraisal of the Contemporary Un-Known Unknowns.« Open Journal of Endocrine and Metabolic Diseases 3(3): 179–185.

Tsong, T.Y. (1989). »Deciphering the language of cells.« Trends in Biochemical Sciences 14: 89–92.
Wang, K.Y., A. Tanimoto, et al. (2011). »Histamine Deficiency Decreases Atherosclerosis and Inflammatory Response in Apolipoprotein E Knockout Mice Independently of Serum Cholesterol Level.« Arterioscler Thromb Vasc Biol. 31(4): 800–807.
Yuhas, Daisy (2013). »It's Electric: Biologists Seek to Crack Cell's Bioelectric Code.« Scientific American (27. März 2013).

Kapitel 4

Anderson, G.L., H.L. Judd, et al. (2003). »Effects of Estrogen Plus Progestin on Gynecologic Cancers and Associated Diagnostic Procedures: The Women's Health Initiative Randomized Trial.« Journal of the American Medical Association 290(13): 1739–1748.
Arndt, M., T. Juffmann und V. Vedral (2009). »Quantum physics meets biology.« HFSP Journal, Frontiers of Interdisciplinary Research in the Life Sciences 3(6): 386–400.
Balabin, I. und J. Onuchic (2000). »Dynamically Controlled Protein Tunneling Paths in Photosynthetic Reaction Centers.« Science 290: 114–117.
Barry, Patrick (2008). »It's the Network, Stupid.« Science News 173.
Bath, Philip und M.W., Laura J. Gray (2005). »Association between hormone replacement therapy and subsequent stroke: a meta-analysis.« British Medical Journal 330: 342–345.
Blackman, C.F., S.G. Benane, et al. (1993). »Evidence for direct effect of magnetic fields on neurite outgrowth.« Federation of American Societies for Experimental Biology 7: 801–806.
Blank, M. (1992). Na, K-ATPase function in alternating electric fields. 75th Annual Meeting of the Federation of American Societies for Experimental Biology, 23. April, Atlanta, Georgia.
Burr, H. und F. Northrop (1939). »Evidence for the Existence of an Electro-Dynamic Field in Living Organisms.« PNAS 25(6): 284–288.
Cauley, J.A., J. Robbins, et al. (2003). »Effects of Estrogen Plus Progestin on Risk of Fracture and Bone Mineral Density: The Women's Health Initiative Randomized Trial.« Journal of the American Medical Association 290(13): 1729–1738.
Chaban, V., T. Cho., et al. (2013). »Physically disconnected non-diffusible cell-to-cell communication between neuroblastoma SH-SY5Y and DRG primary sensory neurons.« Am J Transl Res 5(1): 69–79.
Chapman, M.S., C.R. Ekstrom, et al. (1995). »Optics and Interferometry with Na2 Molecules.« Physical Review Letters 74(24): 4783–4786.

Chergui, M. (2006). »Controlling Biological Functions.« Science 313: 1246–1247.
Chu, S. (2002). »Cold atoms and quantum control.« Nature 416: 206–210.
Enserink, Martin (2010). »Newsmaker Interview: Luc Montagnier, French Nobelist Escapes ›Intellectual Terror‹ to Pursue Radical Ideas in China.« Science 330: 1732.
Fenno, L., O. Yizhar und K. Deisseroth (2011). »The development and application of optogenetics« Annu Rev Neurosc 34: 389–412.
Gagliano, M. und M. Renton (2013). »Love thy neighbour: facilitation through an alternative signalling modality in plants.« BMC Ecology 13(1): 19.
Gaidos, Susan und Nicolle Rager Fuller (2009). »Living physics: From green leaves to bird brains, biological systems may exploit quantum phenomena.« Science News 175: 26–29.
George, Alison (2006). »Lone Voices.« New Scientist 192(2581): 44–45.
Giot, L., J.S. Bader, et al. (2003). »A Protein Interaction Map of Drosophila melanogaster.« Science 302: 1727+.
Goodman, R. und M. Blank (2002). »Insights Into Electromagnetic Interaction Mechanisms.« Journal of Cellular Physiology 192: 16–22.
Guan, W. und M. Reed (2012). »Electric Field Modulation of the Membrane Potential in Solid-State Ion Channels.« Nano Letters, ACS Publications 12(12): 6441–6447.
Hackermüller, L., S. Uttenthaler, et al. (2003). »Wave Nature of Biomolecules and Fluorofullerenes.« Physical Review Letters 91(9): 090408–1.
Hallett, M. (2000). »Transcranial magnetic stimulation and the human brain.« Nature 406: 147–150.
Helmuth, L. (2001). »Boosting Brain Activity From The Outside In.« Science 292: 1284–1286.
Henry, Richard Conn (2005). The mental universe. Nature 436: 29.
Iversen, L., H.-L. Tu, et al. (2014). »Ras activation by SOS: Allosteric regulation by altered fluctuation dynamics.« Science 345: 50–54.
Jansen, R., H. Yu, et al. (2003). »A Bayesian Networks Approach for Predicting Protein-Protein Interactions from Genomic Data.« Science 302: 449–453.
Jin, M., M. Blank, et al. (2000). »ERK1/2 Phosphorylation, Induced by Electromagnetic Fields, Diminishes During Neoplastic Transformation.« Journal of Cell Biology 78: 371–379.
Josephson, Brian (2004). »Pathological Disbelief.« Lecture given at the Nobel Laureate Meeting, Lindau, 30. Juni 2004.
Kesari, K.K., M.H. Siddiqui, et al. (2013). »Cell Phone Radiation Exposure on Brain and Associated Biological Systems.« Indian Journal of Experimental Biology 51: 187–200.
Kübler-Ross, Elizabeth (1997). On Death and Dying. New York, Scribner. [Dt.: (1974) Interviews mit Sterbenden. Kreuz Verlag, Stuttgart.]

Li, S., C. M. Armstrong, et al. (2004). »A Map of the Interactome Network of the Metazoan C. elegans.« Science 303: 540+.
Liboff, A. R. (2004). »Toward an Electromagnetic Paradigm for Biology and Medicine.« Journal of Alternative and Complementary Medicine 10(1): 41–47.
Lipton, B. H., K. G. Bensch, et al. (1991). »Microvessel Endothelial Cell Transdifferentiation: Phenotypic Characterization.« Differentiation 46: 117–133.
McClare, C. W. F. (1974). »Resonance in Bioenergetics.« Annals of the New York Academy of Sciences 227: 74–97.
Nahin, R. L., P. M. Barnes, et al. (2009). »Costs of Complementary and Alternative Medicine (CAM) and Frequency of Visits to CAM Practitioners: United States, 2007.« National health statistics reports; Nr. 18. Hyattsville, MD, National Center for Health Statistics.
Null, G., Ph.D., C. Dean, M.D. N.D., et al. (2003). Death By Medicine. New York, Nutrition Institute of America.
Oschman, J. L. (2000). Chapter 9: Vibrational Medicine. Energy Medicine: The Scientific Basis. Edinburgh, Harcourt Publishers: 121–137.
Pagels, H. R. (1982). The Cosmic Code: Quantum Physics As the Language of Nature. New York, Simon and Schuster. [Dt. (1982): Cosmic Code: Quantenphysik als Sprache der Natur. Ullstein, Berlin.]
Pool, R. (1995). »Catching the Atom Wave.« Science 268: 1129–1130.
Pophristic, V. und L. Goodman (2001). »Hyperconjugation not steric repulsion leads to the staggered structure of ethane.« Nature 411: 565–568.
Prokhorenko, V. I., A. M. Nagy, et al. (2006). »Coherent Control of Retinal Isomerization in Bacteriorhodopsin.« Science 313: 1257–1261.
Richards, G.H., K.E. Wilk, et al. (2012). »Coherent Vibronic Coupling in Light-Harvesting Complexes from Photosynthetic Marine Algae.« The Journal of Physical Chemistry Letters 3(2): 272–277.
Rosen, A. D. (1992). »Magnetic field influence on acetylcholine release at the neuromuscular junction.« American Journal of Physiology-Cell Physiology 262: C1418–C1422.
Rumbles, G. (2001). »A laser that turns down the heat.« Nature 409: 572–573.
Sanders, Laura (2014). »Brain Hack: Consumers take their neurons into their own hands.« Science News 186(10) (15. November 2014): 22–25.
Sarovar, M., A. Ishizaki, et al. (2010.) »Quantum entanglement in photosynthetic light-harvesting complexes.« Nature Physics 6: 462–467.
Schulten, Klaus (2000). »Electron Transfer: Exploiting Thermal Motion.« Science 290: 61–62.
Shumaker, S. A., C. Legault, et al. (2003). »Estrogen Plus Progestin and the Incidence of Dementia and Mild Cognitive Impairment in Postmenopausal Women: The Women's Health Initiative Memory Study: A Randomized Controlled Trial.« Journal of the American Medical Association 289(20): 2651–2662.

Sivitz, L. (2000). »Cells proliferate in magnetic fields.« Science News 158: 195.
Starfield, B. (2000). »Is US Health Really the Best in the World?« Journal of the American Medical Association 284(4): 483–485.
Szent-Györgyi, A. (1960). Introduction to a Submolecular Biology. New York, Academic Press.
Tsong, T.Y. (1989). »Deciphering the language of cells.« Trends in Biochemical Sciences 14: 89–92.
Valone, Thomas (2000). Bioelectromagnetic Healing: A Rationale for Its Use. Maryland, Integrity Research Institute.
Wassertheil-Smoller, S., S. L. Hendrix, et al. (2003). »Effect of Estrogen Plus Progestin on Stroke in Postmenopausal Women: The Women's Health Initiative: A Randomized Trial.« Journal of the American Medical Association 289(20): 2673–2684.
Weinhold, F. (2001). »A new twist on molecular shape.« Nature 411: 539–541.
Yen-Patton, G.P.A., W.F. Patton, et al. (1988). »Endothelial Cell Response to Pulsed Electromagnetic Fields: Stimulation of Growth Rate and Angiogenesis In Vitro.« Journal of Cellular Physiology 134: 37–46.
Zukav, G. (1979). The Dancing Wu Li Masters: An Overview of the New Physics. New York, Bantam. [Dt.: (1981) Die tanzenden Wu Li Meister. Rowohlt, Reinbek bei Hamburg.]

Kapitel 5

Achor, Shawn (2010). The Happiness Advantage: The Seven Principles of Positive Psychology That Fuel Success and Performance at Work. New York, Crown Business.
Benson, Herbert und Marg Stark (1997). Timeless Healing: The Power and Biology of Belief. New York, Scribner.
Brown, W.A. (1998). »The Placebo Effect: Should doctors be prescribing sugar pills?» Scientific American 278(1): 90–95.
Burton, Claire L., S. Chhabra, et al. (2002). »The Growth Response of Escherichia coli to Neurotransmitters and Related Catecholamine Drugs Requires a Functional Enterobactin Biosynthesis and Uptake System.« Infection and Immunology 70: 5913–5923.
Cole, S. W., M. E. Kemeny, et al. (1996). »Accelerated course of human immunodeficiency virus infection in gay men who conceal their homosexual identity.« Psychosomatic Medicine 58(3): 219–231.
Cole, Steve (2009). »Social Regulation of Human Gene Expression.« Sage Current Directions in Psychological Science 18(3): 132–137.
Crum, A. und E. Langer (2007). »Mind-set matters: Exercise and the placebo effect.« Psychological Science 18(2): 165–171.

Dobbs, David (2013). »Feature Story: The Social Life of Genes.« Pacific Standard magazine (September/Oktober 2013).
DiRita, V. J. (2000). »Genomics Happens.« Science 289: 1488–1489.
Discovery (2003). Placebo: Mind Over Medicine? Medical Mysteries. Silver Spring, MD, Discovery Health Channel.
Erdmann, J. (2008). »Imagination Medicine.« Science News 174: 26–30.
Greenberg, G. (2003). »Is It Prozac? Or Placebo?« Mother Jones: 76–81.
Grierson, Bruce (2014). »What If Age Is Nothing but a Mindset?« New York Times, 22. Oktober 2014, Magazine, The Health Issue.
Horgan, J. (1999). Kapitel 4: Prozac and Other Placebos. The Undiscovered Mind: How the Human Brain Defies Replication, Medication, and Explanation. New York, The Free Press: 102–136.
Kaliman, P., M.J. Alvarez-Lopez, et al. (2014). »Rapid changes in histone deacetylases and inflammatory gene expression in expert meditators.« Psychoneuroendocrinology 40: 96–107.
Kaufman, J., B.Z. Yang, et al. (2004). »Social supports and serotonin transporter gene moderate depression in maltreated children.« PNAS 101(49): 17316–17321.
Kawashima, Koichiro, H. Misawa, et al. (2007). »Ubiquitous expression of acetylcholine and its biological functions in life forms without nervous systems.« Life Sciences 80: 2206–2209.
Kirsch, I., T.J. Moore, et al. (2002). »The Emperor's New Drugs: An Analysis of Antidepressant Medication Data Submitted to the U.S. Food and Drug Administration.« Prevention & Treatment (American Psychological Association) 5: Article 23.
Langer, Ellen (2009). Counter Clockwise: Mindful Health and the Power of Possibility. New York, Ballantine Books.
Lee, R.S., K.L. Tamashiro, et al. (2010). »Chronic Corticosterone Exposure Increases Expression and Decreases Deoxyribonucleic Acid Methylation of Fkbp5 in Mice.« Endocrinology 151(9): 4332–4343.
Leuchter, A.F., I.A. Cook, et al. (2002). »Changes in Brain Function of Depressed Subjects During Treatment With Placebo.« American Journal of Psychiatry 159(1): 122–129.
Levy, N.R., C. Pilver, et al. (2014). »Sublimal Strengthening: Improving Older Individuals' Physical Function over Time with an Implicit-Age-Stereotype Intervention.« Sage Journals, Psychological Science 25(12): 2127–2135.
Lipton, B.H., K.G. Bensch, et al. (1992). »Histamine-Modulated Transdifferentiation of Dermal Microvascular Endothelial Cells.« Experimental Cell Research 199: 279–291.
Mason, A.A. (1952). »A Case of Congenital Ichthyosiform Erythrodermia of Brocq Treated by Hypnosis.« British Medical Journal 30: 442–443.
Miller, G., N. Rohleder, und S. Cole (2009). »Chronic interpersonal stress predicts activation of pro- and anti-inflammatory signaling pathways six months later.« Psychosomatic Medicine 71(1): 57–62.

Moseley, J. B., K. O'Malley, et al. (2002). »A Controlled Trial of Arthroscopic Surgery for Osteoarthritis of the Knee.« New England Journal of Medicine 347(2): 81–88.
Niemi, Maj-Britt (2009). »Placebo Effect: A Cure in the Mind.« Scientific American Mind 20: 42–49.
Naokuni, Takeda und S. Kanji (1993). »Metabolism of biogenic monoamines in the ciliated protozoan, Tetrahymena pyriformis.« Comparative Biochemistry and Physiology Part C 106: 63–70.
Paul, Gordon (1963). »The Production of Blisters by Hypnotic Suggestion: Another Look.« Psychosomatic Medicine 25(3): 233–244.
Pert, Candace (1997). Molecules of Emotion: The Science Behind Mind-Body Medicine, New York, Scribner. [Dt.: (2001) Moleküle der Gefühle. Rowohlt, Reinbek bei Hamburg.]
Price, D. D., D. G. Finniss, et al. (2008). »A Comprehensive Review of the Placebo Effect: Recent Advances and Current Thought.« Annual Review of Psychology 59: 565–590.
Ryle, G. (1949). The Concept of Mind. Chicago, University of Chicago Press.
Szegedy-Maszak, Marianne (2005). »Mysteries of the Mind: Your unconscious is making your everyday decisions.« U.S. News & World Report.

Kapitel 6

Ackerman, Diane (2012). »The Brain on Love.« The New York Times, 24. März 2012, The Opinion Pages.
Atkinson, William (2000). »Strategies for Workplace Stress.« Risk & Insurance Online (www.riskandinsurance.com).
Arnsten, A. F. T. und P. S. Goldman-Rakic (1998). »Noise Stress Impairs Prefrontal Cortical Cognitive Function in Monkeys: Evidence for a Hyperdopaminergic Mechanism.« Archives of General Psychiatry 55: 362–368.
Bhasin, M. K., J. A. Dusek, et al. (2013). »Relaxation Response Induces Temporal Transcriptome Changes in Energy Metabolism, Insulin Secretion und Inflammatory Pathways.« PLOS ONE 8(5):e62817.
Chetty, S., A. R. Friedman, et al. (2014). »Stress and glucocorticoids promote oligodendrogenesis in the adult hippocampus.« Molecular Psychiatry 19(12): 1275–1283.
Coan, J., H. Schaefer und R. Davidson (2006). »Lending a Hand: Social Regulation of the Neural Response to Threat.« Sage Journals, Psychological Science 17(12): 1032–1039.
Cohen, S., D. Janicki-Deverts, et al. (2012). »Chronic stress, glucocorticoid receptor resistance, inflammation, and disease risk.« PNAS 109(16): 5995–5999.

Goldstein, L.E., A.M. Rasmusson, et al. (1996). »Role of the Amygdala in the Coordination of Behavioral, Neuroendocrine, and Prefrontal Cortical Monoamine Responses to Psychological Stress in the Rat.« Journal of Neuroscience 16(15): 4787–4798.
Holden, C. (2003). »Future Brightening for Depression Treatments.« Science 302: 810–813.
Kopp, M.S. und J. Réthelyi (2004). »Where psychology meets physiology: chronic stress and premature mortality – the Central-Eastern European health paradox.« Brain Research Bulletin 62: 351–367.
Lewis, Scarlett (2014). Nurturing Healing Love: A Mother's Journey of Hope and Forgiveness. Carlsbad, Hay House, Inc.
Lipton, B.H., K.G. Bensch, et al. (1991). »Microvessel Endothelial Cell Transdifferentiation: Phenotypic Characterization.« Differentiation 46: 117–133.
McEwen, B.S. und T. Seeman (1999). »Protective and Damaging Effects of Mediators of Stress: Elaborating and Testing the Concepts of Allostasis and Allostatic Load.« Annals of the New York Academy of Sciences 896: 30–47.
McEwen, B. mit Elizabeth N. Lasley (2002). The End of Stress As We Know It. Washington, National Academies Press.
Norman, L., N. Lawrence, et al. (2014). »Attachment-security priming attenuates amygdala activation to social and linguistic threat.« Social Cogn & Affect Neurosci 127.
Segerstrom, S.C. und G.E. Miller (2004). »Psychological Stress and the Human Immune System: A Meta-Analytic Study of 30 Years of Inquiry.« Psychological Bulletin 130(4): 601–630.
Takamatsu, H., A. Noda, et al. (2003). »A PET study following treatment with a pharmacological stressor, FG7142, in conscious rhesus monkeys.« Brain Research 980: 275–280.
Van Engen, N.K., M.L. Stock, et al. (2014). »Impact of oral meloxicam on circulating physiological biomarkers of stress and inflammation in beef steers after long-distance transportation.« Journal of Animal Science 92(2): 498–510.
Weich, S., H.L. Pearce, et al. (2014). »Effect of anxiolytic and hypnotic drug prescriptionson mortality hazards: retrospective cohort study.« BMJ 348:g1996.

Kapitel 7

Almgren, M., T. Schlinzig, et al. (2014). »Cesarean delivery and hematopoietic stem cell epigenetics in the newborn infant: implications for future health?» American Journal of Obstetrics & Gynecology 211(5): 502.e1–502.e8.

Arnsten, A.F.T. (2000). »The Biology of Being Frazzled.« Science 280: 1711–1712.
Bateson, P., D. Barker, et al. (2004) »Developmental plasticity and human health.« Nature 430: 419–421
Bhattacharjee, Yudhijit (2015). »Baby Brains.« National Geographic Magazine (Januar 2015).
Blaser, Martin J. M. D. (2014). Missing Microbes: How the Overuse of Antibiotics Is Fueling Our Modern Plagues. New York, Henry Holt.
Burkitt, Laurie (2014). »In China, Expectant Dads Line Up to Experience Labor Pains.« The Wall Street Journal (18. Dezember 2014).
Centers for Disease Control and Prevention (2013). Antibiotic Resistance Threats in the United States, 2013. Atlanta, CDC.
Chamberlain, D. (1998). The Mind of Your Newborn Baby. Berkeley, CA, North Atlantic Books. [Dt.: (2001) Woran Babys sich erinnern. Kösel, München.]
Christensen, D. (2000). »Weight Matters, Even in the Womb: Status at birth can foreshadow illnesses decades later.« Science News 158: 382–383.
Daniels, S., F. Greer und Committee on Nutrition (2008). »Lipid Screening and Cardiovascular Health in Childhood.« Pediatrics 122(1): 198–208.
Devlin, B., M. Daniels, et al. (1997). »The heritability of IQ.« Nature 388: 468–471.
Dodic, M., V. Hantzis, et al. (2002). »Programming effects of short prenatal exposure to cortisol.« Federation of American Societies for Experimental Biology 16: 1017–1026.
Gibbons, Ann (1998). »Solving the Brain's Energy Crisis.« Science 280: 1345–1347.
Gluckman, P. D. und M. A. Hanson (2004). »Living with the Past: Evolution, Development, and Patterns of Disease.« Science 305: 1733–1736.
Gunnar, M. und K. Quevedo (2008). »Early care experiences and HPA axis regulation in children: a mechanism for later trauma vulnerability.« Progress in Brain Research 167: 137–149.
Hart, B. und T. Risley (2003). »The Early Catastrophe: The 30 Million Word Gap by Age 3.« American Educator Spring 2003: 4–9.
Holden, C. (1996). »Child Development: Small Refugees Suffer the Effects of Early Neglect.« Science 274(5290): 1076–1077.
Jakobsson, H. E., T. R. Abrahamsson, et al. (2014). »Decreased gut microbiota diversity, delayed Bacteroidetes colonization and reduced Th1 responses in infants delivered by Caesarean section.« Gut 63(4): 559–566.
Kuhl, Patricia (2011). »Early Language Learning and Literacy: Neuroscience Implications for Education.« Journal Compilation 2011 International Mind, Brain, and Education Society and Blackwell Publishing, Inc. 5(3): 128–142.
Laibow, R. (1999). Clinical Applications: Medical applications of neurofeedback. Introduction to Quantitative EEG and Neurofeedback. J. R. Evans and A. Abarbanel. Burlington, MA, Academic Press (Elsevier).

Laibow, R. (2002). Persönliches Gespräch mit B. H. Lipton. New Jersey.
Leake, Jonathan (2007). »Love of broccoli begins in the womb.« The Sunday Times (2. Dezember 2007).
Lesage, J., F. Del-Favero, et al. (2004). »Prenatal stress induces intrauterine growth restriction and programmes glucose intolerance and feeding behaviour disturbances in the aged rat.« Journal of Endocrinology 181: 291–296.
Leutwyler, K. (1998). »Don't Stress: It is now known to cause developmental problems, weight gain and neurodegeneration.« Scientific American 278(1): 28–30.
Lewin, R. (1980). »Is Your Brain Really Necessary?« Science 210: 1232–1234.
Maguire, E.A., D.G. Gadian, et al. (2000). »Navigation-related structural change in the hippocampi of taxi drivers.« PNAS 97(8): 4398–4403.
McEwen, B. und P. Gianaros (2010). »Central role of the brain in stress and adaptation: links to socioeconomic status, health, and disease.« Ann N Y Acad Sci 1186: 190–222.
McGue, M. (1997). »The democracy of the genes.« Nature 388: 417–418.
Mendizza, M. und J.C. Pearce (2001). Magical Parent, Magical Child. Nevada City, CA, Touch the Future. [Dt.: (2004) Neue Kinder, neue Eltern. Arbor, Freiburg.]
Nathanielsz, P.W. (1999). Life In the Womb: The Origin of Health and Disease. Ithaca, NY, Promethean Press. [Dt.: (1995) Leben im Mutterleib. List, München.]
Norretranders, T. (1998). The User Illusion: Cutting Consciousness Down to Size. New York, Penguin Books. [Dt.: (1994) Spüre die Welt: Die Wissenschaft des Bewusstseins. Rowohlt, Reinbek bei Hamburg.]
Prescott, J.W. (1990). Affectional Bonding for the Prevention of Violent Behaviors: Neurobiological, Psychological and Religious/Spiritual Determinants. Violent Behaviour, Volume I: Assessment & Intervention. L.J. Hertzberg, G.F. Ostrum und J.R. Field. Great Neck, NY, PMA Publishing Corp. One: 95–125.
Prescott, J.W. (1996). »The Origins of Human Love and Violence.« Journal of Prenatal & Perinatal Psychology & Health 10(3): 143–188.
Reik, W. und J. Walter (2001). »Genomic Imprinting: Parental Influence on the Genome.« Nature Reviews Genetics 2: 21+.
Sandman, C.A., P.D. Wadhwa, et al. (1994). »Psychobiological Influences of Stress and HPA Regulation on the Human Fetus and Infant Birth Outcomes.« Annals of the New York Academy of Sciences 739 (Models of Neuropeptide Action): 198–210.
Sapolsky, R.M. (1997). »The Importance of a Well-Groomed Child.« Science 277: 1620–1621.
Shonkoff, Jack P., W. Thomas Boyce und Bruce S. McEwen (2009). »Neuroscience, Molecular Biology, and the Childhood Roots of Health Disparities.« Journal of the American Medical Association 301: 2252–2259.

Schultz, E.A. und R.H. Lavenda (1987). Cultural Anthropology: A Perspective on the Human Condition. St. Paul, MN, West Publishing. Science (2001). »Random Samples.« Science 292(5515): 205+.

Science, Editorial Staff (2001). Random Samples: »Like Mother, Like Son.« Science 292: 205.

Siegel, D.J. (1999). The Developing Mind: How Relationships and the Brain Interact to Shape Who We Are. New York, Guilford. [Dt.: (2006) Wie wir werden, was wir sind. Junfermann, Paderborn.]

Surani, M.A. (2001). »Reprogramming of genome function through epigenetic inheritance.« Nature 414: 122+.

Suskind, D., K.R. Leffel, et al. (2013). »An Exploratory Study of ›Quantitative Linguistic Feedback.‹« Sage Journals, Communication Disorders Quarterly 34(4): 199–209.

Vaiserman, Alexander (2014). »Early-life Exposure to Endocrine Disrupting Chemicals and Later-life Health Outcomes: An Epigenetic Bridge?« Aging and Disease 5(6): 419–429.

Victora, C.G., P.G. Smith, et al. (1989). »Infant feeding and deaths due to diarrhea. A case-control study.« Oxford Journals, Am J Epidemiol 129(5): 1032–1041.

Verny, T. und mit John Kelly (1981). The Secret Life of the Unborn Child. New York, Bantam Doubleday Dell. [Dt.: (1983) Das Seelenleben des Ungeborenen. Ullstein, Berlin.]

Verny, T.R. und Pamela Weintraub (2002). Pre-Parenting: Nurturing Your Child from Conception. New York, Simon & Schuster. [Dt.: (2003) Das Baby von morgen. 2001 Verlag, Frankfurt.]

Wong, Sam (2014). »Imperial College London: Caesarean babies more likely to become overweight as adults, analysis finds.« ScienceDaily (26. Feb. 2014).

Zhong, W., H. Maradit-Kremers, et al. (2013). »Age and Sex Patterns of Drug Prescribing in a Defined American Population.« Mayo Clinic Proc. 88(7): 697–707.

Epilog

Alexander, Eben M.D. (2012). Proof of Heaven: A Neurosurgeon's Journey into the Afterlife. New York, Simon & Schuster. [Dt.: (2013) Blick in die Ewigkeit. Ansata, München.]

de Waal, F.B.M. (2004). »Peace Lessons from an Unlikely Source.« Public Library of Science - Biology 2(4): 0434–0436.

Gould, Stephen Jay (2002). Rocks of Ages: Science and Religion in the Fullness of Life. New York, Ballantine Books.

Hoffman, B. und H. Dukas (1972). Albert Einstein: Creator and Rebel. London, Hart-Davis, MacGibbon.

Koenig, Harold (2012). »Religion, Spirituality, and Health: The Research and Clinical Implications.« ISRN Psychiatry 2012, Article ID 278730.

Lanza, Robert M. D. »Does Death Exist? New Theory Says ›No.‹« Huffington post.com, 17. Nov. 2011.

Leininger, A., B. Leininger und K. Gross (2009). Soul Survivor: The Reincarnation of a World War II Fighter Pilot. New York, Grand Central Publishing.

Mayr, E. (1976). Evolution and the Diversity of Life: Selected Essays. Cambridge, Harvard University Press. [Dt. (1979) Evolution und die Vielfalt des Lebens. Springer, Heidelberg/Berlin.]

Moorjani, Anita (2012). Dying to Be Me: My Journey from Cancer, to Near Death, to True Healing. Carlsbad, Hay House, Inc. [Dt.: (2012) Heilung im Licht. Arkana, München.]

Pearsall, P. (1998). The Heart's Code: Tapping the Wisdom and Power of Our Heart Energy. New York, Random House.

Rendu, W., C. Beauval, et al. (2014). »Evidence supporting an intentional Neandertal burial at La-Chapelle-aux-Saints.« PNAS 111(1): 81–86.

Sapolsky, R.M. und L.J. Share (2004). »A Pacific Culture among Wild Baboons: Its Emergence and Transmission.« Public Library of Science – Biology 2(4): 0534–0541.

Sylvia, C. und W. Novak (1997). A Change of Heart: A Memoir. Boston, Little, Brown and Company. [Dt.: (1998) Wie ein Spenderherz mein Leben veränderte. Hoffmann und Campe, Hamburg.]

Anhang

Fannin, J.L. und R.M. Williams (2012). »Neuroscience Reveals the Whole-Brain State and Its Applications for International Business and Sustainable Success.« IJMB 3(1): 73–95.

Ausgewählte Würdigungen dieses Buches

»Bruce Liptons Buch ist die umfassendste Darstellung der Neuen Biologie. Es hat Tiefe und liest sich wunderbar spannend. Bruce Lipton fasst darin eine enorme Fülle an neuen, faszinierenden Forschungsergebnissen auf brillante und doch leicht verständliche Weise zusammen. Diese Seiten geben Einblick in eine echte Revolution des Denkens und Verstehens, die so umfassend ist, dass sie die Welt verändern kann.«

Joseph Chilton Pearce, Ph.D.,
Autor von *Neue Kinder, neue Eltern*

»Bruce Liptons herrlich geschriebenes Buch *Intelligente Zellen* ist das notwendige Gegenmittel zum allgegenwärtigen Materialismus der heutigen Welt. In der modernen Genforschung wird die Vorstellung, dass die DNA die Entwicklung des Lebens steuert, erfolgreich ausgebeutet, doch gleichzeitig zeigen sich auch die Schwächen dieses Ansatzes. *Intelligente Zellen* vermittelt einen Überblick über die Forschungsergebnisse der Epigenetik, die vom *Wall Street Journal* Mitte 2004 als ein wichtiger neuer Wissenschaftsbereich bezeichnet wurde. Der sehr persönlich gehaltene Stil des Buchs macht es gut und angenehm lesbar.«

Karl H. Pribram, M.D., Ph.D., Professor Emeritus,
Stanford University

»Bedeutend! Elegant! Einfach! In einem sowohl verständlichen als auch faktenreichen Stil präsentiert Dr. Bruce Lipton in seinem Buch nicht weniger als das lang gesuchte »Missing Link« zwischen Leben und Bewusstsein. Dabei beantwortet er uralte Fragen und löst tiefe Rätsel auf. Ich bin mir sicher, *Intelligente Zellen* wird einmal zum Markstein der Wissenschaft im neuen Jahrtausend.«

Gregg Braden,
Autor von *Im Einklang mit der göttlichen Matrix; Fractal Time; Der Gottes-Code; Der Jesaja-Effekt; Der Realitäts-Code; Resilienz in Zeiten extremer Veränderungen* und *Tiefe Wahrheiten*

Index

A

H

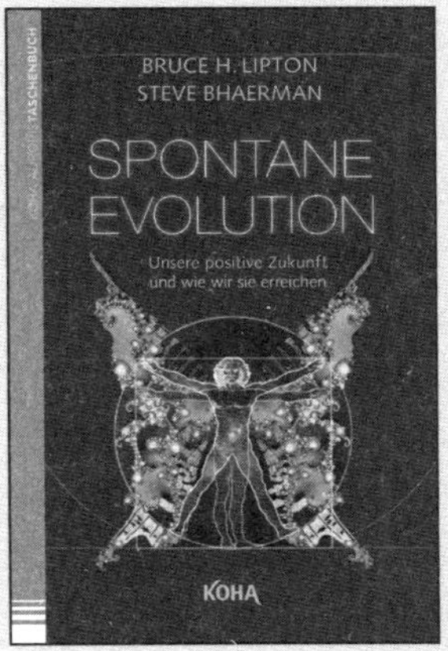

Bruce H. Lipton, Steve Bhaerman

Spontane Evolution

Unsere positive Zukunft und wie wir sie erreichen

Von Menschen, die auf wundersame Weise von einer Krankheit genesen sind, haben wir alle schon gehört. Aber ist diese Heilung auch für die ganze Welt denkbar? Nach Erkenntnissen des international bekannten Zellbiologen Dr. Bruce H. Lipton ist sie nicht nur möglich – sie geschieht bereits. Gemeinsam mit dem politischen Philosophen Steve Bhaerman präsentiert er eine erstaunliche, neue Sicht auf die Evolution, die Rolle der DNA, die Beziehung zwischen Geist und Materie und die Wirkungskraft unserer Überzeugungen. Dabei wird zweifelsfrei deutlich, wie wir durch eine Veränderung unserer Überzeugungen die spontane Evolution unserer Art beeinflussen und damit eine erfreulichere Zukunft gestalten können.
Bruce H. Lipton, eine führende Kapazität der neuen Biologie, ist weltweit bekannt für seine geniale Art, Wissenschaft und Bewusstseinsentwicklung zu verbinden.
Steve Bhaerman ist seit mehr als 20 Jahren als Kommentator und Autor ganzheitlicher Veröffentlichungen sowie als kosmischer Komiker und Humorist tätig.

TB, 504 Seiten
ISBN 978-3-86728-243-7

Weitere Medien von und mit Dr. Bruce Lipton im KOHA Verlag

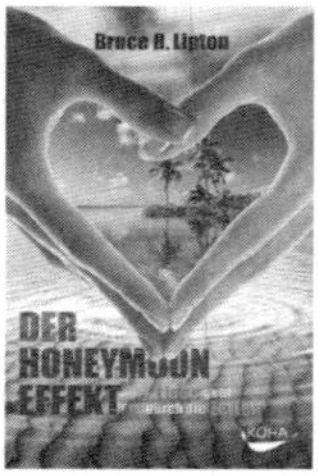

Der Honeymoon-Effekt
Liebe geht durch die Zellen
Bruce Lipton erklärt auf seine wundervoll einprägsame, leicht verständliche und amüsante Art mithilfe der Zellbiologie, der Quantenphysik und der Neurologie, wie wir das herrliche Gefühl der Flitterwochen dauerhaft in unsere Beziehungen holen können.
192 Seiten; ISBN 978-3-86728-211-6

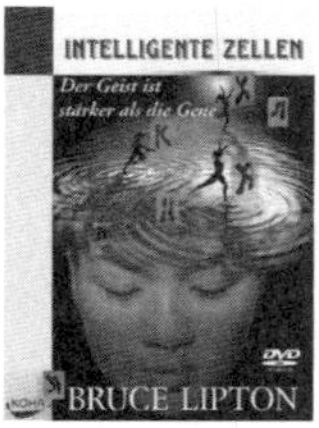

Intelligente Zellen
Der Geist ist stärker als die Gene
Der Mensch als Gefangener seines genetischen Erbguts? Bruce Lipton räumt auf mit dieser überkommenen Lehrmeinung. Mit anschaulichen Modell-Bildern vermittelt er die neuen, unwiderlegbaren Erkenntnisse der Epigenetik: Unser Denken und Fühlen sind es, die in jede Zelle hineinwirken und unser Leben bestimmen.
DVD, 240 Minuten; ISBN 978-3-86728-068-6

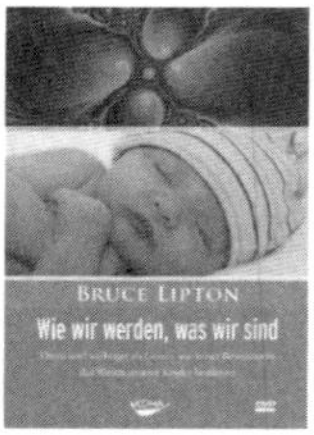

Wie wir werden, was wir sind
Eltern sind wichtiger als Gene –
Wie unser Bewusstsein das Wesen unserer Kinder bestimmt
Bruce Lipton erläutert den Mechanismus, durch den sich die Überzeugungen und Emotionen der Eltern auf die Entwicklung des genetischen Codes der Kinder auswirken. Das Wissen um die Mechanismen hilft uns, jene Bereiche unseres Denkens und unseres Fühlens zu heilen, in denen wir selbst durch unsere Programmierungen eingeschränkt sind.
DVD, 120 Minuten; ISBN 978-3-86728-104-1

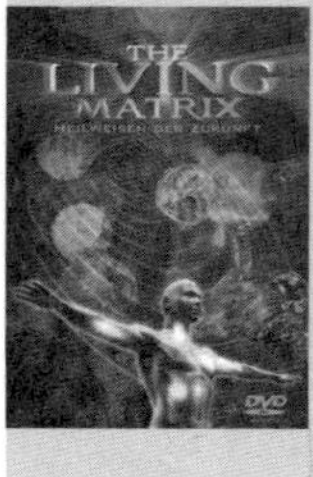

The Living Matrix – Heilweisen der Zukunft
Eine hervorragende Einführung in das Wesen und die Wirksamkeit der bioenergetischen Medizin! Interviews mit Experten, Fallbeispiele und vertiefende 3-D-Animationen veranschaulichen einprägsam die neuesten wissenschaftlichen Erkenntnisse. Zu den Experten gehören Koryphäen der bioenergetischen Medizin, wie Peter Fraser und James Oschman, sowie Bruce Lipton, Eric Pearl, Rupert Sheldrake, Lynne McTaggart und Edgar Mitchell.
DVD, 93 Minuten; ISBN 978-3-86728-112-6